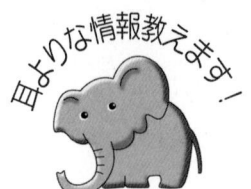

耳よりな情報教えます！

頭部外傷を

旭ヶ丘病院 脳神経外科
前埼玉医科大学助教授

窪田 惺 著

永井書店

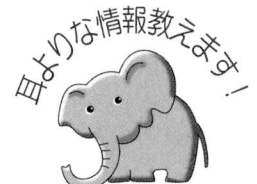

頭部外傷を究める

旭ヶ丘病院 脳神経外科
前埼玉医科大学助教授

窪田 惺 著

永井書店

序　文

　　脳神経外科バイブル第3弾は、脳神経外科の三大疾患の1つである「頭部外傷」を取り上げました。頭部外傷と一口にいっても多岐にわたり、いざ執筆となると段々深みにはまり、脱稿が予定より大幅に遅れてしまいました。

　本書では成人の頭部外傷は無論のこと、成人と解剖学的にも生理学的にも異なる小児や高齢者の頭部外傷についても、別に項目を設けて記載しました。また外傷性血管障害については、一部、「脳神経外科バイブルⅠ．脳血管障害を究める」で取り上げましたが、さらに広く、かつ深く掘り下げて記述しました。さらには、外傷でも特殊な部門に属する「分娩外傷」についても取り上げ、充実した参考書になるように配慮しました。

　本書の構成および特徴は、既刊の「脳神経外科バイブルⅠおよびⅡ」と基本的には同じで、以下のようになっています。

　❶第1章は、頭部外傷を理解するのに必要な解剖、生理や症候群についての章です。

　❷第2章は、頭部外傷の基本編ともいうべき部門ですが、基礎知識のみならず、高度な内容も盛り込んであります。

　❸第3章は、頭部外傷の各疾患についてさらに深く掘り下げて記載するとともに、第2章で取り上げなかった項目についても述べてあります。

　❹第4章は、読者の方々が便利なようにとの配慮から設けました。意識障害の重症度や転帰の評価法を再度まとめるとともに、また第2、3章と視点を変えた「まとめ」などが記載してあります。

　❺巻末は参考文献です。紙面の関係ですべてを掲載することはできませんでした。

　❻本書のところどころに「快適空間」と称する余白部分があります。これは読者の方々のメモ代わりとして、また本書の不足部分を書き加えるなど、読者自身が工夫して好きなように使って頂くために設けました。

　❼意識障害の重症度、機能的重症度評価や転帰の評価法などについては、和訳だけでは微妙なニュアンスが伝わりにくい面もあるので、可能な限り原文（英文）を掲載しました。

　❽用語については、日本脳神経外科学会用語委員会編「脳神経外科学用語集．南江堂、1995」に準じました。

　なお、「脳神経外科バイブルⅠおよびⅡ」で掲載したものでも、本書に必要と思われた項目については、再度取り上げ記載しましたが、その際、文献は紙面の都合で必要最小限としてあります。ご了承下さい。

　本書の作製にあたっては多くの資料に目を通し、間違いのないように書いたつもりですが、欠陥や異論があるかも知れません。その際には、編集室の方へご意見をお寄せ頂

ければ幸いです。そして読者の方々の力で、より良い本にしていきたいと思っています。
　最後に本書の執筆の機会を与えて下さった永井書店東京店高山　静編集長、および編集や校正にご協力頂いた山本美恵子様に心から感謝致します。また資料の収集や整理をして頂いた埼玉医科大学脳神経外科医局秘書井出トク子様に深甚の謝意を表します。

　2002年9月

窪田　惺

CONTENTS

第1章　頭部外傷へのプロローグ

●頭部外傷に必要な臨床解剖 ... 3
1. 頭皮の解剖 ... 3
2. 頭部の筋肉 ... 5
3. 神経頭蓋の解剖 ... 5

●頭部外傷に必要な病態生理 ... 10
1. 頭蓋内圧 ... 10
2. 頭蓋内圧亢進 ... 11
3. 脳浮腫 ... 14
4. 脳ヘルニア ... 16
5. 脳死と植物状態 ... 20

●脳外傷の病理と代謝 ... 24
1. 脳振盪 ... 24
2. 脳挫傷 ... 24

●頭部外傷に関連する症候群・徴候 ... 26
1. Battered child syndrome ... 26
2. 減圧開頭症候群 ... 29
3. 播種性血管内凝固症候群 ... 29
4. 非ケトン性高浸透圧性糖尿病性昏睡 ... 31
5. Horner 症候群 ... 33
6. 若年性頭部外傷症候群 ... 34
7. 一過性全健忘 ... 35
8. 海綿静脈洞症候群 ... 36
9. 硬膜下緊張性気頭症 ... 37
10. 抗利尿ホルモン分泌異常症候群 ... 37
11. Korsakoff 症候群 ... 37
12. Punch-drunk syndrome ... 39
13. 離断症候群 ... 40
14. 脂肪塞栓症候群 ... 41
15. 神経原性肺水腫 ... 43
16. 失外套症候群 ... 45
17. 他人の手徴候 ... 46
18. Tin ear syndrome ... 47
19. Traumatic spreading depression syndrome ... 48
20. 通過症候群 ... 49
21. Wallenberg 症候群 ... 50
22. ワニの涙症候群 ... 51
23. 挫滅症候群 ... 51

第2章　頭部外傷へズームイン

●エントランス ... 55
1. 頭部外傷の定義 ... 55
2. 生理学的重症度指標 ... 55

	3	意識障害の評価法	57
	4	頭部外傷の分類	60
	5	頭部に関与する外力	62
	6	衝撃による頭部外傷の発生機序	62
	7	神経放射線学的検査	67
	8	頭部外傷の治療	74
	9	転帰の評価法	78
	10	機能的重症度評価法	79

●軟部組織の損傷 ……80
　1　創傷 —— 80
　2　いわゆる"こぶ" —— 80

●頭蓋骨骨折 …… 81
　1　概説 —— 81
　2　各部位の骨折 —— 82

●頭蓋内血腫 …… 99
　1　概説 —— 99
　2　急性硬膜外血腫 —— 100
　3　急性硬膜下血腫 —— 104
　4　急性脳内血腫 —— 108
　5　後頭蓋窩血腫 —— 110
　6　脳挫傷 —— 115
　7　慢性硬膜下血腫 —— 116

●脳損傷 …… 124
　1　分類 —— 124
　2　局所性脳損傷とびまん性脳損傷 —— 124

●外傷性くも膜下出血 …… 134

●外傷性てんかん …… 136

第3章　バージョンアップ編

●硬膜外血腫 …… 141
　1　外傷性硬膜外血腫 —— 141
　2　特発性硬膜外血腫 —— 147

●硬膜下血腫 …… 148
　1　外傷性硬膜下血腫 —— 148
　2　特発性硬膜下血腫 —— 154

●慢性硬膜下血腫 …… 156
　1　器質化慢性硬膜下血腫 —— 156
　2　石灰化慢性硬膜下血腫 —— 156
　3　くも膜嚢胞と慢性硬膜下血腫との合併 —— 158
　4　術後合併症 —— 158

●遅発性頭蓋内血腫 …… 161
　1　概説 —— 161
　2　各頭蓋内血腫 —— 162

●滑走性脳挫傷 …… 167

●脳室内出血 …… 168

- ●脳梁損傷 ………………………………………………………………………… 169
- ●大脳基底核部出血 ……………………………………………………………… 170
- ●びまん性軸索損傷と非びまん性軸索損傷との比較 ………………………… 173
- ●小児頭部外傷 …………………………………………………………………… 174
  - 1　総説 ……………………………………………………………………… 174
  - 2　軟部組織の損傷 ………………………………………………………… 176
  - 3　頭蓋骨骨折 ……………………………………………………………… 176
  - 4　頭蓋内血腫 ……………………………………………………………… 181
- ●分娩時および新生児期頭部外傷 ……………………………………………… 193
  - 1　概説 ……………………………………………………………………… 193
  - 2　軟部組織の損傷 ………………………………………………………… 194
  - 3　頭蓋骨骨折 ……………………………………………………………… 195
  - 4　頭蓋内出血 ……………………………………………………………… 196
- ●高齢者（老人）の頭部外傷 …………………………………………………… 212
- ●外傷性脳血管障害 ……………………………………………………………… 215
  - 1　血管閉塞 ………………………………………………………………… 215
  - 2　動脈瘤 …………………………………………………………………… 220
  - 3　動静脈瘻 ………………………………………………………………… 233
- ●外傷性脳血管攣縮 ……………………………………………………………… 238
- ●スポーツによる頭部外傷 ……………………………………………………… 239
- ●てんかんと自動車の運転 ……………………………………………………… 241
- ●下垂体損傷 ……………………………………………………………………… 242
- ●頭蓋内異物 ……………………………………………………………………… 243
- ●感染症 …………………………………………………………………………… 245
  - 1　頭蓋骨骨髄炎 …………………………………………………………… 245
  - 2　硬膜外膿瘍 ……………………………………………………………… 246
  - 3　硬膜下膿瘍 ……………………………………………………………… 246
  - 4　脳膿瘍 …………………………………………………………………… 247

第4章　便利編

1. 意識障害評価法 ………………………………………………………………… 251
   - 1　グラスゴー昏睡尺度 …………………………………………………… 251
   - 2　日本式昏睡尺度 ………………………………………………………… 251
   - 3　小児の重症度評価 ……………………………………………………… 252
2. 機能的重症度評価法 …………………………………………………………… 254
   - 1　Barthel index …………………………………………………………… 254
   - 2　徒手筋力テストの評価法 ……………………………………………… 257
3. 転帰の評価法 …………………………………………………………………… 258
   - 1　グラスゴー転帰尺度 …………………………………………………… 258
   - 2　日常生活動作 …………………………………………………………… 258
4. 治療 ……………………………………………………………………………… 259
   - 1　Barbiturate 療法 ………………………………………………………… 259
   - 2　抗てんかん薬 …………………………………………………………… 260

5．まとめ ― 261
  1　脳外傷の生化学的変化 ― 261
  2　頭蓋内圧と頭蓋内圧亢進 ― 261
  3　脳ヘルニア ― 261
  4　血液脳関門を欠く組織 ― 261
  5　植物状態 ― 262
  6　脳死 ― 262
  7　症候群 ― 263
  8　各疾患 ― 267

第1章

頭部外傷へのプロローグ

　この章は、頭部外傷を理解するのに
必要な基本的な解剖、病態生理や症候群などを中心に
述べてあります。読者の方々に理解しやすいように、
簡潔、かつ興味を持って読んでもらえるように、
種々工夫を凝らしてあります。

●頭部外傷に必要な臨床解剖

1. 頭皮の解剖

❶頭皮(scalp)は、一般に、皮膚(外皮)、皮下結合組織、帽状腱膜、帽状腱膜下層(腔)の4層をいうが、これに骨膜を加えた5層を指す場合もある(表1、図1)。

表1. 頭皮の構造

①皮膚(外皮) (skin, or integument)	硬く、血管に富む。
②皮下結合組織 (subcutaneous tissue)	①皮下結合組織は、皮膚を帽状腱膜に固く結合している。 ②脂肪組織、毛根、血管や神経を含んでいる。
③帽状腱膜 (galea aponeurotica)	①頭蓋冠全体を覆っている密な線維性組織である。 ②帽状腱膜は皮膚および皮下組織と強固に結合している。 　1. 帽状腱膜が頭皮とともに損傷➡創は哆開する。 　2. 帽状腱膜の損傷のない皮膚のみの損傷➡創は哆開しない。 ③帽状腱膜は後頭前頭筋の前頭筋と後頭筋とを結合している。
④疎性帽状腱膜下層 (loose subaponeurotic layer)	①疎性結合組織(loose areolar tissue)である。 ②帽状腱膜とは、ほとんど癒合していない。したがって、 　1. 頭皮の感染は、この層に沿って拡がっていく。 　2. 減張切開が可能である。 　3. 剥皮創(scalping)が生じる。 　　➡剥皮創とは、帽状腱膜と骨膜(あるいは筋膜)との間で剥離が起こった開放創をいう。 ③導出静脈 emissary vein(静脈洞と頭部皮下の静脈とを連絡)が通っている。
⑤骨膜 (pericranium)	骨膜は頭蓋の縫合部で固く癒着しているが、それ以外の部分では頭蓋骨から容易に剥離される。

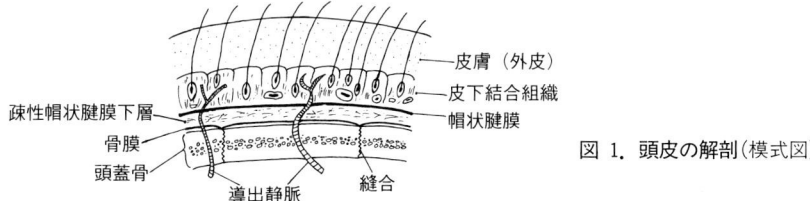

図1. 頭皮の解剖(模式図)

❷頭皮の血管

(i)動脈系

外頸動脈系	➡頭皮は、主として外頸動脈系から血流を受けている。 ①後頭動脈 Occipital artery ②後耳介動脈 Posterior auricular artery ③浅側頭動脈 Superficial temporal artery
内頸動脈系	①滑車上動脈 Supratrochlear artery(=前頭動脈 frontal artery) ②眼窩上動脈 Supraorbital artery
※頭皮は豊富な血流を受けているので、頭皮を損傷すると著しく出血する。	

(ⅱ)静脈系
　ⓐ前頭静脈 frontal　vein(滑車上静脈 supratrochlear　vein)と眼窩上静脈(supraorbital vein)
　　➡上眼静脈を経由して海綿静脈洞へ流出する。
　ⓑ浅側頭静脈(superficial temporal vein)
　　➡内頸静脈へ流出する。
　ⓒ後頭静脈(occipital vein)と後耳介静脈(posterior auricular vein)
　　➡外頸静脈(external jugular vein)へ流出する。
　ⓓ頭皮の静脈は、導出静脈(emissary vein)を介して上矢状静脈洞、横静脈洞や海綿静脈洞と自由に交通している。

❸頭皮に分布する神経(図2)

【感覚神経】
①頭皮の前2/3は三叉神経の分枝により支配されている。
　①三叉神経第1枝
　　・滑車上神経 Supratrochlear nerve ┐
　　・眼窩上神経 Supraorbital nerve　 ┘前頭神経の枝
　②三叉神経第2枝
　　➡頬骨側頭神経 Zygomatico-temporal nerve
　③三叉神経第3枝
　　➡耳介側頭神経 Auriculo-temporal nerve
②頭皮の後1/3は頸神経により支配されている。
　①大後頭神経 Greater occpital nerve(C2)
　②小後頭神経 Lesser occipital nerve(C2、3)
　③大耳介神経 Great auricular nerve(C3)
【運動神経】
　◆顔面神経側頭枝➡前頭筋を支配。

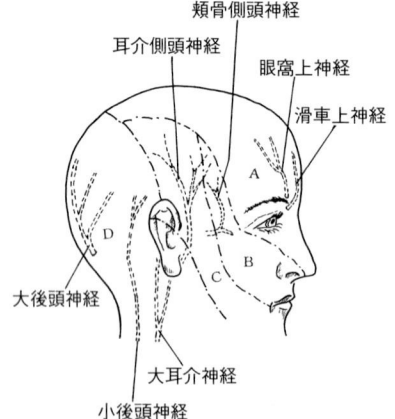

図2. 頭皮に分布する神経
(kristiansen, 1964. 一部改変)
A；三叉神経第Ⅰ枝(眼神経)の支配領域。
B；三叉神経第2枝(上顎神経)の支配領域。
C；三叉神経第3枝(下顎神経)の支配領域。
D；頸神経の支配領域。

2．頭部の筋肉

❶頭蓋冠の表情筋
（ⅰ）骨膜とゆるく結合するが、頭皮とは強固に結合する。
（ⅱ）前後にある頭蓋冠表情筋の筋腹の間には**帽状腱膜**（galea aponeurotica）という腱が張っている。
（ⅲ）頭蓋冠表情筋の種類

後頭前頭筋 (occipitofrontal muscle)	①後頭筋 　①後頭骨の上項線、最上項線から起こる。 　②帽状腱膜に付着する。 　③神経支配；後耳介神経後頭枝（顔面神経の枝） ②前頭筋 　①骨性の起始を持たない。 　②眉部と眉間の皮膚から起こる。 　③帽状腱膜に付着する。 　④神経支配；側頭前頭枝（顔面神経の枝）
側頭頭頂筋 (temporoparietal muscle)	①帽状腱膜中央部の側縁から起こる。 ②耳介軟骨の内側面上部に付着する。 ③神経支配；後耳介枝（顔面神経の枝）

❷頭蓋の咀嚼筋
➡側頭筋（temporal muscle）
　　◆側頭鱗外面および側頭筋膜の内面から起こる。
　　◆下顎骨の筋突起に終わる。
　　◆下顎を引き上げる最も強大な筋肉である。
　　◆神経支配；深側頭神経（下顎神経の枝）

3．神経頭蓋の解剖

❶慣習的に神経頭蓋を単に「頭蓋」と呼ぶ。
❷神経頭蓋は頭部の骨格で、脳を保護している。
（ⅰ）神経頭蓋と顔面頭蓋との境界は、鼻根のところから眼窩の上縁を経て外耳道にまで達している。
（ⅱ）神経頭蓋は、以下の骨から成っている（合計8個）。

頭頂骨	2	後頭骨	1
側頭骨	2	蝶形骨	1
前頭骨	1	篩骨	1

（側頭骨と頭頂骨は左右対になっている）

（ⅲ）頭蓋は、頭蓋円蓋部（頭蓋冠）と頭蓋底とに分ける。
　　➡頭蓋円蓋部と頭蓋底との境界は、厳密なものではないが、体表からは眼窩上縁（あるいは眉間）と外後頭隆起とを結ぶ線とされている（図3）。

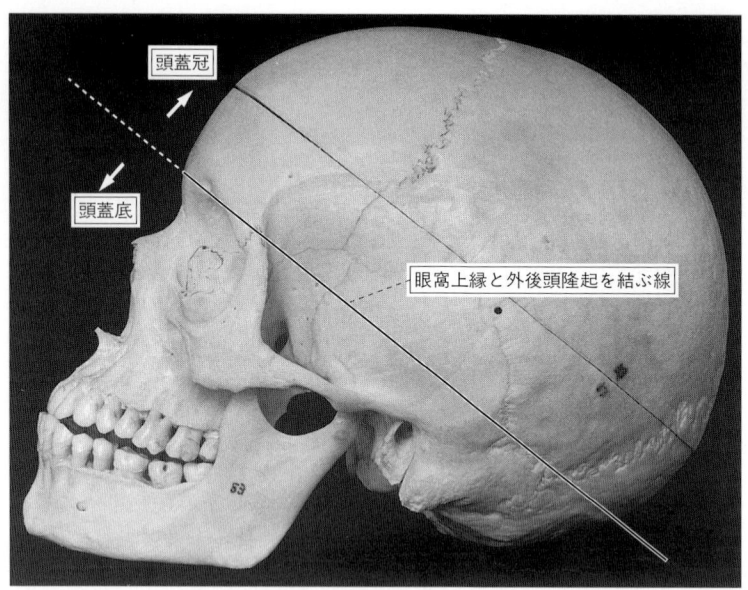

図 3．頭蓋冠と頭蓋底（晒骨標本）
①頭蓋腔の天井をなすドーム状の部分を頭蓋冠、底部を頭蓋底という。
②頭蓋冠と頭蓋底との境界は、体表からは眼窩上縁（あるいは眉間）と外後頭隆起とを結ぶ線である。

❸頭蓋骨の外板と内板
（ⅰ）外板（outer table）と内板（inner table）という緻密骨で構成されている。
　　➡内板は外板に比べて薄くもろい。
（ⅱ）外板と内板との間は板間層（diploe）という海面骨で挟まれている。
　　ⓐ板間層には多くの静脈、すなわち板間静脈があり、静脈洞や頭皮の静脈と連絡している。
　　ⓑ導出静脈 emissary vein は、頭蓋骨孔を通じて頭部皮下静脈と静脈洞とを連絡している。

❹テリオン（pterion；蝶形・頭頂・側頭骨接合部）（73頁の図12）
　➡頭蓋骨側壁の最も薄い部分で、頭頂骨の前下端が蝶形骨大翼と結合しているところをいう。
（ⅰ）pterion は中硬膜動脈の前枝の上にある。
　　➡非常に重要な部分である。
（ⅱ）pterion は、頭蓋の表面では頬骨前頭突起の後方約 2.5 cm、頬骨弓の上方約 4 cm のところにある。

❺頭蓋底 Base of the skull（図4）
　➡便宜上、前頭蓋窩（底）、中頭蓋窩（底）および後頭蓋窩（底）の3つに分けられる。
（ⅰ）前頭蓋窩 Anterior cranial fossa
　　ⓐ前頭葉を保持している。
　　ⓑ前方は前頭骨で、後方は蝶形骨の小翼で境されている。
（ⅱ）中頭蓋窩 Middle cranial fossa
　　ⓐ側頭葉を保持している。
　　ⓑ前方は蝶形骨小翼で、後方は側頭骨錐体部の上縁で境されている。
　　ⓒ中頭蓋窩の中央部分は蝶形骨体部からなる。

ⓓ蝶形頭頂静脈洞(sphenoparietal sinus)は、蝶形骨小翼の後縁に沿って内側に走り、海綿静脈洞へ流入する。
ⓔ蝶形骨大翼と小翼との間の狭い隙間が**上眼窩裂(superior orbital fissure)**である。
　➡涙腺神経、前頭神経、滑車神経、動眼神経(上枝、下枝)、鼻毛様体神経、外転神経および上眼静脈が通っている。
ⓕ弓状隆起(arcuate eminence)は、錐体骨前面にある丸い隆起で、下にある上半規管(superior semicircular canal)でつくられる。

(ⅲ)**後頭蓋窩 Posterior cranial fossa**
ⓐ小脳、橋および延髄が入っている。
ⓑ前方は側頭骨錐体部上縁で、後方は後頭骨の内面で境界されている。
ⓒ上壁は小脳テントである。
ⓓ大孔(foramen magnum)は後頭蓋窩下壁の中央を占める。
ⓔ内耳道が側頭骨錐体部の後面を貫いている。
ⓕ**頸静脈孔(jugular foramen)**は錐体と後頭骨により形成される管で、頭蓋外へ開口している。
　➡側頭骨と後頭骨の頸静脈孔内突起により前内方のpars nervosa(神経部)と後外方のpars venosa(静脈部)とに分けられる(**図5**)。

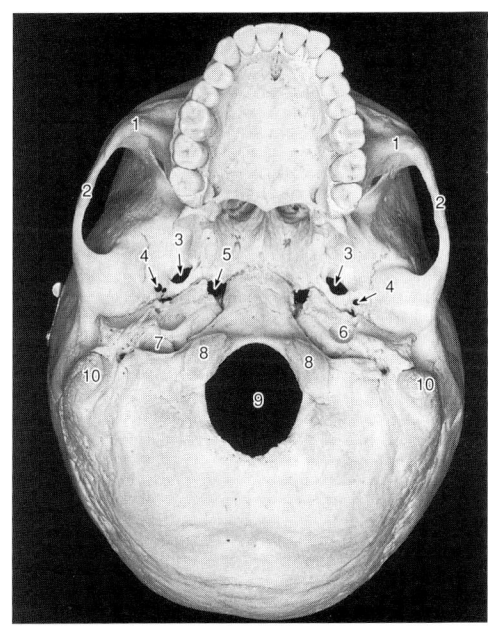 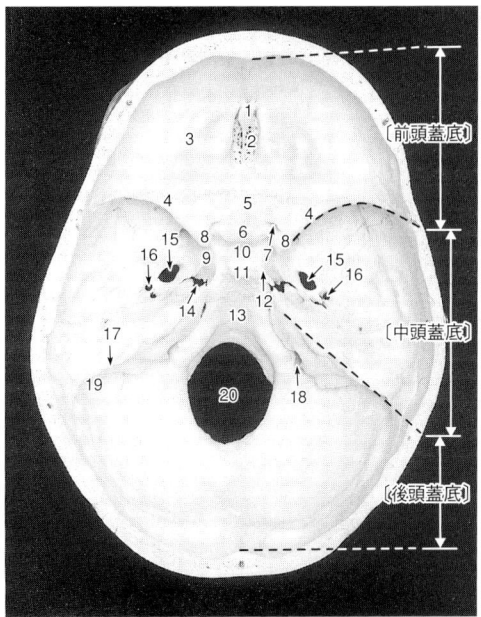

＜外からみた頭蓋底＞
1. 頬骨、2. 頬骨弓、3. 卵円孔、4. 棘孔、5. 破裂孔、6. 頸動脈管外口、7. 頸静脈窩、8. 後頭顆、9. 大孔、10. 乳様突起

＜内側からみた頭蓋底＞
1. 鶏冠、2. 篩骨篩板、3. 前頭骨眼窩部、4. 蝶形骨小翼、5. 蝶形骨平面、6. 鞍結節、7. 視神経管、8. 前床突起、9. 頸動脈溝、10. 下垂体窩、11. 鞍背、12. 後床突起、13. 斜台、14. 破裂孔、15. 卵円孔、16. 棘孔、17. 錐体骨上縁、18. 頸静脈孔、19. S状静脈洞溝、20. 大孔

図4. 頭蓋底(晒骨標本)

pars nervosa(神経部)	pars venosa(静脈部)
舌咽神経が通る。	①迷走神経と副神経とが通る。 ②内頸静脈と後硬膜動脈(上行咽頭動脈の枝)が通る。 ③静脈部は右側が左側より大きい(Rhotonら，1975)。

◆下錐体静脈洞は両部を横切って内頸静脈へ流入するが、
　➡半数は舌咽神経と迷走神経との間を通り、内頸静脈(頸静脈上球)に注ぐ。
　➡30%は舌咽神経の前を通る。

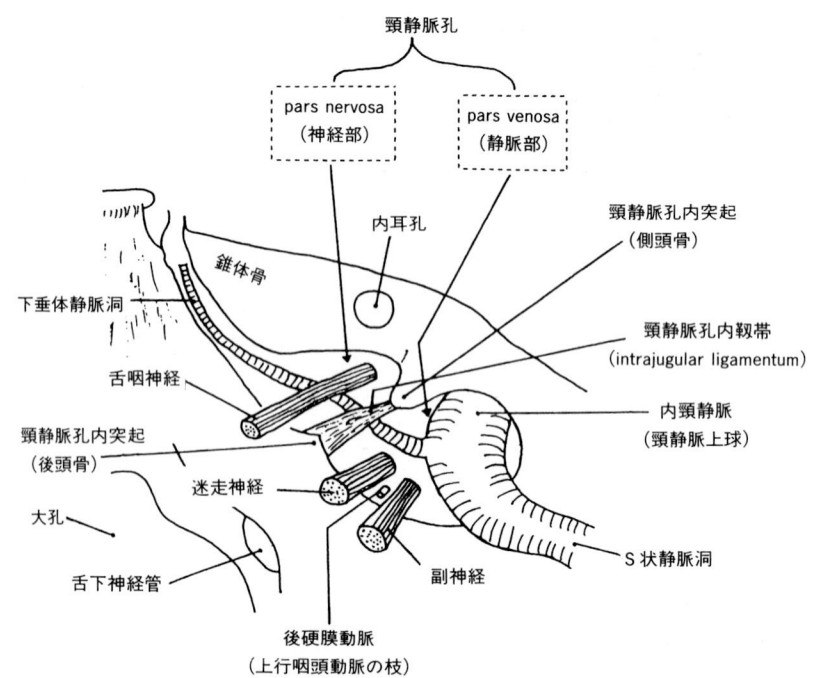

図 5. 頸静脈孔と頸静脈孔を通る構造物(模式図)

「舌咽神経、迷走神経および副神経は、すべて pars nervosa を通る」との報告や、「頸静脈孔内には明確な分画はない」など異なる報告があるが、「舌咽神経は pars nervosa を、迷走神経および副神経は pars venosa (pars vasculosa) を通る」という意見が、一般的には受けいれられている。

❻縫合(suture)
（ⅰ）頭蓋骨は、下顎骨と舌骨以外の骨はすべて**縫合**により連結されている。
（ⅱ）主要な縫合
　ⓐ冠状縫合(coronal suture)；前頭骨は頭頂骨と冠状縫合で結合する。
　ⓑ矢状縫合(sagittal suture)；左右の頭頂骨は正中で、矢状縫合で結合する。
　ⓒラムダ縫合(lambdoid sutre)；左右の頭頂骨は後方では、ラムダ縫合で後頭骨と結合している。
（ⅲ）縫合の癒合
　ⓐ縫合の線維性癒合は生後5～6カ月頃より始まる。
　ⓑ骨性癒合は10歳頃より始まる。
　　（ⅰ）完全に骨性癒合が完成するのは、50～70歳。
　　（ⅱ）頭部エックス線単純撮影上では4歳で骨性癒合が始まり、30歳で完成する。

❼泉門 Fontanel

(ⅰ) 出生時の頭蓋では、各骨の間にはまだ広い結合組織性の部分が残っている。これを**頭蓋泉門**という。

(ⅱ) 各泉門

大泉門 Great (anterior) fontanel	①矢状縫合と冠状縫合(両側の前頭骨原基と両側の頭頂骨原基)との間にある菱形の泉門。 ②生後7〜8カ月頃より閉じ始め、1年半で閉じる。
小泉門 Small (posterior) fontanel	①矢状縫合とラムダ縫合(両側の頭頂骨原基と後頭骨の後頭鱗上部の原基)との間の三角形の泉門。 ②生後8週で閉じる。
前側頭泉門 Anterolateral fontanel	①鱗状縫合の前方(前頭骨、頭頂骨および蝶形骨の三者の間)にある泉門。 ②結合組織で閉ざされている。 ③生後3カ月で閉じる。
後側頭泉門 Posterolateral fontanel	①鱗状縫合の後方(頭頂骨、側頭骨および後頭骨の三者の間)にある泉門。 ②軟骨で閉ざされている(軟骨結合に相当)。 ③生後2年で閉じる。

★好きなように使ってね！

●頭部外傷に必要な病態生理

1．頭蓋内圧 Intracranial pressure(ICP)

❶頭蓋内圧とは頭蓋腔内の圧をいう。
　（ⅰ）頭蓋容積（約1,500 mℓ）は一定であるために、頭蓋内容物の容積変化によって上下する。
　　　➡頭蓋内容物は脳組織(80%)、髄液(10%)および血液(10%)である。
　（ⅱ）頭蓋内圧＝脳容積＋頭蓋内血液量＋頭蓋内髄液量
❷頭蓋内圧は、一般には脳室*または腰椎穿刺による髄液圧を指し、mmH_2O、または mmHg（1 mmHg＝13.6 mmH_2O）で表す。その他、硬膜外、硬膜下やくも膜下腔でも測定される（硬膜外圧≧硬膜下圧≧脳室内圧）。

> ＊【脳室内圧】
> ①脳室内圧は、脳室ドレナージの回路から水柱圧として、あるいは圧トランスデューサーに接続することによって測定することができる。
> ②最近市販されている Camino 社製の頭蓋内圧測定装置は操作が簡単であり、脳室圧測定と同時に髄液も排除することができる。
> ③**最も正確に頭蓋内圧を反映**しているが、脳室が狭小化している場合には測定が困難である。また感染の危険性もある。
> ※髄液結合型装置では、頭蓋内圧が 50 mmHg を越えると閉塞の頻度が高くなる。

❸側臥位では、頭蓋内圧と腰椎レベルでの髄液圧とは等しい。
　（ⅰ）最も一般的な頭蓋内圧測定法は、側臥位で腰部髄液圧を測定することである。
　（ⅱ）頭蓋内から脊髄くも膜下腔への正常な髄液の流れが障害されると、腰椎での髄液圧は頭蓋内圧を正確に反映しなくなる。
❹正常値
　（ⅰ）側臥位での腰部脳脊髄髄液圧の正常値
　　　ⓐ成人；60〜180 mmH_2O
　　　ⓑ小児；40〜100 mmH_2O
　（ⅱ）脳室穿刺による髄液圧
　　　➡側臥位で Monro 孔の高さで、50〜80 mmH_2O である。

> **ちょっとお耳を拝借**
> ①脳血液量 Cerebral blood volume(CBV)
>   ⅰ)脳内血管に存在する、すなわち脳内に血液が保持されている量を脳血液量という。
>   ⅱ)頭蓋内容積の10%を占める。
> ②一方脳血流量(cerebral blood flow；CBF)は、単位時間に脳に流れている血液量である。
> ③脳血管は、主として血中の炭酸ガス分圧に比例して拡張する。炭酸ガス分圧が高くなれば脳血液量は増大する。

2．頭蓋内圧亢進 Increased intracranial pressure(IICP)

❶定義
　➡ 200 mmH$_2$O(15 mmHg)以上をいう。

❷頭蓋内圧の上昇
　（ⅰ）脳組織量、頭蓋内髄液量、頭蓋内血液量の三者のうちの１つの容積が増大したり、占拠性病変(space occupying lesion)が発生すると、頭蓋内圧は上昇する。
　（ⅱ）一般に、占拠性病変(腫瘤)の容積が150 ml を越えると、頭蓋内圧は上昇する。

❸頭蓋内圧の波形
　（ⅰ）正常では呼吸性・心拍性の拍動が、基本圧の上に小さく重畳した波形を示す。
　（ⅱ）頭蓋内圧が高くなると、呼吸性・心拍性拍動の振幅が増加する。
　（ⅲ）**頭蓋内圧亢進時の圧波**(pressure wave)

A波	①突然60〜100 mmHgに上昇し、5〜20分持続したのち、また元に戻る圧変動をいう。その形態からplateau波(プラトー)とも呼ばれる(図6)。 ②脳幹部の血管運動中枢の障害による脳血管拡張発作で、脳血流の増加でなく脳血液量の増加を示している。 ③慢性頭蓋内圧亢進例にみられることが多い。
B波	①1分間に0.5〜2回位の頻度で、50 mmHg前後の急激な圧変動をきたすものをいう(図6)。 ②呼吸のパターンと関連が深い。
C波	①1分間に5〜6回の頻度で、20 mmHg前後の圧変動をきたすものをいう。 ②動脈圧の自然変動に一致する頭蓋内圧の変動である。 ③脳血管抵抗が減少し、そのため動脈圧の変動が血管床に自由に伝達されることを示している。

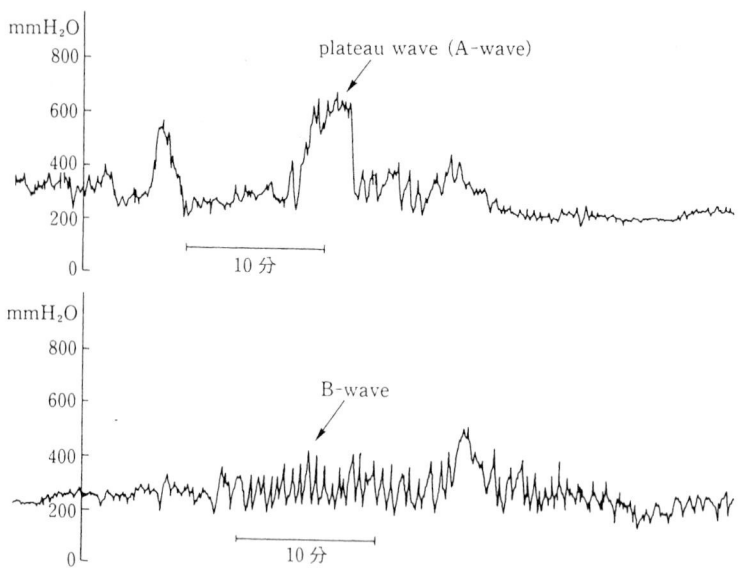

図6. 頭蓋内圧亢進時の圧波（A波とB波）(坪川, 1996)

❹頭蓋内圧亢進による病態

①脳の循環障害の発生	脳血流量は脳灌流圧*に比例するので、頭蓋内圧が高くなると脳循環障害が発生する。
②脳浮腫の発生	脳血流の低下は糖や酸素を脳に供給し難くなり、脳代謝障害が発生し、**脳浮腫 Brain edema** を誘発する。
③脳ヘルニアの発生	脳浮腫が発生すると、さらに脳の容積が増大し、ついには脳ヘルニア Cerebral herniation（16頁）へと移行する。

頭蓋内圧が上昇して、
　①20 mmHg になると、脳血流量は低下し、細胞のエネルギー代謝は崩壊。
　②40 mmHg 以上になると、脳灌流圧はさらに低下、Cushing 反応**の出現、脳ヘルニアの起こる危険性が高くなる。
　　➡40 mmHg が脳灌流圧低下により脳血流量が低下する限界 ICP である。
　③平均血圧に達すると、脳血流は停止する。

---

* 【脳灌流圧 Cerebral perfusion pressure（CPP）】
①脳灌流圧は全身血圧と頭蓋内圧との差（CPP＝平均血圧－頭蓋内圧）で、頭蓋内の血管床に血液を通過させる圧力である（平均血圧＝拡張期血圧＋脈圧/3）。
②脳灌流圧が 50〜150 mmHg（平均血圧；60〜160 mmHg）の範囲の間で変動する場合には、脳血管抵抗がそれに応じて変化し脳血流量は一定に保たれる（図7）。これを**自動調節** autoregulation という。
③脳灌流圧が 40 mmHg 以下では、脳の非可逆的障害が発生する可能性が高い。

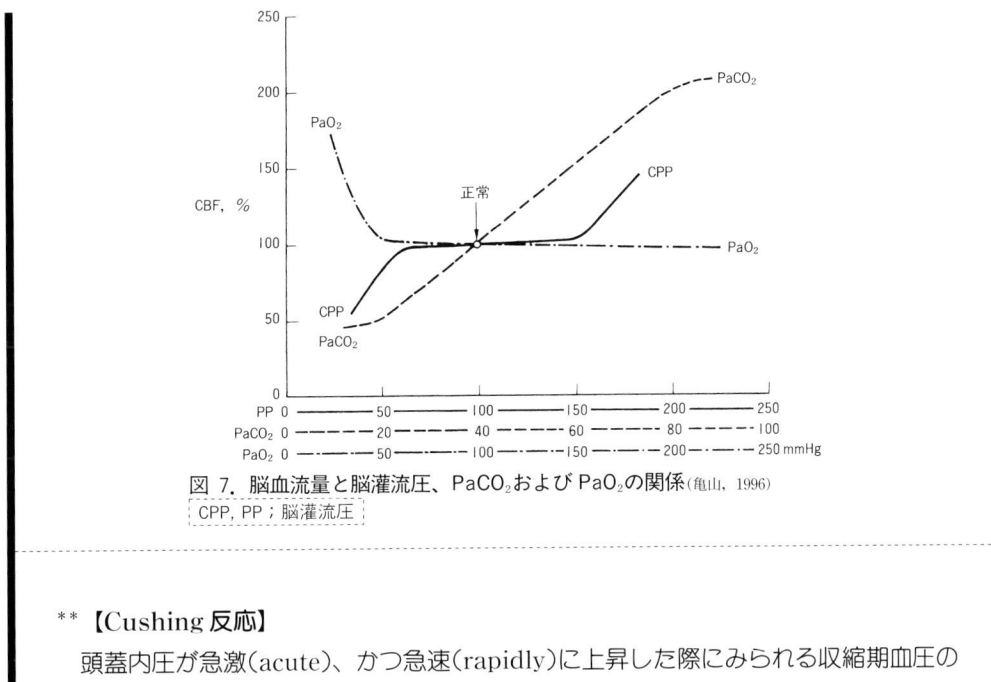

図 7. 脳血流量と脳灌流圧、$PaCO_2$およびPaO_2の関係(亀山，1996)

CPP, PP；脳灌流圧

＊＊【Cushing 反応】

頭蓋内圧が急激(acute)、かつ急速(rapidly)に上昇した際にみられる収縮期血圧の上昇(systemic hypertension)と心拍数の減少(徐脈)をいう。

❺頭蓋内圧亢進症状

急性 頭蓋内圧亢進症状	①急激な頭蓋内圧亢進によって起こる症状で、高血圧性脳出血や急性外傷性頭蓋内血腫などでみられる。放置すると脳ヘルニア(16 頁)になる。 ②症状 ◇1 徐脈(圧迫脈；充実した緩徐な脈) ◇2 血圧上昇・脈圧増加 ◇3 ゆっくり深い呼吸。 この時期を過ぎると ↓ (ｉ)頻脈、不整脈、微弱。 (ii)血圧下降、脈圧縮小。 (iii)呼吸；不規則、あえぎ、あるいは停止。 ◇4 意識障害 ➔通常、脳ヘルニアにより生じる。
慢性 頭蓋内圧亢進症状	①緩徐な頭蓋内圧亢進によって起こる症状で、脳腫瘍や慢性硬膜下血腫などでみられる。 ②症状 ◇1 早朝頭痛(morning headache) ・朝、目を覚ました時の頭痛。 ・夜間の $PaCO_2$ の蓄積により脳血流量が増加し、頭痛を起こす。 ◇2 噴射性嘔吐(projectile vomiting) ➡嘔心を伴わず、突然噴出する嘔吐。 ◇3 うっ血乳頭 papilledema （◇1〜◇3：三徴候） ◇4 外転神経麻痺 ◇5 意識障害(病期の進行とともに)

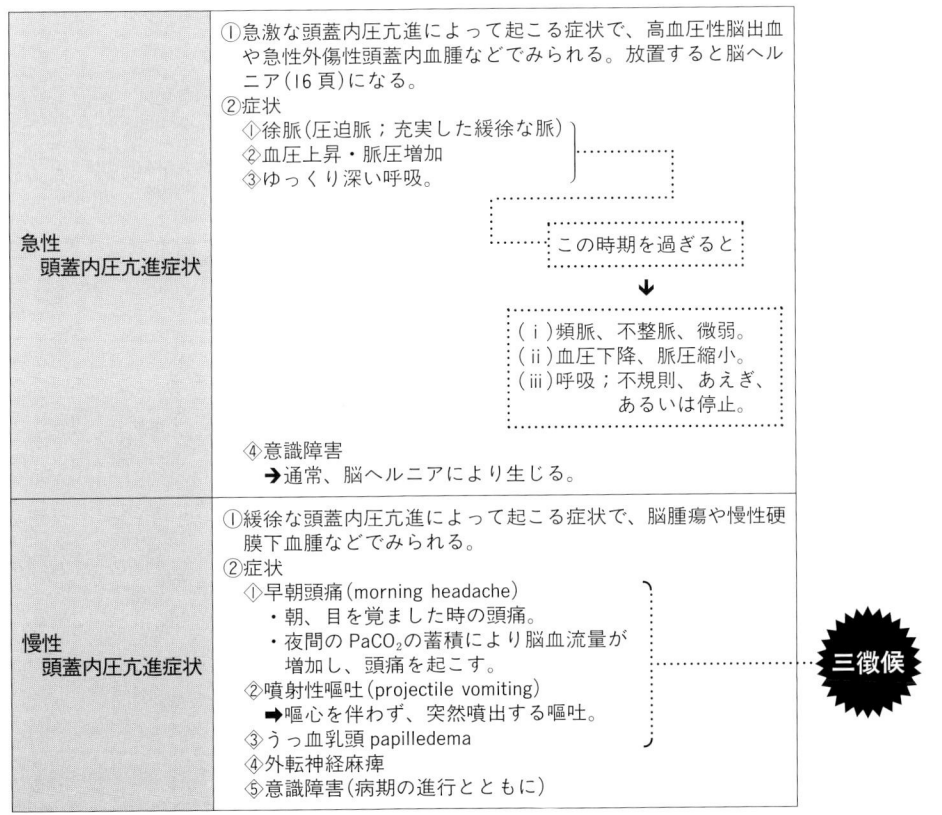

> **ちょっとお耳を拝借**
>
> 【Vital sign（生命徴候）】（55頁）
> ①血圧、脈拍、呼吸、体温および意識は、生体が生きている状態を示す指標なので、vital sign と呼ばれる。
> ②vital sign は循環動態の総和として捉えられる。

❻頭蓋内圧亢進の治療

保存的治療	①頭位挙上 Head elevation（75頁） ②脱水剤の投与。 ③副腎皮質ステロイド薬の投与。 　①脳腫瘍（血管原性脳浮腫）に対しては、有効。 　②頭部外傷（細胞毒性脳浮腫）に対しては、ほどんど効果はない。 ④過換気療法（75頁） 　①本療法は、小児では成人よりはるかに有効である。 　②成人では、過度の過換気療法は脳血管を収縮させ脳虚血をもたらすので有害である。 ⑤酸素の投与；PaO_2を80〜120 mmHg に維持する。 ⑥Barbiturate 療法 ⑦低体温療法
外科的治療	①占拠性病変の摘出➡原因疾患に対する根治的治療。 ②外減圧術（骨弁を除去する） ③内減圧術（前頭葉や側頭葉の一部を切除する） ④髄液の排除 　①脳室ドレナージ（ventricular drainage） 　②脳室腹腔シャント（ventriculo-peritoneal shunt；V-P shunt）

3．脳浮腫 Brain edema

❶定義
　➡種々の病因により脳組織の水分量が増加し、これにより脳容積が増加した状態をいう。

❷種類

血管原性浮腫 (Vasogenic edema)	①定義；脳の毛細血管内皮細胞の障害により血管壁の透過性が亢進し、すなわち**血液脳関門***が**破綻**し、血管内の血漿成分が細胞外腔（間質）に漏出してきたものをいう。 ②脳浮腫の大部分を占める。 ③主に**白質**を中心に存在し、軸索の走行に沿って広がる傾向がある。 ④浮腫の形態 　①浮腫液の移動に対して最も抵抗の強いところは、皮質や基底核の灰白質構造で、次いで脳室壁である。したがってこのような構造に境界されて、浮腫の形態は決まる。 　②主病巣が白質の中央部にあり、しかも浮腫が半径2cm以下の場合には、浮腫は主病巣を取り囲む円形を呈する。 　③半径が4cm程度に達すると、いずれかの外側縁が脳表側の皮髄境界に接するので、浮腫は手指状の形態を示すようになり、内側縁が側脳室壁や基底核に達すると直線的な境界を呈する。 ⑤原因 　①血液脳関門の障害により脳毛細血管の透過性が亢進し生じる。 　②臨床的には、頭部外傷、脳腫瘍、脳出血や脳膿瘍などの疾患で生じる。 ⑥頭部外傷による挫傷性浮腫の病態は、血管原性浮腫である。

細胞毒性浮腫 (Cytotoxic edema)	①定義；脳細胞膜の機能異常により、細胞内の水分が増加しているものをいう。 ②細胞外腔の拡張はなく、血液脳関門は障害されていない。 ③血管内皮細胞、グリア・神経細胞などの脳組織の細胞成分が腫脹している。 ④浮腫は、原則として脳表や基底核などの灰白質に認められる。 ⑤原因 　㋐脳のエネルギー代謝障害により、細胞膜のイオン能動輸送に障害をきたし、細胞内へのNaの逆流とそれに伴う水の細胞内貯留により生じる。 　㋑低（無）酸素症、虚血初期、薬物中毒や一酸化炭素中毒などにより脳が一次的に障害されたときにみられる。 ⑥頭部外傷によって生じる細胞毒性浮腫は、虚血性浮腫であることが多い。 ⑦単純エックス線CT 　㋐大脳皮質や基底核に淡い低吸収域を認める。 　㋑通常、両側性、かつびまん性。
間質性浮腫 (Interstitial edema)	①定義；髄液の流出路の閉塞や髄液産生過剰などにより水頭症が生じると、脳室内圧が上昇し、**髄液は脳室壁から脳室周囲白質の細胞外腔に浸透する**。これが間質性浮腫である（**水頭症性浮腫** hydrocephalic edema）。 ②神経膠細胞が脳室周辺白質に漏出した水分を吸収するが、それを越えた水分は細胞間隙を拡散していく。 ③特に、側脳室前角外側部に顕著である。

ちょっとお目を拝借
正常脳の水分は、灰白質で80％、白質で70％を占める。

---

* **【血液脳関門 Blood-brain barrier（BBB）】**
①物質が血中より脳へ移行するにあたって、必須なもののみを選択的に脳細胞へ移行させる機構である。すなわち、神経系の内部環境のhomeostasis（恒常性）を保つために必要な物質の出し入れを制御する機構である。
　㋐水、グルコース、酸素、二酸化炭素や脂質溶解物質などは容易に通過する。
　㋑Na^+やK^+は通過が遅い。
　㋒ヘモグロビン、フィブリノーゲンや抗体などは、ほとんど通過しない。
②本態は、毛細血管内皮細胞、基底膜およびその周囲の星状膠細胞突起で構成される組織である。
③脳のbarrier機構は、胎生8〜10週ですでに形成され、その後成熟する。
④中枢神経系の毛細血管の内皮細胞間は**密着帯**（tight junction）と呼ばれる密な細胞間結合を有し、密着帯はベルト状に連続することにより**閉鎖帯**（zona occluda）を形成する（脳毛細血管内皮細胞は、一部を除き小窓形成 fenestration を欠く）。
　➡これにより、細胞間の液体の拡散を防いでいる。
⑤BBBにより、脳組織は正常な代謝が保持されている。
⑥中分子量以上の分子は、脂溶性でないとBBBは通過できない。

⑦BBBは脳循環には影響を与えない。
⑧BBBの障害、すなわち血管透過性の亢進が**脳浮腫の発生**に関与している。
  ⇨酸素欠乏、灌流圧低下、虚血、出血、炎症や腫瘍などでBBBの破綻が起こる。
⑨BBBを欠く組織
  脳室周囲器官群(circumventricular organ)はBBBを欠く。

脳室周囲器官群

①脳室周囲器官群は第3脳室壁を中心として、脳室の所々に存在する吸収、あるいは分泌機能をもつと考えられる器官群である。

> 脳室周囲器官群には以下のものがある。
> ①交連下器官(subcommisural organ)　②脳弓下器官(subfornical organ)
> ③終板器官(終板のほぼ正中腹側にある)　④松果体(pineal body)
> ⑤神経下垂体(下垂体後葉)　⑥下垂体漏斗部(infundibulum)
> ⑦正中隆起(median eminence)　⑧灰白結節(tuber cinereum)　⑨下丘陥凹器官
> ⑩傍室器官(paraventricular organ；第三脳室側壁中央部にある)
> ⑪最後野(area postrema；嘔吐に関する重要な統合領域)　⑫脈絡叢結合組織
> ※最後野は、第4脳室尾側部に一対あるが、他は正中に沿って対をなさない。

②脳室周囲器官群への豊富な血流は、類洞様の毛細血管からなり、それは有窓毛細血管であり、内皮細胞間の**閉鎖帯を欠く**(すなわち、BBBを欠く組織の毛細血管内皮には密着帯を認めない)。そのため、血中蛋白質、ペプチドやモノアミンなどが容易に出入りできる。
③脳室周囲器官群は脳室とも接触しているが、そこを被う**脳室上衣細胞**は他の部位と異なり、閉鎖帯を有する。また　有尾上衣細胞(tanycyte)　呼ばれる長い突起をもった特殊な脳室上衣細胞が多い。

有尾上衣細胞 Tanycyte

①有尾上衣細胞とは脳室壁を形成する上衣細胞の中で、特に細長い突起を脳実質の方へ伸ばしている細胞をいう。
②第3脳室の外側壁から腹側壁に多くみられる。
③特徴は、突起を下垂体門脈系の血管壁や神経網、あるいは脳の表面に送っていることである。
④吸収あるいは取り込み機能をもっている。

4．脳ヘルニア Cerebral herniation

❶定義
➡頭蓋内腔の容積は一定であるので、脳病変により頭蓋内圧亢進が起こると、その圧の逃げ場がほとんどないため、脳組織の一部はテント切痕や大孔などへ嵌入する。これを**脳ヘルニア**という。

❷種類と各症状
➡臨床上重要なものは、中心性経テント切痕ヘルニア、鉤ヘルニア、上行性テント切痕ヘルニアおよび小脳扁桃ヘルニア(大孔ヘルニア)の4つである。

中心性経テント切痕ヘルニア (central transtentorial herniation)(図8)	①大脳の両側半球あるいは正中部に病変があり、テント上腔の圧が高い場合に生じる。 ②間脳および中脳(上部)がテント切痕を越えてテント下へ落ち込む。 ③臨床症状は**間脳障害から始まり**、続いて中脳、橋、延髄へと進み、死の転帰をとる。 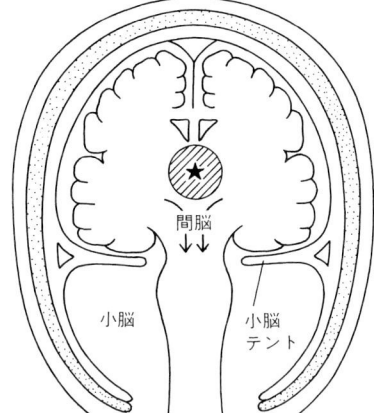 図8. 中心性経テント切痕ヘルニア(模式図) 大脳の両側半球あるいは正中部に病変(★)があり、テント上腔の圧が高くなると、間脳および上部中脳がテント切痕を越えてテント下へ落ち込む。
鉤ヘルニア (uncal herniation)(図9)	①一側の大脳半球に病変があり、テント上腔の圧が高い場合に生じる。 ②鉤回がテント切痕と脳幹の間に嵌入する。 ③**最初の症状は、病側の動眼神経麻痺**である。 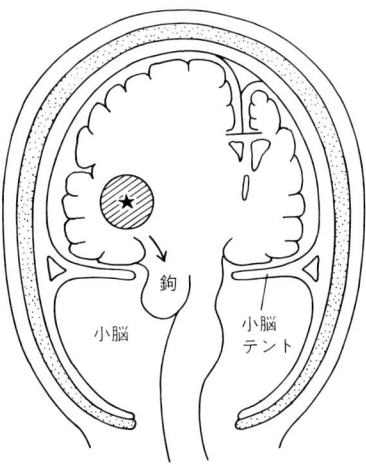 図9. 鉤ヘルニア(模式図) 一側の大脳半球に病変(★)がありテント上腔の圧が高くなると、鉤回がテント切痕と脳幹の間に嵌入する。

上行性テント切痕ヘルニア (upward tentorial herniation) (図10)	①後頭蓋窩に病変があり、テント下腔の圧がテント上腔圧に対して高い時に生じる。 ②種類 　①小脳型；上部小脳虫部がテント切痕内に嵌入するもの。 　②脳幹型；脳幹がテント切痕内に嵌入するもの。 ③症状 　①眼球の外転障害；外転神経がGruber靱帯で屈曲されて出現する。 　②動眼神経麻痺 　③上方注視麻痺；四丘体が嵌入した脳組織により障害されて出現する。 　④意識障害 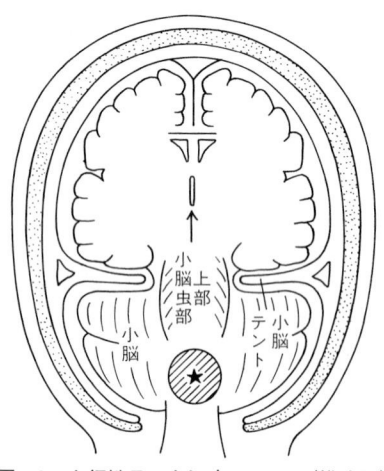 図10．上行性テント切痕ヘルニア（模式図） 後頭蓋窩に病変(★)があり、テント下腔の圧がテント上腔の圧に対して高いとき、上部小脳虫部や脳幹がテント切痕内に嵌入する。
小脳扁桃（大孔）ヘルニア (tonsillar or foraminal herniation) (図11)	①後頭蓋窩に病変があり、テント下腔の圧が脊柱管内圧に対して高い時に生じる。 ②小脳扁桃が大孔内に嵌入する。 ③症状は、項部硬直、血圧上昇、意識障害や呼吸停止などである。 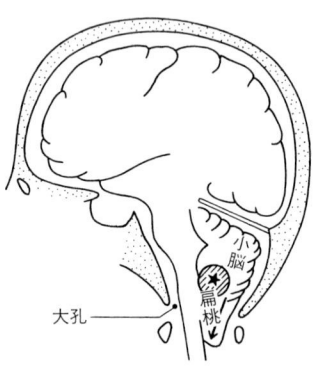 図11．小脳扁桃（大孔）ヘルニア（模式図） 後頭蓋窩に病変(★)があり、テント下腔が脊柱管内圧に対して高いとき、小脳扁桃が大孔内へ嵌入する。

❸脳ヘルニア
　（ⅰ）テント上・下の**頭蓋内圧差**が 10 mmHg を越えると生じる。
　（ⅱ）頭蓋内圧が 60 mmHg（816 mmH$_2$O）以上になると、脳ヘルニアの症状を呈するようになる。

❹画像所見

鉤ヘルニア	①単純エックス線 CT 所見 　①鞍上槽外側部の消失。 　②病側の迂回槽の拡大、および対側の迂回槽の狭小化・消失。 　③対側の側脳室の拡大、特に下角の拡大。 　④病側の後大脳動脈領域の低吸収域。 ②脳血管造影所見 　➡頸動脈造影側面像で後交通動脈の屈曲や狭窄像。
上行性テント切痕ヘルニア	①単純エックス線 CT 所見 　①四丘体槽後部の変形・消失（図 12）。 　②松果体部周囲の髄液腔の変形。 　③中脳水道閉塞による水頭症。 　④病側の上小脳動脈領域の低吸収域。 ②脳血管造影所見 　➡椎骨動脈造影側面像で、上小脳動脈が後大脳動脈より上方へ挙上する（小脳型）。 **図 12．上行性テント切痕ヘルニアの単純 CT** 四丘体槽後部が一部消失している（→）。
小脳扁桃（大孔）ヘルニア	〔脳血管造影所見〕 　➡椎骨動脈造影側面像で、後下小脳動脈扁桃枝が大孔より下方（脊柱管内）へ偏位する。

> |楽|々|講|座|
> ## Kernohan 圧痕
>
> ①定義；鉤ヘルニアにより反対側の大脳脚が対側小脳テント縁に圧迫されることにより、反対側の大脳脚に'くびれ'が生じるのをいう(図 13)。
> ②症状；鉤ヘルニアと**同側の片麻痺**と同側の動眼神経麻痺。
>   🈴通常鉤ヘルニアは、鉤ヘルニアと同側の動眼神経麻痺と反体側の片麻痺。

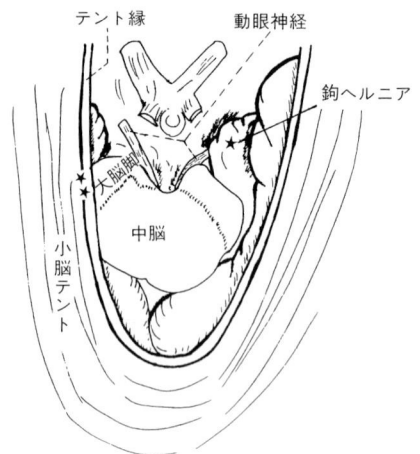

図 13．Kernohan 圧痕(模式図)
鉤ヘルニア(★)により、反対側大脳脚が小脳テント縁(★★)により圧迫される結果、くびれが生じるのを Kernohan 圧痕という。したがって、病側と同側の片麻痺が出現する。
(窪田 惺：脳神経外科ビジュアルノート．金原出版，東京より許可を得て引用)

> |楽|々|講|座|
> ## Durêt 出血
>
> ①鉤ヘルニアや中心性経テント切痕ヘルニアが、進行することによって生じる二次性の脳幹出血をいう。
> ②出血の範囲
>   ①通常、中脳より橋中部までに限られる。
>   ②橋下部に及ぶことは少ない。
> ③出血は正中線に強く、線状出血が多いのが特徴である。

5．脳死 Brain death と植物状態 Vegetative state

1）脳死 Brain death

❶定義
  ➡脳幹を含めた全脳の機能の不可逆的喪失、すなわち回復不可能な脳機能の喪失した状態をいう。

❷脳死判定とするための**必須条件**
  (ⅰ)前提条件を完全に満たすこと。
  (ⅱ)除外例を完全に除外すること。

(ⅲ)生命徴候を確認すること。
(ⅳ)脳死と判定するための必須項目の検査結果が、すべて判定基準と一致すること。

> ➡(ⅰ)～(ⅲ)の条件が満たされない場合は、脳死判定を開始しない。
> (ⅳ)での検査結果が判定基準と一致しない場合は、その時点で脳死判定を中止する。

❸前提条件
(ⅰ)器質的脳障害により深昏睡および無呼吸をきたしている症例。
(ⅱ)原疾患が確実に診断されている症例。
(ⅲ)現在行いうるすべての適切な治療をもってしても、回復の可能性が全くないと判断される症例。

❹除外例
(ⅰ)脳死と類似した状態になりうる症例。
　ⓐ急性薬物中毒
　ⓑ低体温、直腸温、食道温の深部温が 32℃以下。
　ⓒ代謝・内分泌障害
(ⅱ)15歳未満の小児；臓器の移植に関する法律施行規則では医学的観点から6歳未満の者を除外しているが、法的な本人の意思確認の観点からは15歳未満の者の法的脳死判定は行わない。
(ⅲ)知的障害者など、本人の意思表示が有効でないと思われる症例。

> (註)脳幹反射検査(眼球や角膜の高度損傷や欠損のある症例、鼓膜損傷のある症例など)、無呼吸テストの実施が不可能あるいは極めて困難とあらかじめ判断される症例においては、当面脳死判定は見合わせる。

❺生命徴候の確認
(ⅰ)体温；直腸温、食道温などの深部温が 32℃以下でないこと。
(ⅱ)血圧；収縮期血圧が 90 mmHg 以上であること。
(ⅲ)心拍、心電図などの確認；重篤な不整脈がないこと。

❻脳死と判定するための**必須項目(判定基準)**
(ⅰ)深昏睡(JCS；300、GCS；3)
(ⅱ)両側瞳孔径 4 mm 以上、瞳孔固定。
(ⅲ)脳幹反射の消失

> ⓐ対光反射の消失、ⓑ角膜反射の消失、ⓒ毛様脊髄反射の消失、ⓓ眼球頭反射の消失、ⓔ前庭反射の消失、ⓕ咽頭反射の消失、ⓖ咳反射の消失。

(ⅳ)平坦脳波
　ⓐ平坦脳波とは、脳波記録時一定の技術水準を守り、脳波計の内部雑音(2μV 程度)を越え

る脳波が存在しないことをいう。
　　　　ⓔ 2μV の脳波をみるには、脳波計の感度を 4～5 倍に上げる必要がある。
　（ⅴ）自発呼吸の消失；人工呼吸器で維持されている状態。
　　　　ⓐ脳死判定の最後に行う。
　　　　ⓑ脳死診断のための必須不可欠な検査である。
　　　　ⓒ純酸素投与下では心血管系に異常をきたすことなく、40～60 分にかけての長時間の無呼吸状態を維持できる。
　　　　ⓓ $PaCO_2$ レベル 60 mmHg は、呼吸中枢を刺激するに十分な値である。
　　　　ⓔ $PaCO_2$ は、無呼吸テスト中、1 分間に 2～3 mmHg 上昇する(体温が低いと上昇度合いが少ない)。
　　　　ⓕ PaO_2 は、無呼吸テスト中、1 分間に約 6 mmHg 減少する。
　　　　ⓖ Lazarus 徴候
　　　　　　㋐人工呼吸器をはずした後に、ときにみられる上肢の自動運動(脊髄由来)であり、真の自発運動と誤らないことが必要である。
　　　　　　㋑イエスを蘇らせた男 Lazarus に因んで、このように呼ばれる。
　　　　　　㋒この運動は下肢にはみられない。
　　　　　　㋓ Lazarus 徴候とは、次のような運動である。すなわち、
　　　　　　　　人工呼吸器をはずして 4～8 分の間に、
　　　　　　　　①上肢や体幹に鳥肌が出現し、上肢が小刻みに震えはじめ、
　　　　　　　　② 30 秒以内に両上肢が肘関節で屈曲し、両手は胸骨部の方に動き、
　　　　　　　　③次いで手が頸、顎にまで動き、両手を胸の前で合わせ、最後に両手が体幹両脇にもどる。
　❼観察時間
　　➡第 1 回目の脳死判定が終了した時点から **6 時間以上を経過した時点**で、第 2 回目の脳死判定を開始する。
　❽脳死の判定時刻➡第 2 回目の脳死判定終了時をもって脳死と判定する。

2 ）植物状態 Vegetative state
❶定義
　➡重篤な脳損傷により昏睡に陥った患者が、救命処置の結果脳幹機能が回復し覚醒するようになったものの、大脳半球の永続的な障害が依然続いている状態をいう。
❷運動や感覚などの動物的機能や精神活動は失っているが、食物の消化・吸収・排泄、心肺機能などの植物性機能は残されている。
❸睡眠・覚醒の反応はある。
❹植物状態という言葉は、医学用語というよりは medicosocial な言葉として提案された。すなわち、行政的対応を迫る意味で用いられた。
❺脳幹機能を含む脳機能の全般的、不可逆的喪失による**脳死とは全く異なる病態**である。

❻診断基準

> （ⅰ）自力での移動不能。
> （ⅱ）自力での摂食不能。
> （ⅲ）糞尿は失禁状態。
> （ⅳ）目で物を追うことはできるが、認識はできない。
> （ⅴ）「手を握れ」、「口を開けろ」などの簡単な命令に応じることもあるが、それ以上の意志の疎通はできない。
> （ⅵ）声は出すが、意味のある発語はない。
> （ⅶ）以上の6項目を満たす状態が、3カ月以上経過した場合。

❼社会復帰は皆無に等しい。
❽失外套症候群(45頁)との異同
（ⅰ）ほぼ類似の状態である。
（ⅱ）植物状態は、元来持続性のものとされているが、一部これから脱却する症例がある。この点で、失外套症候群との間には重畳・移行がある。
（ⅲ）植物状態は、外傷をはじめとする大脳の広汎は損傷で初期に昏睡となり、その後失外套症候群を経たりしながら長期生存する場合を指す。

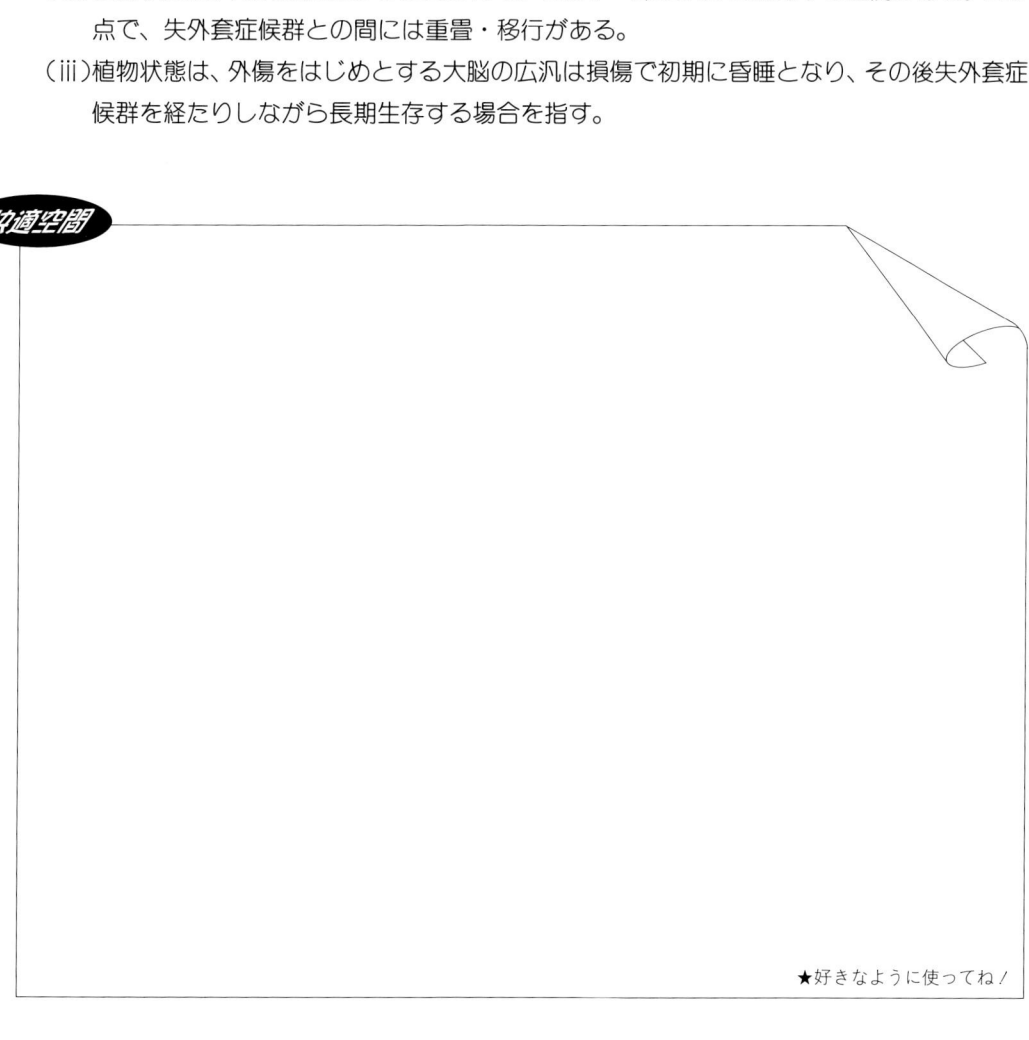

★好きなように使ってね！

●脳外傷の病理と代謝

1. 脳振盪 Cerebral concussion

1）病理学的変化(景山, 1988)

❶神経細胞体の変化
（ⅰ）細胞体の膨化
（ⅱ）Nissl小体の消失
（ⅲ）核の細胞体周辺への偏位

} 外傷後早期にみられる。

↓
その後
↓
細胞は完全に消失するか、損傷が軽いと元に戻る。

❷軸索の障害
（ⅰ）軸索の断裂の初期変化
　➡ axonal retraction ball（132頁の図31）
　　 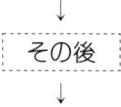ビーズ状の軸索の断端変化で、軸索が断裂すると中枢断端から軸索突起原形質（axoplasm）があふれて、ボール状となるのをいう。軸索染色でみられる。
（ⅱ）その後、断裂した軸索の末梢側はWaller変性に陥り、髄鞘、軸索ともに変性し、最後には消失する。

❸外傷後2〜3日すると反応性の星状膠細胞（astrocyte）や肥大した小膠細胞（microglia）が出現し、また組織断裂部を囲んだmicrogliaの集団（microglial star）が認められる。

❹その後さらに進んで、完全な脱髄とグリア性瘢痕（gliosis）となる。

2）代謝上の変化(平川, 1996)

❶脳幹背側部でグルコース代謝の亢進や細胞外カリウムの上昇。
❷組織学的・電気生理学的にコリン作動性の過刺激状態にある。
❸海馬で興奮性アミノ酸の放出。

2. 脳挫傷 Cerebral contusion

脳挫傷は、脳組織の挫滅と壊死である。

1）病理学的変化(景山, 1988)

❶ごく早期は点状出血と浮腫像のみ。
❷神経組織の破壊が、1〜2時間後頃から現れ始める。
　↳ Nissl小体の減少や細胞腫脹。
❸12時間経つと、挫傷部と正常部との境界は明瞭となり、神経細胞やグリア細胞の染色性が低下する。

❹2日目頃から、白血球、大食細胞、小膠細胞（microglia）や星状膠細胞（astrocyte）などの増殖が、挫傷部およびその周辺組織に認められるようになる。
❺5日目頃から、壊死部では線維芽細胞の増殖と血管新生が著明となる。
　➡周囲脳組織には肥胖性星状膠細胞 gemistocytic astrocyte（原形質型星状膠細胞の肥大したもので、エオジン好性、核もしばしば腫大して胞体の一側に位置している）が増殖している。
❻5～6週間経過すると、壊死組織を食べて膨らんだ大食細胞は次第に減少し、その部は組織欠損部として残る。また挫傷境界部では、増殖した星状膠細胞（astrocyte）によりグリア性瘢痕組織が形成される（細菌感染が加わると、線維芽細胞の動員が強く、それが結合組織の沈着を起こし、結合織性瘢痕となる）。

2）代謝上の変化

　➡脳挫傷周辺部では、細胞障害および衝撃直後の代謝亢進の結果、エネルギー枯渇状態が起こり、次のような変化が生じる(平川, 1996)。

> ① ATP の低下。
> ② クレアチンリン酸の低下。
> ③ 血清 P の低下。
> ④ 乳酸の蓄積。
> ⑤ カテコールアミンおよびグルタミンの上昇。
> ⑦ 細胞外 K^+ および細胞内 Ca^{++} の高値。

●頭部外傷に関連する症候群・徴候

1. Battered child syndrome（被虐待児症候群）

❶定義
→身体的虐待を受けた小児における臨床状態をいう。

❷頻度
（ⅰ）小児頭部外傷例の1〜10%。
（ⅱ）小児虐待（child abuse）の10%に頭部外傷を合併。

❸受傷機転（虐待の手段）
（ⅰ）頭部や顔面への直達外力
　　ⓐ手などによる頭部や顔面への殴打。
　　ⓑ本邦に多い。
（ⅱ）whiplash shaken infant syndrome（WSIS）*
　　ⓐ"揺すられること"によって生じる回転加速度・減速度（剪断力 shear strain）。
　　ⓑ欧米に多い。
（ⅲ）（ⅰ）、（ⅱ）の両者の合併。

❹加害者
（ⅰ）両親が50〜65%を占める。
（ⅱ）その他、親戚、子守（baby-sitter）

❺好発年齢；3歳以下、特に2歳以下の乳幼児に多い（80%）。

❻性別；男児に多い（男児：女児＝1.5：1）。

❼症状・所見

主要症状とその頻度 (Hahnら，1983)	①意識障害；最も多い（58%）。 ②眼底出血（34%） ③運動障害（32%） ④けいれん（31%） ⑤貧血（16%） ⑥大泉門の緊張（8%） ⑦頭囲の拡大（3%）
その他の症状・所見	①精神および身体的発育の遅延。 ②皮膚症状（新旧混在の打撲創、皮下出血、火傷や熱傷など） ③腹腔内損傷（肝臓や小腸の損傷が多い）

❽単純エックス線写真所見
（ⅰ）頭蓋骨骨折（表2）
　　ⓐ頻度；30〜60%
　　ⓑ線状骨折が多い（骨折例の70%）。
　　ⓒ特徴(Meservyら，1987)

> ⑦多発性骨折
> ⑦両側性の骨折
>   ➡多数回にわたる外傷を示唆する所見。
> ⑦縫合線を越える骨折。

　（ⅱ）長管骨骨折
　　　ⓐ10～30％の頻度でみられる。
　　　ⓑ多発性のことが多い。
❾エックス線単純CT所見

Ⓐ硬膜下血腫	①頭蓋内病変では、最も多い。 ②架橋静脈の損傷による。 ③60％は、急性例である。 ④大部分は、**両側性**。 ⑤**半球間裂硬膜下血腫**(interhemispheric subdural hematoma) 　①頭頂葉後部および後頭葉の大脳縦裂から両側に拡がっているのが特徴。 　②被虐待児(abused children)の60％に認められる。 　③半球間裂のくも膜下出血との鑑別 　　➡くも膜下出血では、血液のdensityは薄く、また血液が半球間裂全体に拡がっている。 ⑥重症例が多い。
Ⓑくも膜下出血	二番目に多い。
Ⓒ脳挫傷	剪断力による。
Ⓓびまん性脳腫脹	
Ⓔ脳梗塞	後大脳動脈領域
Ⓕ脳萎縮	

❿治療
　　➡開頭術あるいは穿頭術による血腫除去。
⓫転帰
　（ⅰ）後遺症を残さないもの；25～50％。
　（ⅱ）後遺症を残すもの；35～60％。
　　　　➡後遺症として、発育障害、知能障害、視力障害、運動障害など。
　（ⅲ）死亡率；13％
　　　　➡死因としては急性硬膜下血腫が最も多い。

*【Whiplash shaken infant syndrome(WSIS)；Shaken baby syndrome 乳児振動症候群】
①定義
　➡乳幼児の四肢や頭部などを揺さぶることにより頭頸部が強く動揺し、その結果、頭蓋内出血(硬膜下血腫やくも膜下出血)や眼底出血をきたす症候群をいう。
②発生機序・病因
　①頭部を支点とした前後方向への"揺さぶり"による回転加速度・減速度(剪断力)。
　②乳児の頸部の筋力は弱く、支持性が不十分である。
　③乳児の頭部は相対的に重いため、エネルギーが吸収されにくい。
　④乳児では髄鞘化が完成されていないため、剪断力に弱い。
③特徴
　①頭部、顔面、頸部の軟部組織や骨に、ほとんど、あるいは全く外傷を認めない。
　②急性硬膜下血腫やくも膜下出血、および眼底出血を合併する。
④好発年齢
　①2歳以下に多く、70％は6カ月以下の乳児である。
　②すなわち、頸定前後の月齢に好発する。
⑤性別
　➡男児に多い。
⑥症状
　①意識障害、②けいれん、③呼吸障害、④易刺激性、⑤哺乳力低下
⑦所見
　①眼底出血、②頭囲拡大、③大泉門の緊張、④徐脈
⑧エックス線単純撮影所見；長管骨に牽引性の損傷を認める。
⑨単純エックス線CT
　①硬膜下血腫の所見
　　1．架橋静脈が静脈洞に付着している部分で損傷されることにより生じる。
　　2．両側性が多い。
　②くも膜下出血の所見
　③脳梗塞の所見
　　➡半数は、後大脳動脈領域。
　④脳挫傷やびまん性脳損傷の所見。
　⑤脳萎縮像
⑩頸髄損傷の所見を認める。
⑪予後
　➡不良。すなわち、
　①後遺症を呈するもの；50％
　②死亡率；15％

表 2. 虐待と通常の事故による頭蓋骨骨折の相違(Hobbs, 1989)

	事故(accident)	身体的虐待(physical abuse)
骨折の型 (Type)	単一性、線状(single linear)。	多線性、複雑で、枝分かれ(multiple, complex, branched)
骨折線の最大幅 (Maximum fracture width)	①1〜2 mm ②細く、狭い(hairline, narrow)。	①3 mm 以上(3 mm or more) ②幅広く、拡大(wide, growing)。
部位 (Site)	①頭頂骨 ②一骨のみ(one bone only)	①後頭骨(occipital, highly specific) ②頭頂骨で、両側性(bilateral, parietal)。 ③1つ以上の骨(more than one bone affected)。
陥没骨折 (Depressed)	限局している。かつ鋭利な物へ打撲したという明瞭な病歴がある(localized with clear hisotry of fall on to sharp object)。	複雑な骨折の一部分で、陥没部は広範、あるいは多発性である(as part of complex fracture, extensive or multiple depressed areas)。
頭蓋内損傷の合併 (Associated intracranial injury)	①2〜3 m 以上の高さからの落下以外は稀(unusual except after severe falls(2-3 m or more)。 ②硬膜外血腫は稀であるが、単純骨折の重篤な合併症である(extradural haemorrhage uncommon but serious complication of simple fracture)。	通常、硬膜下血腫、脳挫傷、脳内血腫や脳浮腫を伴う(subdural haemorrhage, cerebral contusion, intracerebral haemorrhage, and cerebral oedema common)。

2. 減圧開頭症候群 Sinking skin flap syndrome

❶定義
→ 広範囲の外減圧開頭術後の皮膚弁の著明な陥凹した状態での神経症状の出現、およびその神経症状が頭蓋形成術により改善するものをいう。

❷発生機序
(ⅰ)頭蓋骨欠損部にかかる大気圧と脳組織との間に圧較差が生じ、これにより脳組織が偏位。
　　←皮膚弁下の頭蓋内圧は大気圧以下になっているため皮膚弁は陥没し、脳ー硬膜ー筋膜ー皮膚弁が一体となって変形をきたす(山浦ら, 1977)。
(ⅱ)頭蓋骨欠損部の脳の循環障害。

❸症状
(ⅰ)片麻痺
(ⅱ)感覚障害
(ⅲ)失語症

❹治療
→ 頭蓋形成術

3. 播種性血管内凝固症候群 Disseminated intravascular coagulation(DIC)

❶定義
→ 血管内の血液の凝固性が異常に亢進し、諸臓器に播種性の微小血栓が形成される状態をいう。

❷全身性に微小血栓が多発すると、微小血栓による微小循環の閉塞による組織壊死や臓器障害をきたすとともに、その結果として凝固因子や血小板が消費され、出血傾向をきたす。

❸基礎疾患；癌、感染症、敗血症、白血病、胎盤早期剝離、後産期出血など。

❹脳には組織トロンボプラスチンが多いこと、また意識障害のために肝炎などの感染症を併発しやすいので、DIC を起こしやすい。

❺診断基準（表 3、4）

表 3．DIC の診断基準（坂田，1999）

I．基礎疾患	得点
あり	1
なし	0
II．臨床症状	
1）出血症状（注1）	
あり	1
なし	0
2）臓器症状	
あり	1
なし	0
III．検査成績	
1）血清 FDP 値（μg/ml）	
40≦	3
20≦　　　<40	2
10≦　　　<20	1
10>	0
2）血小板数（×10³/μl）（注1）	
50≦	3
80≦　　　>50	2
120≦　　　>80	1
120<	0
3）血漿フィブリノゲン濃度（mg/dl）	
100≦	2
150≦　　　>100	1
150<	0
4）プロトロンビン時間	
時間比（正常対照値で割った値）	
1.67≦	2
1.25≦　　　<1.67	1
1.25>	0
IV．判定（注2）	
1）7点以上　　DIC	
6点　　　　DIC の疑い（注3）	
5点以下　　DIC の可能性少ない	
2）白血病その他注1に該当する疾患	
4点以上　　DIC	
3点　　　　DIC の疑い（注3）	
2点以下　　DIC の可能性少ない	

V．診断のための補助的検査成績、所見
1）可溶性フィブリンモノマー陽性
2）D-D ダイマーの高値
3）トロンビン-アンチトロンビンIII複合体の高値
4）プラスミン-α_2プラスミンインヒビタ複合の高値
5）病態の進展に伴う得点の増加傾向の出現、特に数日内での血小板数あるいはフィブリノゲンの急激な減少傾向ないし FDP の急激な増加傾向の出現
6）抗凝固療法による改善

VI．注1：白血病および類縁疾患、再生不良性貧血、抗腫瘍薬投与後など骨髄巨核球減少が顕著で、高度の血小板減少をみる場合は、血小板数および出血症状の項は 0 点とし、判定はIV-2）に従う

注2．基礎疾患が肝疾患の場合は以下のとおりとする

a．肝硬変および肝硬変に近い病態の慢性肝炎（組織上小葉改築傾向を認める慢性肝炎）の場合には、総得点から 3 点減点した上で、IV-1）の判定基準にしたがう

b．劇症肝炎および上記を除く肝疾患の場合は、本診断基準をそのまま適用する

注3：DIC の疑われる患者で、V 診断のための補助的検査成績、所見のうち 2 項目以上満たせば DIC と判定する

VII．除外規定
1）本診断基準は新生児、産科領域の DIC の診断には適用しない
2）本診断基準は劇症肝炎の DIC の診断には適用しない

表 4．小児の DIC の診断基準(山田ら，1990)

```
①基礎疾患があること
②出血が認められること
③検査所見
  （i）血小板数(×10⁴/μl)
    ⓐ15〜10              1
    ⓑ10 以下              2
  （ii）フィブリノーゲン(mg/dl)
    ⓐ150〜100            1
    ⓑ100 以下             2
  （iii）FDP(μg/ml)
    ⓐ10〜40              1
    ⓑ40 以上              2
```
4 点以上　　　　　　　　　definite DIC
3 点　　　　　　　　　　　probable DIC

❻治療
（i）基礎疾患の治療。
（ii）抗凝固療法
　ⓐヘパリンの投与
　　㋐血中 antithrombin Ⅲ レベルが 70％以下の時は、antithrombin Ⅲ 製剤の併用が必要である。
　　㋑活性化部分トロンボプラスチン時間を、1.5〜2 倍を目安とする。
　ⓑAntithrombin Ⅲ 製剤の投与。
　ⓒgabexate mesilate(FOY®)、nafamostat mesilate(Futhan®)
　　【特徴】
　　㋐直接の抗凝固作用を有する(血中の antithrombin Ⅲ の存在を必要としない)。
　　㋑血中の半減期は、ヘパリンより短い。
　　㋒抗凝固作用は、ヘパリンより弱い。

4．非ケトン性高浸透圧性糖尿病性昏睡 Nonketotic hyperosmolar diabetic coma

❶定義
➡ケトアシドーシスを伴わないで(非ケトン性)、高血糖、高血漿浸透圧、脱水を呈する症候群をいう。
❷既往歴；糖尿病の既往がないものが半数以上。
❸基礎疾患；腎疾患、高血圧、心不全を有する者に多い。
❹誘因
（i）感染症；肺炎、尿路感染症や敗血症など。
（ii）消化管出血、腎不全や火傷など。
（iii）脳血管障害
（iv）薬剤
　ⓐ副腎皮質ステロイド薬

　　　　➡糖新生増加と膵臓におけるglucose産生増加、末梢ではglucoseの利用の抑制。
　　ⓑdiphenylhydantoin
　　　　㋐大量投与(25 mg/kg)により高血糖をきたすことがある。
　　　　㋑glucoseの組織への取り込みを著明に阻止する。
　　　　㋒インシュリンの分泌を抑制する。
　　ⓒmannitolやglyceolなどの高浸透圧液。
　　ⓓthiazide系利尿薬やfurosemide。
（ⅴ）水分制限
（ⅵ）高蛋白経管栄養や中心静脈高カロリー輸液。
（ⅶ）長期のglucose輸液。
❺病態；インシュリン不足が基盤。
❻非ケトン性である理由
　（ⅰ）インシュリン分泌の低下が血糖の上昇を抑制するには不十分であるが、脂肪組織からの脂肪酸動員を抑制するには十分であるとの説。
　（ⅱ）肝でのケトン体合成系の異常説。
　（ⅲ）高血糖、高浸透圧そのものがケトーシスを抑制するとの説。
❼好発年齢；50〜60歳以上の中年から高齢者に多い。
❽性差はない。
❾症状
　（ⅰ）無気力、多尿、嘔吐、食欲不振などの症状が先行する。
　（ⅱ）意識障害(昏睡)
　　　　➡意識障害の程度は、血糖値よりも血漿浸透圧値に相関する。
　（ⅲ）けいれん
　（ⅳ）局所神経症状
❿検査成績および所見

（ⅰ）著明な高血糖(600 mg/dl以上)。
（ⅱ）著明な高浸透圧血漿(350 mOsm/kg以上)。
（ⅲ）高度な脱水。
（ⅳ）ケトーシスやアシドーシスはないかあっても軽度。

　　　　　　　　　　　　　　　　　　特徴ですよ〜

　（ⅴ）血清Na値、血中尿素窒素は上昇していることが多い。
⓫治療
　（ⅰ）水分の補給。
　（ⅱ）インシュリンの投与。
　　　　➡昏睡から回復後は、ほとんどの例でインシュリンを必要としない。
　（ⅲ）dopamine(低用量)の投与。
⓬死亡率
　（ⅰ）全体；40％

(ⅱ)脳外科疾患に合併した場合；70%と高率。
⓭予後を左右する因子
　➡血糖値や血漿浸透圧値そのものではなく、それらの急速な変化。

5．Horner（ホルネル）症候群

❶定義
　➡眼、顔面への交感神経系遠心路の障害により種々の症状を呈するものをいう。
❷原因
　（ⅰ）中枢神経系病変
　　ⓐ血管障害（出血、梗塞）が多い。
　　ⓑその他、多発性硬化症、脳腫瘍、脳炎や脊髄空洞症など。
　（ⅱ）節前線維の障害
　　ⓐ外傷
　　ⓑ肺尖部の癌や頸部の悪性腫瘍。
　（ⅲ）節後線維、特に内頸動脈サイフォン部、三叉神経節周囲の病変
　　ⓐ腫瘍、外傷、動脈瘤やヘルペス感染など。
　　ⓑ内頸動脈での交感神経線維の麻痺では、発汗障害はない。
　　　㋐顔面への汗腺への線維は外頸動脈と共に走るためである。
　　　㋑但し、前額部では内頸動脈上の交感神経線維が分布しているので、この部位のみの発汗障害がみられることがある。
❸交感神経の遠心路（図14）

一次ニューロン	視床下部から同側の脳幹を経て下部頸髄〜上部胸髄側角の毛様体脊髄中枢（C8、Th1、Th2）に至る経路（中脳および橋では背側で中心灰白質に近い内側部を、橋下部延髄では背外側を下行する）。
二次ニューロン（節前線維）	毛様体脊髄中枢から前根を経て胸部交感神経幹を上行し、上頸交感神経節に至る経路。
三次ニューロン（節後線維）	上頸交感神経節からの三次ニューロン（節後線維）は、以下の2つの経路に分かれる。 ①一方は、外頸動脈に沿って上行し顔面や硬膜に至る（この領域の動脈の拡張・収縮、発汗作用などを支配する）。 ②もう一方は、内頸動脈にからみながら頭蓋内に入る。ここからも2つに分かれる。 　㋐1つは眼動脈や動眼神経とともに眼窩内に入り、眼瞼の瞼板筋と涙腺および眼窩内血管壁を支配する。 　㋑他は三叉神経第Ⅰ枝と一緒になったあと、長毛様体神経となって強膜内に入り瞳孔散大筋に終わる。

❹病巣部位
　（ⅰ）上記のいずれの部位に障害があっても生じる。
　（ⅱ）延髄の血管障害では、一次ニューロンの障害である。

❺症状

(ⅰ) 病側の縮瞳(瞳孔散大筋の麻痺)➡軽度
(ⅱ) 病側の眼瞼下垂(上瞼板筋の麻痺)、または眼裂狭小(上および下瞼板筋の麻痺)
　➡本症候群の眼瞼下垂は動眼神経麻痺時の完全麻痺と異なり、瞳孔の上縁にわずかにかかる程度である。
(ⅲ) 病側の眼球陥凹。

(ⅳ) 顔面、頸部や上肢の発汗減少(汗腺に分布する交感神経の障害)
　　➡中枢性の Horenr 症候群ではみられるが、節後線維による Horner 症候群ではみられないか、あっても顔面の一部(前額部)にとどまる。

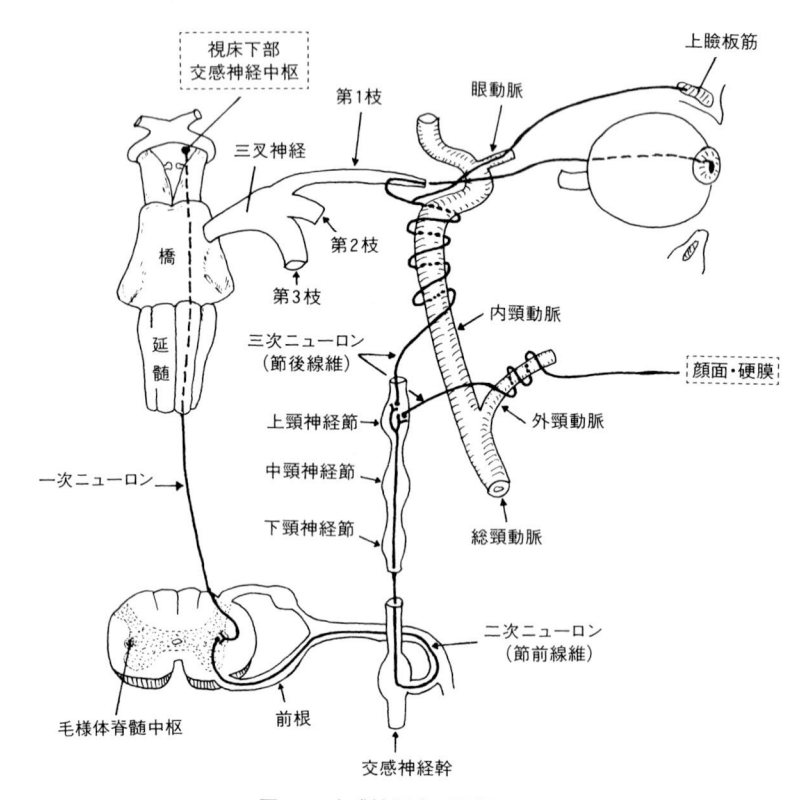

図 14. 交感神経遠心路(模式図)

6. 若年性頭部外傷症候群 Juvenile head trauma syndrome

➡ Traumatic spreading depression syndrome(外傷性拡延性抑制症候群)(48頁)と同じ。

7．一過性全健忘 Transient global amnesia（TGA）

❶定義
　（ⅰ）突然、記銘力障害および逆向性健忘を呈するが、意識障害はない状態で、
　（ⅱ）24時間以内にほぼ完全に回復するが、発作中および発作以前の短期間の記憶障害は残存するものをいう。

❷原因
　（ⅰ）一過性脳虚血、脳梗塞。
　（ⅱ）脳出血
　（ⅲ）脳腫瘍
　（ⅳ）頭部外傷およびむち打ち損傷。
　（ⅴ）てんかん
　（ⅵ）片頭痛
　（ⅶ）多血症

❸誘発因子
　（ⅰ）自動車運転中に起こることが多い。
　（ⅱ）精神的ストレス
　（ⅲ）性交中
　（ⅳ）疼痛時
　（ⅴ）冷水浴

❹障害部位；側頭葉、特に海馬。
❺好発年齢；中高年に多い（75％が50〜60歳代）。
❻性別；やや男性に多い。
❼症状
　（ⅰ）短期記憶 short term memory（数分から30分程度の記憶）の障害。
　（ⅱ）逆向性健忘 retrograde amnesia（124頁）

❽発生形式
　➡突然発症で、通常前駆症状はない。

❾発作の持続時間
　（ⅰ）24時間以上持続することは稀。
　（ⅱ）平均持続時間➡7時間。

❿画像検査
　（ⅰ）単純エックス線CT
　　　➡側頭葉や後頭葉に異常（低吸収域）がみられることがある。
　（ⅱ）脳血管造影➡後大脳動脈・椎骨脳底動脈系に異常がみられる。

⓫回復状況
　（ⅰ）短期記憶障害は徐々に回復する。
　（ⅱ）逆向性健忘
　　ⓐ古い（発作直前よりも遠い）事柄から早期に回復する。

　　　　ⓒ発作の数時間前および発作中の記憶は、永遠に消失する。
❶治療；治療を必要としない症例が多い。
❸予後
　　（ⅰ）予後は良好。
　　（ⅱ）再発率；10〜20％

8．海綿静脈洞症候群 Cavernous sinus syndrome

❶定義
　➡海綿静脈洞を通る動眼神経、滑車神経、外転神経および三叉神経の障害および同側の眼球突出や眼瞼・眼球結膜の充血・浮腫をきたすものをいう。
❷名称；Foix症候群、海綿静脈洞外壁症候群とも呼ばれる。
　　　　フォア
❸原因
　　（ⅰ）腫瘍によることが最も多い。
　　　　➡副鼻腔や鼻咽腔原発の腫瘍が最も多い。その他、下垂体腫瘍や髄膜腫。
　　（ⅱ）血管障害；内頸動脈海綿静脈洞部動脈瘤や内頸動脈海綿静脈洞瘻。
　　（ⅲ）炎症
　　　　ⓐ海綿静脈洞血栓性静脈炎(cavernous sinus thrombophlebitis)や副鼻腔炎。
　　　　ⓑ副鼻腔炎では外転神経麻痺を示すことが多い。
　　（ⅳ）外傷
❹分類(Jefferson, 1938)

前部型 (anterior cavernous sinus syndrome)	三叉神経第1枝の障害と動眼神経上枝の麻痺、あるいは動眼・滑車・外転神経麻痺。
中部型 (middle cavernous sinus syndrome)	三叉神経第1枝と第2枝の障害、および通常、動眼・滑車・外転神経麻痺。
後部型 (posterior cavernous sinus syndrome)	①三叉神経第1枝、第2枝および第3枝の障害に動眼・滑車・外転神経麻痺(時には外転神経麻痺のみ)を伴うもの。 ②三叉神経の運動根は、障害されることもまぬがれることもある。

❺症状
　➡症状は同側性である。
　　（ⅰ）眼筋麻痺と眼瞼下垂。
　　（ⅱ）眼窩部を中心とした三叉神経第1枝・第2枝領域の激痛(または麻痺)。
　　（ⅲ）眼球突出
　　（ⅳ）眼瞼・眼球結膜の充血・浮腫。
❻障害されている脳神経より上眼窩裂症候群との鑑別は困難である。

9. 硬膜下緊張性気頭症 Subdural tension pneumocephalus（158頁）

10. 抗利尿ホルモン分泌異常症候群 Syndrome of inappropriate secretion of antidiuretic hormone(SIADH)

❶定義
　➡抗利尿ホルモン（antidiuretic hormone；ADH）の分泌異常により、摂取水分が蓄積され、相対的に低ナトリウム血症を生じる病態をいう。
❷名称；Schwartz-Bartter（シュワルツ・バーター）症候群とも呼ばれる。
❸病態
　（ⅰ）本症候群は、低ナトリウム血症にもかかわらず血中 ADH が多いのであるが、必ずしも ADH が過剰に分泌しているとは限らない。
　（ⅱ）低浸透圧血症の存在下に ADH が分泌されていることが、ADH 分泌異常なのである。
❹原因
　（ⅰ）悪性腫瘍（肺癌、膵癌、白血病、悪性リンパ腫など）
　（ⅱ）肺疾患（肺炎、閉塞性肺疾患、肺膿瘍など）
　（ⅲ）中枢神経系疾患（髄膜炎、頭部外傷、脳炎、脳膿瘍、くも膜下出血、脳出血など）
　（ⅳ）薬 物（carbamazepine＝Tegretol、vincristine＝Oncovin、haloperidol＝Serenace、chlorpromazine＝Contomin、amitriptyline＝Tryptanol、imipramine＝Tofranil など）
❺診断基準
　（ⅰ）血漿浸透圧の低下。
　（ⅱ）低 Na 血症➡他の原因による低 Na 血症を除外することが必要。
　（ⅲ）尿中の Na 高値。
　（ⅳ）尿浸透圧＞血清浸透圧
　（ⅴ）臨床的な脱水症状なし。
　（ⅵ）腎機能は正常。
　（ⅶ）飲水制限で症状改善。
❻治療
　（ⅰ）水制限
　（ⅱ）本症候群によるけいれん発作に対して、抗けいれん薬は無効。

11. Korsakoff（Korsakov）（コルサコフ）症候群

❶概念
　（ⅰ）**見当識障害** disorientation（日時や場所がわからなくなること）、**記銘力障害**（最近の出来事の記憶と再生の障害）、**健忘** amnesia、および**作話** confabulation（記憶の脱落した部分を補うかのように、架空の作り話をすること）の4徴候からなる症候群をいう。

(ⅱ)作話は伴わなくても、本症候群に加えられる。
❷名称
　➡健忘症候群(amnestic syndrome)と同義語に用いられる場合と、健忘症候群の１型として用いられる場合とがある。
❸原因
　(ⅰ)頭部外傷、脳炎、脳腫瘍や脳血管障害など。
　(ⅱ)アルコール中毒
❹障害部位
　(ⅰ)Papez の回路(ペイパス)、すなわち、海馬→脳弓→乳頭体→視床前核→帯状回→海馬や、
　(ⅱ)Yakovlev の回路(ヤコブレフ)、すなわち、側頭葉皮質前部(38野)→扁桃核→視床背内側核→前頭葉眼窩皮質→鈎状束→側頭葉皮質前部、
　の障害により生じる。
❺主症状
　(ⅰ)見当識障害
　(ⅱ)記銘力障害
　(ⅲ)健忘*
　　➡前向性健忘(anterograde amnesia)および逆向性健忘(retrograde amnesia)のいずれも認められるが、特に**逆向性健忘**が著明。
　(ⅳ)作話

---

*【健忘症 Amnesia】
①定義
　健忘(症)とは、ある一定期間内の記憶障害をいう。
②健忘に関連する領域(成田ら, 1992)
　①大脳辺縁系、すなわち内側辺縁系(Papez の回路)と底外側辺縁系(Yakovlev の回路)
　②間脳・前脳基底部
　③側頭葉・側頭葉深部白質
③種類
　(ⅰ)前向性健忘(anterograde amnesia)と逆向性健忘(retrograde amnesia)
　　①概念
　　　1．前向性健忘
　　　　・発症以後の出来事について思い出せなくなる現象をいう。
　　　　・海馬体、乳頭体(視床下部)や視床背内側核の損傷によって生じる。
　　　　　➡側頭葉性記憶障害および間脳性記憶障害。
　　　2．逆向性健忘とは、発症以前の出来事について思い出せなくなる現象をいう。
　　②原因
　　　1．頭部外傷
　　　　➡頭部外傷の場合、前向性健忘と**外傷後健忘**(posttraumatic amnesia)と

　　　　　　が同義語に使用されることがある。
　　　2．脳血管障害
　　　3．一酸化炭素中毒
　　　4．けいれん発作（重積）
（ⅱ）病変部位による健忘症(成田ら，1992)
　　①側頭葉内側面の病変による健忘症
　　　1．責任病巣は、海馬（CA 1）および側頭葉内側の白質。
　　　2．前向性健忘も逆向性健忘も生じる。
　　　3．通常、**作話はみられない**。
　　　4．健忘症が永続する場合には両側性病変であり、一過性の場合は片側性病変。
　　②間脳性健忘症
　　　1．Korsakoff 症候群
　　　　・責任病巣は、乳頭体（mammillary body）や視床背内側核（dorsomedial nucleus of the thalamus）。
　　　　・見当識障害や作話を伴う健忘症。
　　　　・前向性健忘および逆向性健忘であるが、特に逆向性健忘が著明。
　　　2．視床の血管障害
　　　　・責任病巣は、視床の前内側部（前核や背内側核）。
　　　　・作話は伴わない。
　　　　・通常、逆向性健忘は顕著でない。
　　③前脳基底部病変による健忘症
　　　　・責任病巣は、脳弓柱、中隔核、対角帯核、帯状回前部や脳梁下野を含む前頭葉内側面から下面の皮質。
　　　　・前交通動脈瘤破裂後や手術後にみられる。
　　　　・見当識も著明におかされ、また作話も著しい。
　　　　・前向性と同時に逆向性健忘も明らかである。

12. Punch-drunk syndrome（殴打酩酊症候群＝Boxer's syndrome）

❶ボクサーにみられる慢性外傷性脳症（chronic traumatic encephalopathy）の重症型。
❷原因・発生機序
（ⅰ）パンチによる脳への頻回な衝撃。
（ⅱ）多発性の軽微な脳挫傷により生じた初期の点状出血が、グリオージス（gliosis）や壊死巣におきかわっていくことによる。

> "排尿障害がない"のが特徴ですよ〜！
> 歩行障害や痴呆は認めるが、排尿障害はありません。

❸症状
　（ⅰ）小脳症状
　　　　➡構音障害、四肢や体幹の振戦、運動失調性歩行や平衡障害。
　（ⅱ）パーキンソン症候群
　（ⅲ）錐体路症状
　（ⅳ）感情不安定や易攻撃性、痴呆など。
❹引退前から出現することもあるが、多くは引退後ある一定期間を経てから発症する。
❺危険因子(太田, 2000)
　（ⅰ）ボクシング歴の期間とともに、本症候群の危険性が上昇する。
　（ⅱ）20以上の試合数。
　（ⅲ）ノックアウトされ難いボクサー。
　（ⅳ）プロボクサー
❻病理学的所見(徳田, 1993)

肉眼的所見	（ⅰ）脳重量の減少。 （ⅱ）側脳室および第3脳室の拡大と脳梁の菲薄化。 （ⅲ）透明中隔腔の存在。
組織学的所見	（ⅰ）小脳Purkinje細胞の広範囲にわたる脱落。 （ⅱ）中脳黒質の色素含有神経細胞の消失（黒質外側部に著明）。 （ⅲ）大脳皮質と脳幹にびまん性に神経原線維変化。 　①神経原線維変化は、特に側頭葉内側皮質に著明。 　②神経原線維変化は、大脳皮質のより浅い層に多く出現する。

13. 離断症候群 Disconnection syndrome

❶定義
　➡1つの大脳半球内のみにとどまる連合路(association pathway)、あるいは2つの大脳半球を結ぶ連合路の損傷によって生ずる諸症状をいう。
❷種類
　（ⅰ）**半球内**離断症候群
　　　　➡左右の大脳半球のいずれか一方の大脳半球内の皮質間を連絡する連合線維の損傷によって生ずる諸症状をいう。
　（ⅱ）**半球間**離断症候群
　　　　➡左右の大脳半球の皮質間を連絡する交連線維の損傷で生じる諸症状をいう。
❸症状
　（ⅰ）半球内離断症候群の症状

          ⓐ伝導失語
            ↳左弓状束の損傷による。
          ⓑ超皮質性混合型失語
            ↳左半球内の言語領と左半球内の他の大脳部分を連絡する神経線維の損傷による。
          ⓒ連合型視覚失認
            ↳両側下縦束の損傷による。
      （ⅱ）半球間離断症候群の症状
          脳梁、前交連などほとんどすべての交連線維束が切断された時にみられるもので、
          ⓐ左視野の呼称障害。
          ⓑ左視野の失読。
          ⓒ左手の失書。
          ⓓ左手の失行。
          ⓔ2語音同時聴取テスト（dichotic listening）時の左耳言語刺激の無視。
            ↳両方の耳に異なる言語刺激を同時に聞かせ、どのような刺激が聞こえてきたかを口答させる方法。

14. 脂肪塞栓症候群 Fat embolism syndrome

❶概念
  （ⅰ）大腿骨骨折や脛骨骨折などの長管骨骨折患者が、呼吸症状、中枢神経症状、皮膚の点状出血および胸部エックス線撮影で綿毛状陰影（snow storm shadow）、動脈血酸素分圧の低下などの症状・徴候を呈するものをいう。
  （ⅱ）軽症から無症状例が多く、重症例は10〜20%。
❷発生頻度
  （ⅰ）脂肪塞栓症候群
      ⓐ全骨折例の2〜30%。
      ⓑ長管骨骨折および骨盤骨折の5〜25%。
      ⓒ脳症状の発現頻度；脂肪塞栓症候群の60〜70%と高率。
  （ⅱ）脳脂肪塞栓症；脂肪塞栓症候群の1/3。
❸発現機序
  （ⅰ）骨折により脂肪栓子が、まず肺毛細血管にひっかかり肺脂肪塞栓となる。
  （ⅱ）その後、各臓器の血液分布にしたがって分散され、脳塞栓などを生じる。
❹分類
  （ⅰ）臨床分類
      ⓐ肺脂肪塞栓（pulmonary fat embolism）；呼吸不全徴候を示すもの。
      ⓑ脳脂肪塞栓（cerebral fat embolism）；脳症状を呈するもの。
  （ⅱ）重症度による分類(Sevitt, 1974)

劇症型 (fulminant type)	①稀。 ②臨床診断は困難。 ③数時間で死亡する。
完全型あるいは定型型 (classical or complete type)	呼吸不全や脳症状などを呈する典型例をいう。
不完全型 (incomplete type)	①このタイプが最も多い。 ②軽症で、意識障害は軽く、その他の症状も軽く、見逃されやすい。

❺症状
　➡2/3の症例において、症状は骨折後24時間以内に生じる。

Ⓐ呼吸症状	①12〜48時間後に出現する。 　➡脳症状に先立って、まず呼吸症状が出現する。 ②呼吸困難、頻呼吸、咳嗽、血痰、湿性水疱音。 ③本症候群の90％以上にみられる。 ④症例の75％までは、これが本症候群の唯一の所見。
Ⓑ脳症状	①発現機序 　ⅰ)hypoxia(低酸素症)説 　ⅱ)hypocapnia(低炭酸ガス血症)説 　ⅲ)脳組織への脂肪塞栓による梗塞・出血説 ②症状 　➡巣症状(片麻痺や失語症など)や頭蓋内圧亢進症状は稀。 　①意識障害；全例にみられる。 　②次いで、除脳硬直やけいれんが多い。 　③過高熱(hyperthermia)
Ⓒ皮膚症状	①通常、受傷2〜3日後に出現する。 ②点状出血 　①前胸部、両肩の前面、鎖骨上窩、結膜などに好発する。 　②圧迫により消失しない。 　③通常、48時間持続する。
Ⓓその他	発熱、頻脈、貧血、血小板減少。

❻症状発現までの期間
　➡外傷後12時間〜3日以内に症状が発現する。

❼検査所見
　(ⅰ)胸部エックス線撮影；綿毛状陰影(snow storm shadow)
　(ⅱ)動脈血液ガス所見
　　➡酸素分圧の低下($PaO_2 < 70$ mmHg)
　(ⅲ)眼底出血
　(ⅳ)血清リパーゼの増加。
　(ⅴ)頭部単純エックス線CT
　　➡亜急性期や慢性期では、低吸収域(多発性)。

❽診断

> （ⅰ）錯乱（confusion）
> （ⅱ）呼吸困難（dyspnea）
> （ⅲ）皮膚の点状出血（petechia）
> （ⅳ）低酸素症（hypoxia）
> （ⅴ）胸部エックス線撮影➡綿毛状陰影（snow storm shadow）

❾予防
　➡骨折局所の固定。

❿治療
　（ⅰ）酸素の投与。
　（ⅱ）必要に応じて、呼気終末陽圧（positive endexpiratory pressure；PEEP）を用いての人工呼吸器の使用。
　（ⅲ）副腎皮質ステロイド薬の投与。
　　　☞議論がある。
　（ⅳ）手術による長管骨骨折の早期の固定。

⓫病理学的所見
　（ⅰ）急性期
　　　➡点状出血が大脳では白質に、小脳では白質、灰白質のいずれにも分布している。
　（ⅱ）慢性期
　　　➡脳萎縮および脱髄。
　　　　☞白質に限局。

⓬予後
　➡基礎にある外傷に関係。
　（ⅰ）脂肪塞栓症候群そのものは、通常、予後良好。
　（ⅱ）脳脂肪塞栓症の死亡率；10～30％。
　　　➡発症後4～6日以内に死亡することが多い。
　（ⅲ）致死例の1/3は、脳塞栓例（brain involvement）である。

⓭播種性血管内凝固症候群（DIC）（29頁）を合併することがある。

15．神経原性肺水腫 Neurogenic pulmonary edema

❶中枢神経系疾患に続発する急性肺水腫をいう。
❷原因および原因疾患
　（ⅰ）原因
　　　ⓐ視床下部の損傷や頭蓋内圧の亢進。
　　　ⓑ脊髄の障害。
　（ⅱ）原因疾患

ⓐくも膜下出血、頭部外傷、脳内出血、硬膜外血腫、髄膜炎後水頭症、脳腫瘍、けいれん発作などであるが、
　　　　➡このうち脳神経外科領域では、くも膜下出血に続発することが最も多い。
　　　ⓑ急性期にみられる。
　　　ⓒ重症例以外にもみられる。
❸発生機序
　　➡中枢神経障害によるadreno-sympathetic overactivityで発生する。

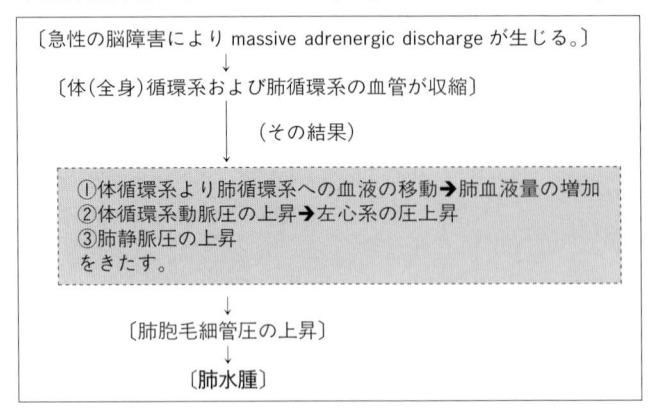

　　〔急性の脳障害によりmassive adrenergic dischargeが生じる。〕
　　　　　　　　↓
　　〔体(全身)循環系および肺循環系の血管が収縮〕
　　　　　　　　↓（その結果）
　　①体循環系より肺循環系への血液の移動➡肺血液量の増加
　　②体循環系動脈圧の上昇➡左心系の圧上昇
　　③肺静脈圧の上昇
　　をきたす。
　　　　　　　　↓
　　〔肺胞毛細管圧の上昇〕
　　　　　　　　↓
　　〔肺水腫〕

❹原因となる中枢神経の損傷部位
　　➡以下に挙げる部位の相互刺激・抑制関係のもとに、交感神経を中心とするmediatorを介して神経原性肺水腫が生じると考えられている。
　（ⅰ）延髄腹外側のA1領域(area A1)
　　　ⓐ孤束、孤束核に刺激性に働く。
　　　ⓑ視床下部の視索上核(supraoptic nucleus)および室傍核(paraventricular nucleus)に投射する。
　　　ⓒ両側性破壊は交感神経系の過敏反応を引き起こす。すなわち、著明な高血圧と徐脈が生じる。
　（ⅱ）延髄上部にあるarea A2
　　　ⓐ脊髄交感神経の節前中枢(pregangalionic center)に投射する。
　　　ⓑ電気刺激で著明な高血圧を生じる。
　（ⅲ）孤束核(nuclei of the solitary tract)
　　　➡孤束、孤束核は交感神経系に抑制的に働く。すなわち、一側刺激で心拍出量は低下し、血圧も下がる。
　（ⅳ）延髄の最後野(area postrema)
　　　➡一側刺激で血圧は上昇し、心拍出量は増加し、末梢血管抵抗も増加する。
　（ⅴ）視床下部(hypothalamus)
　　　➡単独障害では、神経原性肺水腫は生じないとされている。
　（ⅵ）脊髄
　　　➡胸腰髄レベルの交感神経路、中間外側核、脊髄内節前交感神経線維などの虚血、圧変化、

化学的刺激により、著明な交感神経興奮が生じるため、本症が発生するとされている（渡辺ら, 1992）。

❺症状
　➡呼吸不全、ピンク色の泡沫状の喀痰の排出である。
❻臨床像
　（ⓘ）**早期型**（early form）
　　ⓐ原因疾患発症後、数分から数時間以内に出現してくるものをいう。
　　ⓑ低酸素血症（hypoxemia）、頻脈（tachycardia）、呼吸促迫（tachypnea）、ラ音、胸部エックス線上 snow storm あるいは butterfly pattern を認める。
　　ⓒ重症例では泡沫状血痰の喀出を認める。
　　ⓓ肺水腫液中の蛋白濃度は高い。
　　ⓔ血行力学的には全身血圧、肺動脈圧、肺動脈楔入圧の一過性の上昇を認める。
　（ⅱ）**遅発型**（delayed form）
　　ⓐ原因疾患発症後、12時間から数日の間に発症するものをいう。
　　ⓑ徐々に低酸素血症、呼吸困難、胸部エックス線上の異常が進行してくる。
　　ⓒ肺水腫液中の蛋白濃度は高い。
　　ⓓ血行力学的変化は認められない。
❼治療
　（ⓘ）PEEP（positive endexpiratory pressure；呼気終末陽圧）による低酸素血症の是正（人工呼吸器の使用）。
　（ⅱ）dobutamine 投与による肺動脈楔入圧の低下および心収縮能の増強。
　　➡dobutamine が第一選択。
　（ⅲ）血漿循環適正のために、利尿剤（例；フルセマイド）、副腎皮質ステロイド薬、モルヒネ、α-blocker、低分子デキストラン、ジギタリスなどを使用する。
　（ⅳ）頭蓋内圧のコントロール
　　ⓐ高浸透圧薬の投与。
　　ⓑ過換気（hyperventilation）
　　ⓒBarbiturate の投与。
❽予後；肺水腫自体の予後は良好。

16. 失外套症候群 Apallic syndorme

❶概要
　（ⓘ）失外套症候群とは、大脳皮質（外套）の広汎な損傷による臨床症状をいい、失語－失認－失行といった概念に近いものである。
　（ⅱ）これに対して無動性無言症（akinetic mutism）は、意識障害に基づいた概念である。
❷症状
　（ⓘ）無言、無動。
　（ⅱ）意志の疎通が不能。

（ⅲ）睡眠・覚醒のリズムはある。
（ⅳ）嚥下などの植物機能は保たれている。

❸失外套症候群と無動性無言症の比較
（ⅰ）失外套症候群も無動性無言症も、植物状態（22頁）の一種である。
（ⅱ）失外套症候群と無動性無言症との共通点
　　　ⓐ無動無言である。
　　　ⓑ睡眠・覚醒の区別はある。
　　　ⓒ屎尿は失禁状態。
（ⅲ）失外套症候群と無動性無言症の相違（表5）

表 5．失外套症候群と無動性無言症の相違(吉田，1993より作製)

無動性無言症 Akinetic mutism	失外套症候群 Apallic syndrome
①前頭葉(両側の帯状回)や間脳の障害。 ➡機能的な言葉。	①両側の広汎な大脳皮質(外套)の破壊による。 ➡器質的障害部位を示す言葉。 ➡失行、失認と同列に提唱された概念的な要素が強い。
②追視する例が多い。	②視線は固定、または不規則に動く。
③筋緊張；多くは、弛緩。	③筋緊張；多くは亢進。
④除皮質姿勢(decorticate posture)などの姿勢異常をとることはまれ。	④除皮質姿勢(decorticate posture)をとることが多い。
⑤脳波所見；高振幅徐波が、特に前頭部優位に広汎性に出現する。	⑤脳波所見；多様(平坦脳波に近いもの、広汎性の低振幅、あるいは高振幅徐波など)。
⑥持続時間；1年以内に死亡する例が多い。	⑥持続時間；年余に及ぶ例がある。
⑦転帰；一時的には著明な改善もある。	⑦転帰；不完全だが、著明に回復する例がある。
	⑧植物状態に比べ回復する可能性が高い。
	⑨無動・無言症より重症。
	⑩植物状態と同じと考えてよい。

17. 他人の手徴候 Signe de la main étrangère

❶定義
　➡左手の自己所属感の喪失、すなわち、両手を背後に廻して一方の手に他方の手を握らせた時、明らかな感覚障害がないのに**自らの左手を自分のものではなく、他人の手と誤って解釈する**のをいう。
❷知覚受容面の障害である。

> 楽々講座　　　　My hand sign と Alien hand sign
>
> 1．My hand sign（自分の手徴候）
> 　①定義
> 　　➡「他人の手徴候」とは逆に、右手で他人の手を握った時、その手を自分の手と誤って解釈するのをいう。
> 　②損傷部位；脳梁損傷によって生じる。
> 2．Alien hand sign
> 　①定義
> 　　➡一側の手があたかも自分のものではないかの如く、反射的、不随意的に動く現象、すなわち自らの意志を離れて手が勝手に振る舞う現象をいう。
> 　　　（例）左手に歯ブラシを持つやいなや、自分の意志と無関係に歯を磨いてしまう。
> 　②邦訳の名称
> 　　➡「他人の手徴候」との邦訳もあるが Signe de la main étrangère の邦訳と間違うので、筆者は「別の手徴候」と訳する方がよいと考える。
> 　③損傷部位
> 　　➡脳梁損傷によって生じるが、前頭葉内側面の損傷、特に補足運動野 supplementary motor area（前頭葉内側面の一次運動野下肢領域の前方に位置する運動前野の一部）の関与が示唆されている。
> 　④行為表出面の障害である。

18. Tin ear syndrome (Hanigan ら, 1987)

❶概念
➡一側性の外耳の挫傷、エックス線 CT で脳底槽閉塞を伴う外耳挫傷と同側の脳浮腫像、および眼底出血の 3 徴候を呈するものをいう。

❷名称
（i）"tin ear" という言葉は、ボクシング用語（俗語）。
（ii）"tin ear" とは、cauliflower ear（カリフラワー状の耳）、あるいは wrestler's ear（レスラーの耳）として知られている器質化した軟骨膜下血腫（organized subperichondral hematoma）をいう。

❸発生機序
（i）外耳への鈍的外傷による頭部の回転加速度（rotational accelaration）で生じる。
（ii）外耳への外力
　➡78 lb（libra＝pound；78 lb≒35 kg）の外力で、本症候群を起こすのに十分な回転加速度が生じる。

❹好発年齢；2〜3 歳。

❺症状・所見
（i）意識障害
　➡受傷直後、あるいは受傷後数分以内に意識障害をきたす。
（ii）一側の外耳の挫傷。
（iii）放射線学的（エックス線 CT）に、受傷側に脳底槽の閉塞を伴う脳浮腫の所見を認める。
　ⓐ薄い硬膜下血腫を伴う。
　ⓑ占拠性病変を有する頭蓋内出血は認めない。
　ⓒ頭蓋骨骨折は認めない。
　ⓓ直撃損傷（coup injury）や対側損傷（contrecoup injury）は伴わない。

（ⅳ）眼底出血
❻小児虐待（child abuse）の既往を認めることがある。
❼予後➡不良

19. Traumatic spreading depression syndrome（外傷性拡延性抑制症候群）

❶概念
　（ⅰ）軽微な頭部外傷後数分から数時間の意識清明期を経て、意識障害、頭痛、嘔吐やけいれん発作などの症状を呈するが一過性で、ほぼ完全に回復するものをいう。
　（ⅱ）"軽微（trival）"とは、受傷後明らかな意識障害はなく、かつ頭蓋骨骨折はないか、あるいは単純な線状骨折のみ認めるものをいう。
　（ⅲ）頭蓋内血腫は認められない。
❷名称
　➡若年性頭部外傷症候群（juvenile head trauma syndrome）や脳挫傷後けいれん症候群（postcontusion seizure syndrome）とも呼ばれる。
❸頻度；頭部外傷で入院した患者の2.5％。
❹発生機序
　（ⅰ）脳挫傷説
　　　➡小児の頭蓋骨は歪みやすいので、外力が加わった直下に脳挫傷が発生するとの説。
　（ⅱ）片頭痛と同様の機序説。
　（ⅲ）大脳皮質のspreading depression（拡延性抑制）説。
　　　➡すなわち大脳皮質を刺激すると、皮質の電気活動が著明かつ持続的に抑制（depression）される。この抑制が皮質に広がっていくと、典型的なけいれん波が発生するとの説。
❺好発年齢
　（ⅰ）全体；14歳以下がほとんど。
　（ⅱ）けいれんの有無による好発年齢
　　　ⓐけいれん発作例➡8歳以下（ピークは3歳）がほとんど（90％）。
　　　ⓑ非けいれん例➡小児および思春期（3歳〜21歳）。
❻症状発現までの時間
　（ⅰ）**受傷から症状発現までの時間**➡5分〜6時間で、大部分は2時間以内。
　（ⅱ）非けいれん症状発現からけいれん発作発現までの時間➡数分から4時間。
❼症状
　➡意識清明期からすぐに"けいれん発作"が生じるのではなく、頭痛、嘔気・嘔吐などのけいれん以外の症状が先行する。

全体		①非けいれん症状 　①頭痛、傾眠や嘔気・嘔吐が多い。その他、顔面蒼白、易刺激性や片麻痺など。 　②2型に分ける。 　　Type 1　片麻痺および半盲の症状を呈するもの。 　　Type 2　・このタイプが多い。 　　　　　　・傾眠、易刺激性や嘔吐を主症状とするもの。 ②けいれん発作➔75%に認められる。
年代別	乳幼児期(特に3歳にピーク)	①頭痛、傾眠、嘔気・嘔吐、顔面蒼白や不機嫌。 ②片麻痺や視力障害(皮質盲)などの局所症状。 ③けいれん発作 　➔打撃側に一致する焦点性発作が多い(80%)。
	年長幼児から若年成人	①頭痛、傾眠、嘔気・嘔吐、顔面蒼白や不機嫌。 ②片麻痺や半盲などの局所症状。

❽臨床検査所見；白血球の増加、血清 GOT(glutamic oxalacetic transaminase)値や GPT(glutamic pyruvic transaminase)値の上昇。

❾頭部単純エックス線撮影

　(ⅰ)60%は、頭蓋骨骨折を伴わない。

　(ⅱ)けいれん発作をきたす例では、時に骨折がみられる。

❿脳波所見

　➔症状に一致した限局性、またはびまん性の theta(θ)波や delta(δ)波を認める。

⓫予後

　➔非常に良好で、通常、発症後6〜24時間で回復する。

20. 通過症候群 Transit syndrome

❶定義

　➔大脳の器質的障害を受けた意識障害患者が、意識混濁から回復する過程で示す症状で、回復可能な状態をいう。

❷症状

　(ⅰ)意欲の低下や集中力困難。

　(ⅱ)記銘力障害

　(ⅲ)見当識障害

　(ⅳ)興奮、攻撃性。

　(ⅴ)幻覚、抑うつ。

❸通過症候群を示す期間

　➔通常6週間以内で、1〜3週間が多い。

21. Wallenberg 症候群(ワレンベルグ)

❶定義
　➡一側の延髄麻痺と対側の解離性知覚障害を主徴とするものをいう。
❷名称；**延髄外側症候群**(lateral medullary syndrome)とも呼ばれる。
❸原因
　（ⅰ）大部分は血管障害で、血栓によることが多い。
　（ⅱ）稀に、外傷や腫瘍。
❹責任血管
　（ⅰ）椎骨動脈の閉塞が多い。
　（ⅱ）時に、後下小脳動脈の閉塞
❺病巣部位；延髄背外側(図15)
❻症状

（ⅰ）三叉神経脊髄路および脊髄路核の障害	➡病側の角膜反射の低下や顔面の温・痛覚障害（顔面の触覚や圧覚は三叉神経主知覚核(橋)、咀しゃく筋などの固有知覚は三叉神経中脳路核(中脳)により支配される）。
（ⅱ）下行性の交感神経路の障害	➡病側の中枢性のHorner症候群(33頁)。
（ⅲ）疑核および髄内での迷走神経障害	➡発声困難、嚥下障害やカーテン徴候。
（ⅳ）前庭神経核の障害	➡急激な回転性めまいや眼振。
（ⅴ）下小脳脚の障害	➡病側の上下肢の運動失調。
（ⅵ）外側脊髄視床路の障害	➡反対側の躯幹および上下肢の温痛覚障害。
（ⅶ）錐体路および内側毛帯は障害されない。	

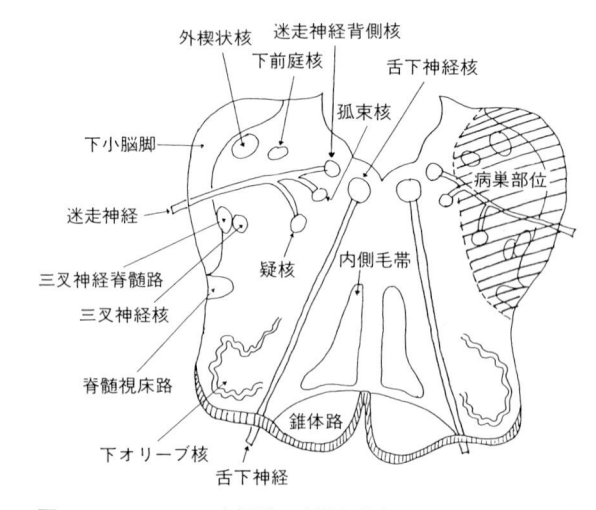

図15．Wallenberg症候群の病巣部位(延髄横断面の模式図)

22. ワニの涙症候群 Crocodile tears syndrome

❶定義
　➡食事の時に流涙が起こる現象、すなわち患者が食事をはじめると眼から流涙が起こり、食事が終わると流涙が止まる現象をいう。

❷「ワニの涙」の語源
　➡「鰐は、獲物の体を食べたあとに泣きながらその頭まで食べ尽くす」ということからきている。

❸発現機序
　（ⅰ）神経再生の過程で軸索の道を間違うためとの説。
　　➡唾液神経線維が再生する際に大錐体神経に迷入するとの説。
　（ⅱ）下唾液核から舌咽神経を経て耳神経節に至る正常な唾液神経線維からの発芽が、大錐体神経に入って涙腺に達し、発症するとの説。
　（ⅲ）中間神経内の自律神経線維の脱髄による求心－遠心路線維間の短絡説。

❹流涙を起こす刺激
　（ⅰ）味覚刺激が重要である。
　　➡一般に、食物の味の種類に関係しないことが多いが、味の差を述べている報告もある。
　（ⅱ）咀嚼運動や舌などの機械的刺激では流涙は起こらない。

❺発現時期と発現側
　（ⅰ）通常、末梢性顔面神経麻痺後、数週ないし数カ月後（回復期）にみられる。
　（ⅱ）多くは、流涙は顔面神経麻痺のある側に生じる。

23. 挫滅症候群 Crush syndorme

❶概念
　（ⅰ）四肢や臀部が長時間（2～3時間以上）圧迫されるか、あるいは窮屈な肢位を強いられた結果生じる骨格筋の損傷を crush injury という。
　（ⅱ）この骨格筋損傷に起因して生じるショックや急性腎不全などの全身症状や、局所の浮腫などを呈するものを**挫滅症候群**（crush syndrome）という。

❷病態
　（ⅰ）まず、圧迫により筋組織そのものが損傷される。
　　ⓐ受傷部以遠でも動脈血行は保たれている。
　　ⓑ筋細胞が水分を制御できなくなり、受傷部の浮腫・腫脹をきたす。
　（ⅱ）筋崩壊物質が圧迫解除後血流へ放出され、全身症状が発生する。
　（ⅲ）外傷による**横紋筋融解症**と考えられている。

❸圧迫からの解除や輸液の開始を契機に、病像が劇的に変化するのが特徴。

❹症状
　（ⅰ）救出現場や救出直後
　　ⓐ通常、ショックや意識障害はない。

　　　　ⓑ受傷部の発赤や水疱形成で、腫脹はあまり目立たない。
　（ⅱ）救出時早期
　　　　ⓐ高カリウム血症➡心停止
　　　　　　←カリウムの血流への流出によるもので、最も注意すべき点。
　　　　ⓑ脱水
　　　　　　☞受傷部の浮腫による。
　　　　ⓒ腎障害
　　　　　　㋐筋崩壊物質、特にmyoglobin（ミオグロビン）による。
　　　　　　㋑尿の色が、濃褐色〜ピンク色を呈する。
❺重症度
　（ⅰ）筋の崩壊量により規定される。
　（ⅱ）圧迫時間との間には、明らかな因果関係はない。
❻治療
　（ⅰ）高カリウム血症に対する治療。
　（ⅱ）腎不全の治療。
　（ⅲ）脱水の補正。
　（ⅳ）その他、骨折や神経麻痺などに対する治療。

第2章
頭部外傷へズームイン

この章は頭部外傷の基本編ともいうべき部門です。
エントランスの項では、意識障害の分類・評価法、
および頭部外傷の発生機序などを、
次いで各疾患の基本的事項を
記載してありますが、
高度な内容も盛り込んであります。

●エントランス

1．頭部外傷の定義

❶頭部外傷とは、頭部に外力が作用したために生じる損傷をいう。
❷頭部外傷の重症度
　➡主として、意識障害の程度（Glasgow coma scale；58頁表5）で判定される。
　（ⅰ）軽症；Glasgow coma scaleが13点以上。
　（ⅱ）中等症；Glasgow coma scaleが9〜12点。
　（ⅲ）重症；Glasgow coma scaleが8点以下をいう。

2．生理学的重症度指標

1）Vital sign（生命徴候）

❶生体が生きている状態を示す指標である。
❷vital signとは、**意識、血圧、脈拍、呼吸、**および**体温**を指す。
　（ⅰ）意識レベル
　　　ⓐ脳への打撃の程度は意識障害に反映される。
　　　ⓑ評価法
　　　　㋐AVPU（57頁表3）
　　　　㋑Japan coma scale（JCS；58頁表4）
　　　　㋒Glasgow coma scale（GCS；58頁表5）などがある。
　（ⅱ）血圧
　　　ⓐ循環動態を知るうえで最も重要な指標である。
　　　ⓑ一般に頭部外傷後、血圧は一過性に上昇し、脈圧は増加する。
　（ⅲ）脈拍数
　　　ⓐ一般に、一回拍出量が低下すると血圧維持のための代償機転として脈拍数が増加する。
　　　　➡したがって脈拍数の増加は、一回拍出量の低下を示唆する。
　　　ⓑ一般に頭部外傷後、徐脈（圧迫脈；充実した緩徐な脈）を呈する。
　（ⅳ）呼吸
　　　ⓐ呼吸数
　　　　➡30回以上が頻呼吸で、10回未満の呼吸は重篤な病態を示唆する。
　　　ⓑ種々の呼吸異常パターン（表1）

表 1. 種々の異常呼吸パターンと責任病巣(挿入図は Plum ら，1986 による)

呼吸の型	特徴	責任病巣
Cheyne-Stokes 呼吸	過呼吸と無呼吸とが規則的に増強、減少を繰り返す呼吸。	大脳半球深部あるいは間脳の両側の機能障害。
中枢性過呼吸 (central neurogenic hyperventilation)	規則的で、深くて早い呼吸。	中脳下部と橋の中 1/3 との間の被蓋(tegmentum)の障害(破壊)。
持続性吸息呼吸 (apneustic breathing)	◆いっぱいに空気を吸い込んでは止まる呼吸(呼息が障害され、吸息が持続する呼吸パターン)。 ◆通常、呼吸は吸息のまま 2〜3 秒停止する。	橋中部あるいは橋尾部の障害。
群発性呼吸 (cluster breathing)	呼吸が数回群発した後、不規則な呼吸停止となるパターン。	橋下部あるいは延髄上部の障害。
失調性呼吸 (ataxic breathing)	完全に不規則な呼吸。	延髄の障害。

(ⅴ)体温
　　ⓐ一般に頭部外傷後の 2〜3 日間は、体温は上昇する。
　　ⓑ中等度脳損傷では、38〜39℃の発熱をみることがある。
　　ⓒ脳幹部損傷例では、40℃以上の過高熱を呈する。
　　ⓓ受傷 4〜5 日後から発熱する例では、感染症の合併を考える。

2）Revised trauma score(RTS)

❶外傷患者のための生理学的重症度指標として用いられている。
❷Glasgow coma scale(GCS)、収縮期血圧(systolic blood pressure；SBP)、呼吸回数(respiratory rate；RR)の各スコアーを表 2 のコード表で求め、さらに各コード点数を算出式に当てはめて算出する。

表 2．RTS 算出用コード表(Boyd ら，1987)

コード（点数） Coded value	GCS	SBP(mmHg)	RR(回/分)
4	13〜15	＞89	10〜29
3	9〜12	76〜89	＞29
2	6〜8	50〜75	6〜9
1	4〜5	1〜49	1〜5
0	3	0	0

〔算出式〕
RTS＝GCS コード点数×0.9368＋SBP コード点数×0.7326＋RR コード点数×0.2908

3．意識障害の評価法

1）AVPU による評価法（表 3）

➡意識障害の簡単な評価法である。

表 3．AVPU による分類(森村，2000)

A	Alert（意識清明）
V	response to Vocal stimuli（呼びかけに反応）
P	response to Painful stimuli（痛み刺激に反応）
U	Unresponsive（反応なし）

・上記の 4 つに分類し，のちに Glasgow coma scale（GCS）などで詳細に評価していく。
・救急現場や多数傷病者発生時などに初期の簡単な評価法として有用である。

2）成人の意識障害評価法

❶日本式昏睡尺度 Japan Coma Scale(JCS)（表 4）

表 4. Japan coma scale(太田，1997)

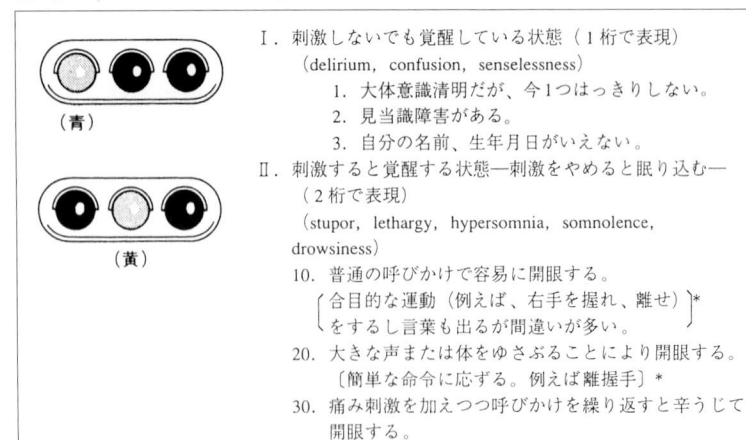

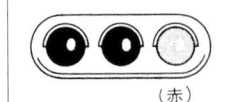

（青）

Ⅰ．刺激しないでも覚醒している状態（1桁で表現）
　　（delirium, confusion, senselessness）
　　1．大体意識清明だが、今1つはっきりしない。
　　2．見当識障害がある。
　　3．自分の名前、生年月日がいえない。

（黄）

Ⅱ．刺激すると覚醒する状態—刺激をやめると眠り込む—
　　（2桁で表現）
　　（stupor, lethargy, hypersomnia, somnolence, drowsiness）
　10．普通の呼びかけで容易に開眼する。
　　　｛合目的な運動（例えば、右手を握れ、離せ）｝*
　　　　をするし言葉も出るが間違いが多い。
　20．大きな声または体をゆさぶることにより開眼する。
　　　〔簡単な命令に応ずる。例えば離握手〕*
　30．痛み刺激を加えつつ呼びかけを繰り返すと辛うじて開眼する。

（赤）

Ⅲ．刺激をしても覚醒しない状態（3桁で表現）
　　（deep coma, coma, semicoma）
　100．痛み刺激に対し、はらいのけるような動作をする。
　200．痛み刺激で少し手足を動かしたり、顔をしかめる。
　300．痛み刺激に反応しない。

　　註　R：Restlessness；I：Incontinence
　　　　A：Akinetic mutism, apallic state
　　例：100-I；20-R

*何らかの理由で開眼できない場合

❷グラスゴー昏睡尺度 Glasgow Coma Scale(GCS)（表 5）

表 5. Glagow Coma Scale(GCS)(Jennett ら，1977)

A．Eye opening （開眼）	B．Best verbal response （発語）	C．Best motor response （運動機能）
Spontaneous 4 （自発的に）	Orientated 5 （見当識良好）	Obeys 6 （命令に従う）
To speech 3 （音声により）	Confused conversation 4 （会話混乱）	Localises 5 （痛み刺激部位に手足をもってくる）
To pain 2 （疼痛により）	Inappropriate words 3 （言語混乱）	Withdraws（逃避） 4 Abnormal Flexion 3 （異常屈曲）
Nil 1 （開眼せず）	Incomprehensible sounds 2 （理解不明の声）	Extends 2 （四肢伸展反応）
	Nil（発語せず） 1	Nil（全く動かさない） 1

A、B、C 各項の評価の総和をもって意識障害の重症度とする。
すなわち、
　A＋B＋C＝3〜15。
　Normal（正常）＝15、Deep coma（深昏睡）＝3

3）小児の意識障害評価法（小児昏睡尺度）

❶Paediatric Coma Scale

（ⅰ）Glasgow Coma Scale を小児用に改良したものである。
（ⅱ）表6の如く、発語および運動機能に対しては年齢により判定法が若干異なり、したがって最高点（満点）も異なる。

表 6. Paediatric coma scale (Simpson ら, 1982)

	5歳より上 (>5 years)	2歳より 5歳まで (>2〜5 years)	1歳より 2歳まで (>1〜2 years)	6ヵ月より 12ヵ月まで (>6〜12 months)	生後より 6ヵ月まで (birth〜6 months)
Eye opening ◆ Spontaneously（自発的に）	4	4	4	4	4
◆ To speech（呼びかけにより）	3	3	3	3	3
◆ To pain（疼痛により）	2	2	2	2	2
◆ None（開眼せず）	1	1	1	1	1
Best verbal response（発語） ◆ Orientated（指南力）	5	×	×	×	×
◆ Words（言葉をしゃべる）	4	4	4	×	×
◆ Vocal sounds（雑音を発する）	3	3	3	3	×
◆ Cries（泣く）	2	2	2	2	2
◆ None（発語せず）	1	1	1	1	1
Best motor response（運動機能） ◆ Obeys commands（命令に従う）	5	5	×	×	×
◆ Localise pain（疼痛部の認識可能）	4	4	4	4	×
◆ Flexion to pain（疼痛刺激に対して屈曲）	3	3	3	3	3
◆ Extension to pain（疼痛刺激に対して伸展）	2	2	2	2	2
◆ None（全く動かず）	1	1	1	1	1
最高得点（満点）	14	13	12	11	9

〔発語機能に関して〕
　指南力障害の有無は5歳より上の小児では検査できるが、5歳以下の小児では検査することはできない。したがって、1歳より上で5歳以下の幼児では言葉を発すれば4点で満点とし、6ヵ月より12ヵ月までの乳児では何か音声を発すれば3点で満点とする。
〔運動機能に関して〕
　2歳より上の小児では検者の命令に従って四肢を動かすことができるが、2歳以下の小児では不可能である。したがって、6ヵ月より上で2歳までの乳幼児では疼痛部位を認識できれば4点で満点とし、生後から6ヵ月までの新生児および乳児では疼痛刺激に対して四肢を屈曲することができれば3点で満点とする。

❷Children's Coma Score(CCS)(表7)

表 7. Children's coma score(Raimondi ら，1984)

Ocular response(O) (眼球反応)		Verbal response(V) (言語反応)		Motor response(M) (運動反応)	
pursuit (目で物を追う)	4			flexes & extends (自発的に手足を曲げたり、伸ばしたりできる)	4
extraocular muscle(EOM) intact, reactive pupils (外眼筋麻痺はなく、対光反射も正常)	3	cries (泣く)	3	withdraw from painful stimuli (痛み刺激に対して逃避運動あり)	3
fixed pupils or EOM impaired (対光反射消失、または外眼筋不全麻痺)	2	spontaneous respirations (自発呼吸)	2	hypertonic (筋緊張亢進)	2
fixed pupils and EOM paralized (対光反射消失、かつ外眼筋も麻痺)	1	apneic (無呼吸)	1	flaccid (弛緩)	1

❸乳幼児の日本式昏睡尺度(表8)
➡Japan Coma Scale(JCS)を小児用に改変したものである。

表 8. 乳幼児の日本式昏睡尺度(坂本，1978)

Ⅰ．刺激しないでも覚醒している状態	
0．正常	
1．あやすと笑う。但し不十分で声を出して笑わない。	(1)
2．あやしても笑わないが視線は合う。	(2)
3．母親と視線が合わない。	(3)
Ⅱ．刺激すると覚醒する状態(刺激をやめると眠り込む)	
1．飲み物をみせると飲もうとする。あるいは、乳首をみせれば欲しがって吸う。	(10)
2．呼びかけると開眼して目を向ける。	(20)
3．呼びかけを繰り返すと辛うじて開眼する。	(30)
Ⅲ．刺激をしても覚醒しない状態	
1．痛み刺激に対し、はらいのけるような動作をする。	(100)
2．痛み刺激で少し手足を動かしたり顔をしかめたりする。	(200)
3．痛み刺激に反応しない。	(300)

4．頭部外傷の分類

1）穿通(開放)性脳外傷と非穿通(閉鎖)性脳外傷(中村，1986)
❶穿通性脳外傷(penetrating brain injury)とは、頭皮、頭蓋骨および硬膜が断裂し、脳が外界と直接交通するものをいう。開放性脳外傷と表現してもよい。
❷非穿通性脳外傷(non-penetrating brain injury)とは、脳が外界と交通していないものをいう。頭皮に裂創があっても、頭蓋骨骨折があってもよい。閉鎖性脳外傷と表現してもよい。

2）Gennarelli(1984)の分類（表9）

表 9．Gennarelli による頭部外傷の分類(Gennarelli, 1984)

頭蓋骨損傷 (Skull injuries)	①円蓋部骨折(Vault fracture) 　①線状(linear) 　②陥没(depressed) ②頭蓋底骨折(Basal fracture)
局所性損傷 (Focal injuries)	①硬膜外血腫(Epidural hematoma) ②硬膜下血腫(Subdural hematoma) ③脳挫傷(Cerebral contusion) ④脳内血腫(Intracerebral hematoma)
びまん性脳損傷 (Diffuse brain injuries)	①軽症脳振盪(Mild concussion) ②古典的脳振盪(Classical cerebral concussion) ③遷延性昏睡(Prolonged coma) 　①軽症(mild diffuse axonal injury) 　②中等症(moderate diffuse axonal injury) 　③重症(severe diffuse axonal injury)

3）重症頭部外傷の CT 分類

➡Traumatic Coma Data Bank(TCDB)の分類（表10）は、成人・小児を問わず使用が可能であり、予後判定にも役立つ。

表 10．重症頭部外傷(GCS 8 点以下)の CT 分類(Marshall ら，1991)

Category（種類）	Definition（定義）
Diffuse injury I (no visible pathology) （びまん性損傷 I；明らかな病的な変化なし）	no visible intracranial pathologic change seen on CT scan ［CT 上、明らかな頭蓋内病変のないもの］
Diffuse injury II （びまん性損傷 II）	cisterns are present with midline shift 0-5 mm and/or：lesion densities present no high- or mixed-density lesion＞25 cc may include bone fragments and foreign bodies ［0-5 mm の正中構造の偏位はあるが、中脳周囲のくも膜下槽は描出されている。そして以下の所見を伴うことも伴わないこともある。 　◆病変は存在する。 　◆25 cc を越える高または混合吸収域を認めない。 　◆骨片や異物が含まれていることがある。］
Diffuse injury III (swelling) （びまん性損傷 III；脳腫脹）	cisterns compressed or absent with midline shift 0-5 mm, no high- or mixed-density lesion＞25 cc ［0-5 mm の正中構造の偏位を伴って中脳周囲のくも膜下槽は圧迫ないし消失しているが、25 cc を越える高または混合吸収域を認めないもの。］
Diffuse injury IV (shift) （びまん性損傷 IV；偏位）	midline shift＞5 mm, no high- or mixed-density lesion＞25 cc ［5 mm 以上の正中構造の偏位を示すが、25 cc を越える高または混合吸収域を認めないもの。］
evacuated mass lesion （外科的に摘出された占拠性病変を有する症例）	any surgically evacuated lesion ［外科的に摘出された病変］
nonevacuated mass lesion （外科的に摘出されなかった占拠性病変を有する症例）	high- or mixed-density lesion＞25 cc, not surgically evacuated ［25 cc を越える高または等吸収域病変であるが、外科的に摘出されなかったもの。］

①本分類は主として初回 CT 所見による。
　→評価対象項目は中脳周囲槽の状態、正中構造物の偏位の程度および手術が必要な占拠性病変の有無、である。
②各タイプと転帰には極めて良い相関が得られている。
　→（例）びまん性損傷 I の死亡率は 10％であるのに対して、びまん性損傷 IV の死亡率は 56％。

5．頭部に関与する外力

①衝撃 （impact）	①頭部へ直接かかる外力。 ②すなわち、「転倒して頭部をうつ」、「落下物が頭部にあたる」など。 ③この外力が頭部外傷に最も関与する。
②衝撃的荷重 （impulsive load）	①急激な体動の開始および停止により受ける外力。 ②むち打ち損傷がこれにあたる。 ③頭部への間接的打撃。
③静力学的荷重 （static load）	①非常にゆっくりと頭部にかかる外力。 ②例えば、ゆっくりと動く物体により頭部をはさまれる場合。

6．衝撃による頭部外傷の発生機序

1）総説

❶並進加速度 Linear acceleration
　（ⅰ）外力の加わった方向に働く加速度である。
　（ⅱ）転落、衝突、飛来物による外傷などに際して作用する。
　（ⅲ）頭部に直線的運動が加わった場合（並進加速度）、頭蓋骨と脳とでは移動の速度が異なる。すなわち、頭蓋骨の方が速く移動する。

❷回転加速度 Rotational acceleration
　（ⅰ）頭部が回転するような外力が加わった時に生じる。
　（ⅱ）交通事故や顔面打撲などでみられる。
　（ⅲ）回転加速度によるびまん性軸索損傷(127頁)は、側方方向（矢状面と直角）に衝撃を加えた時に最も発生しやすい。次いで斜め方向で、矢状方向では最も発生しにくい(Gennarelliら、1982)。
　（ⅳ）頭部は第5頸椎付近を中心にして回転する。

2）各頭部損傷の発生機序

(1) 頭蓋骨骨折

❶頭蓋骨骨折は固い物体との衝突によって起こる。
❷頭蓋骨に外力が加わると、
　（ⅰ）外力が加わった部位の頭蓋骨は内側に向かって陥凹する(inbending)。
　（ⅱ）次いで、その周辺（外側）は反動で外方に向かって突出する(outbending)(図1)。
　（ⅲ）その部位の引っ張りによる歪みが大きくなると、骨折が生じる。
　　　ⓐ線状骨折はこのoutbendingが働く点におけるtearing-apart force（引き裂く力）によって生じる。
　　　ⓑ陥没骨折は、outbendingのエネルギーが吸収され、かつそのエネルギーの大部分が陥没(depression)のために費やされるために生じる。
　　　ⓒ粉砕骨折(comminuted fracture)は、outbendingの多発(multiple outbending)により生じる。

ⓓ小児の頭蓋骨のように弾力性がある場合には、骨折は生じにくい。

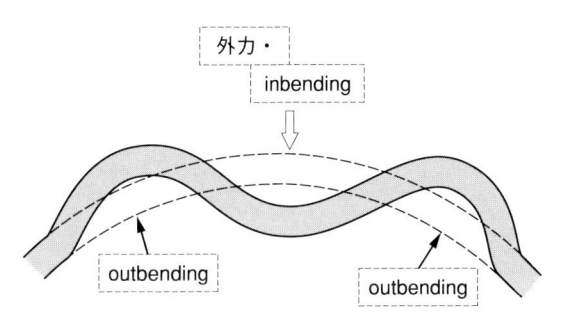

図 1．打撃による頭蓋骨骨折の発生機序（模式図）
① 頭蓋骨に外力が加わると、外力が加わった部位の頭蓋骨は内側に向かって陥凹する（inbending）。
② 次いでその周辺（外側）は、反動で外方に向かって突出する（outbending）。その部位の引っ張りによる歪みが大きくなると骨折が生じる。

❸外力の強さと接触面積の大きさとの関係
　（ⅰ）強い外力が狭い範囲に加わると、**打ち抜き型骨折**となる（図2）。
　（ⅱ）接触面積が広くなるにつれて、**陥没骨折、線状骨折**となる（図2）。
　（ⅲ）衝撃面に一致した円形の骨折線とそれから放射状に広がる直線的な骨折線は、典型的な線状骨折例である。
　　➡このような典型例は稀で、通常は1本から数本の骨折線をみるにすぎない。
　　　☞これは頭蓋骨が一様な厚さ、強度でないため。

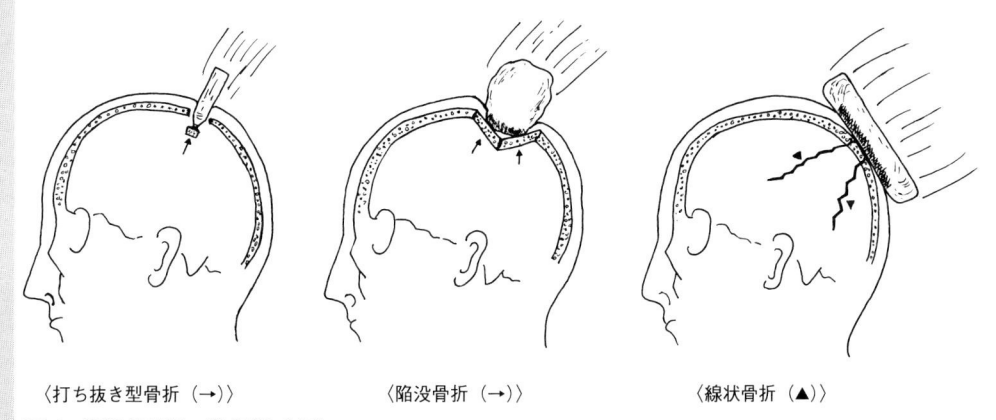

〈打ち抜き型骨折（→）〉　〈陥没骨折（→）〉　〈線状骨折（▲）〉
図 2．頭蓋骨骨折の様式（模式図）
強い外力が狭い範囲に加わると打ち抜き型骨折となり、接触面積が広くなるにつれて陥没骨折、線状骨折となる。

❹頭蓋骨骨折の発生に回転加速度は関係しない。
❺円蓋部骨折は、外力が加わった部位を中心に発生する直撃損傷（65頁）である。
❻頭蓋底骨折は、線状骨折と同様の機序による。
　（ⅰ）頭蓋底骨折の発生形態
　　➡頭蓋底に近い部分の前頭骨や側頭骨の線状骨折が延びた形が多い。

ⓑ頭蓋底骨質の厚さの不均等性、凹凸をもつ構築、あるいは脳神経や血管の出入孔などが、外力に対して抵抗減弱部となる。
(ⅱ)頭蓋底骨折における外力
ⓐ外力が2方向から作用して頭蓋全体が歪んだ場合。
ⓑ頭上から外力が作用し、脊柱との間で圧迫作用が及んだ場合。
ⓒ脊椎を通して頭蓋底に外力が及んだ場合(ⓑと逆)。

(2) 硬膜外血腫

頭蓋骨骨折を認めない場合	①外力が加わった部位の頭蓋骨の"たわみ"が元に戻る時に硬膜が頭蓋骨内面から剝がれ、その際に硬膜表面の血管が損傷されて発生する。 ②小児にみられることが多い。
頭蓋骨骨折を伴う場合	➡骨折端により硬膜動・静脈や静脈洞が損傷されて発生する。

(3) 硬膜下血腫

➡剪断力により、架橋静脈(bridging vein)や脳表の血管が損傷されて発生する。

(4) 脳損傷

外力による頭蓋骨の"たわみ(inbending)"、あるいは骨折の副損傷により発生する脳損傷	➡圧迫損傷(compression injury)、すなわち脳が瞬間的に損傷される際に、脳が固定されている場合に生じる脳損傷である。 ①衝撃を受けた直下の頭蓋骨は頭蓋内腔に向かって陥凹(inbending)し、その直下にある脳を損傷する。 ⓘ inbending injury と称される。 ②頭蓋骨の inbending が元に戻る時の陰圧による cavitation(空洞現象)による脳損傷である。 ②陥没骨折 ①骨片により脳損傷が発生する。 ②直撃損傷である。
外力による頭蓋骨の"たわみ"(変形)がなくて発生する脳損傷	➡加速度損傷(acceleration injury)、すなわち脳が瞬間的に損傷される際に、脳が固定されていない場合に生じる損傷である。 ①直線的運動による並進加速度・減速度 Linear acceleration-deceleration (ⅰ)加速度 Acceleration ①打撃部位では、脳は慣性により頭蓋骨(内面)に衝突する。 ➡直撃損傷(coup injury)*である。 ②打撃部と反体側では、頭蓋骨が急激に加速されても脳は慣性により元の位置を保とうとして頭蓋骨と脳との間に陰圧の吸引作用が働く。その結果脳が損傷される。 1．対側損傷(contrecoup injury)*である。 2．陰圧による脳損傷については、Gross の cavitation theory(空洞現象説)**がある。 (ⅱ)減速度 Deceleration ①転倒して地面で頭を打つと、頭蓋骨は地面で急速に停止(deceleration)する。 ②しかし、脳は慣性によりさらに運動を続け、頭蓋骨内面に衝突し損傷される。 ③反体側では、陰圧の吸引作用により脳損傷が生じる。 ②回転加速度 Rotational acceleration (ⅰ)脳は全体が均一の組織ではない。 ①脳は皮質、白質、脳梁、脳室など異なる不均一の組織から成り立っている。 ②したがって頭部外傷に際しては、脳全体の頭蓋に対する相対的運動と、脳全体に対する脳のある部分の相対的運動が発生し、そのために圧波の通過から剪断力(ズレ)Shear strain が起こり、脳が損傷される(図3)。 ⓑ剪断力(shear strain)は、回転加速度により生ずる。 (ⅱ)頭蓋内には髄液で満たされた空間がある。 ①したがって、脳と頭蓋骨との間にも相対的なズレが生じる。 ②その結果、脳は全体として変位し頭蓋骨に衝突し脳損傷が生じる。 ③その際、凹凸の多い前頭蓋底や中頭蓋底で脳の損傷が起きやすい(図3)。 (ⅲ)この剪断力は、並進加速度よりも回転加速度による場合に、より著明に生じる。

| 穿通性の脳損傷(penetrating injury)。 | ①脳が直接損傷される外力によって発生するもの(直接損傷 direct injury)
②例えば、銃弾貫通による脳損傷。 |

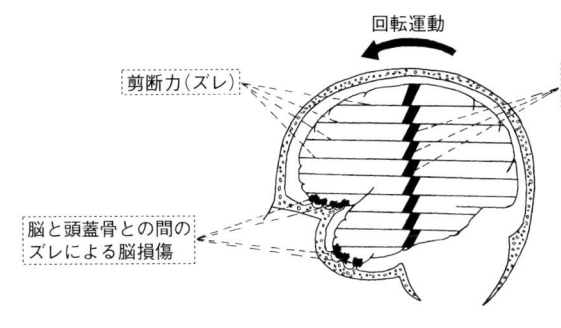

図 3. 剪断力による脳損傷の発生(模式図)

- 回転運動
- 剪断力(ズレ)
- 脳内各組織間のズレによる脳損傷
- 脳と頭蓋骨との間のズレによる脳損傷

①脳は均一の組織ではないため、脳内各組織間に相対的な運動が生じ、そのために剪断力(ズレ)Shear strain が起こり、脳が損傷される。
②頭蓋内には髄液で満たされた空間があるので、脳と頭蓋骨との間にもズレが生じる。その結果、脳は全体として変位し頭蓋骨に衝突し脳損傷が生じる。

*【直撃損傷 Coup injury と対側損傷(反衝損傷)Contrecoup injury】

①直撃損傷
　①受傷部直下の脳が、頭蓋骨骨折の有無にかかわらず損傷を受けるものをいう。
　②頭部が固定されていると、直撃損傷は生じても対側損傷は起こりにくい。

②対側損傷
　①打撃部位と対角線上の反体側に発生する脳損傷をいう。
　②空洞現象(cavitation)**により発生する。
　③頭部が比較的自由に動く状態では、対側損傷は生ずるが直撃損傷はほとんどみられない。

③頭部の打撲部位による直撃損傷と対側損傷の相対的な発生頻度
　①**前頭部打撲**では、ほとんど(95%)が前頭葉への**直撃損傷**であり、対側損傷は少ない(20%)。
　②**後頭部打撲**では、ほとんど(90%)が前頭葉や側頭葉先端への**対側損傷**であり、直撃損傷は少ない(20%)。
　　➡対側損傷では硬膜下血腫を伴う。
　③**側頭部打撲**
　　1．骨折がある場合には、直撃損傷と対側損傷は半々にみられる。
　　2．骨折がない場合には対側損傷で、直撃損傷はみられない。

➡頭部は、一般に前方よりの打撲に強く、後方よりの打撲に弱い。側頭部はその中間。

【Gross's Cavitation theory(空洞現象説)】

①衝撃時に発生する陰圧部分における空洞形成(cavitation)により、脳損傷が生じるとの説である。

　☞生体組織は陽圧にはよく耐えるが、陰圧には弱い。

②液体を満たした試験管をゴム栓の上より槌で叩くと、試験管の底に気泡(cavity)が生じ(cavitation)、次いでそれが崩壊、消滅する。

③この気泡(cavity)が消える際の衝撃圧は、3万気圧であるとされている。

④これを頭部外傷にあてはめると、

　①衝撃と反体側では、陰圧が生じ気泡(cavity)が形成される(cavitation)。次いで気泡が崩壊し、その際に発生する衝撃圧により脳が損傷される(**対側損傷**)。

　②衝撃部では、変形した頭蓋骨(inbending)が元に戻るときに陰圧が生じ、空洞の形成(cavitation)および崩壊により**直撃損傷**が生じる。

　③後頭部に衝撃が加わると前頭部が陰圧となり(図4のA)、前頭葉に脳損傷ができるが、この時の脳損傷の方が、逆に前頭部に衝撃を加えた時の後頭葉の脳損傷よりも重篤である。

　【理由】

　　➡後頭部に陰圧が生じると大孔を通して脊髄腔よりの圧の流入(inflow)があるため、陰圧の程度が軽減されるから(図4のB)。

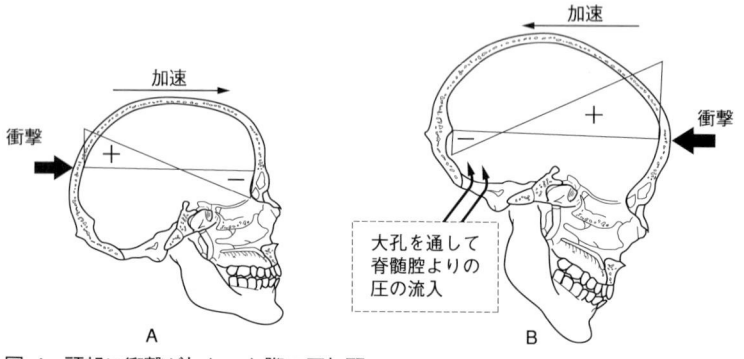

図4．頭部に衝撃が加わった際の圧勾配(Gross, 1958；一部改変)
A：衝撃側に陽圧、反体側に陰圧が生じる。
B：前頭部に衝撃が加わると、後頭部では陰圧となるが、その際大孔を通して脊髄腔よりの圧の流入があるため、陰圧の程度が軽減される。

7．神経放射線学的検査

1）頭部エックス線単純撮影
(1) 単純撮影の適応症例
❶小児例
❷意識障害のある症例。
❸軟部組織損傷のある症例。
　➡その直下に骨折があるか否かを確認する。
❹陥没骨折を起こすような小さな物による打撲例。

(2) 撮影法と正常像
❶前後撮影
　（ⅰ）撮影法（図5の左）
　　ⓐ仰臥位、または座位で撮影する。
　　ⓑ仰臥位では後頭部をカセッテにつけて、眼窩外耳孔線（OM線）をカセッテに対して垂直に、かつ正中面（矢状面）も垂直にする。
　　ⓒX線はカセッテに垂直に、眉間に向けて入射する。
　（ⅱ）正常像（図5の右）

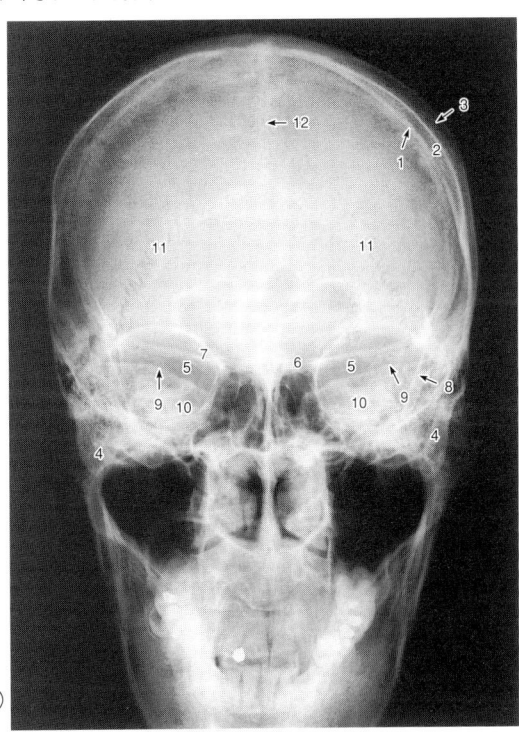

図5．前後撮影法と正常像
1．内板　2．板間　3．外板　4．乳様突起　5．上眼窩裂　6．蝶形骨平面　7．蝶形骨小翼　8．無名線（蝶形骨大翼が側頭窩を形成する部分が前後方向で切線となって生ずる線で、中頭蓋窩の前外側縁を表す）　9．錐体部稜　10．内耳道　11．ラムダ縫合　12．矢状縫合
（窪田　惺：脳神経外科ビジュアルノート．金原出版，東京より許可を得て引用）

❷後前撮影
（ⅰ）撮影法（図6の左）
　ⓐ腹臥位、または座位で撮影する。
　ⓑ腹臥位では前額部をカセッテにつけて、OM線をカセッテに対して垂直にし、正中面（矢状面）も垂直にする。
　ⓒX線はカッセテに垂直に、外後頭隆起に向けて入射する。
（ⅱ）正常像（図6の右）

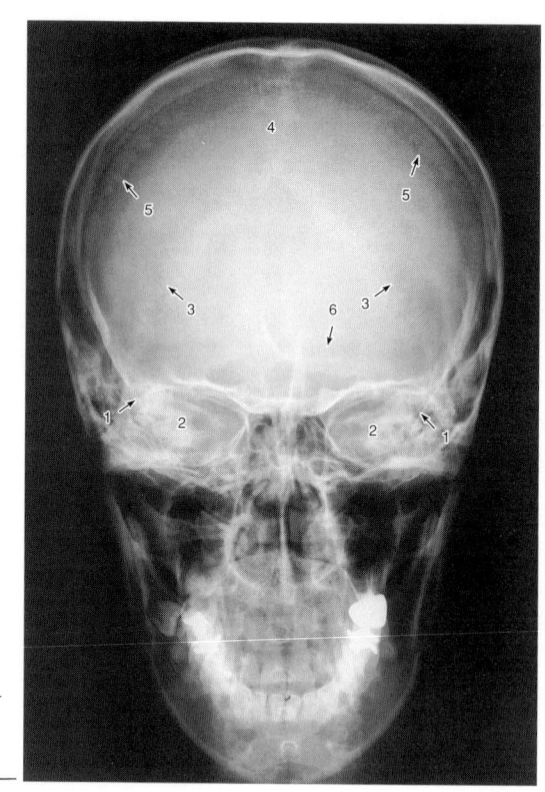

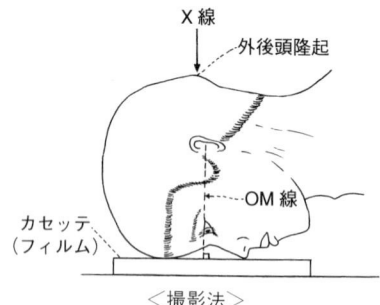

図6．後前撮影法と正常像
1．無名線　2．内耳道　3．ラムダ縫合　4．矢状縫合　5．冠状縫合　6．横静脈洞による溝
（窪田　惺：脳神経外科ビジュアルノート．金原出版，東京より許可を得て引用）

❸側面撮影

（ⅰ）撮影法（図7の左）

　ⓐ腹臥位、側臥位、座位または仰臥位で撮影する。

　ⓑ側臥位または腹臥位では、検側が下になるように頭を横にし、矢状面をカセッテに平行にする。

　ⓒX線はカセッテに対して垂直で、ドイツ水平面上の外耳孔から前方2.5 cmで、垂直上方2.5 cmの点に入射する。

（ⅱ）正常像（図7の右）

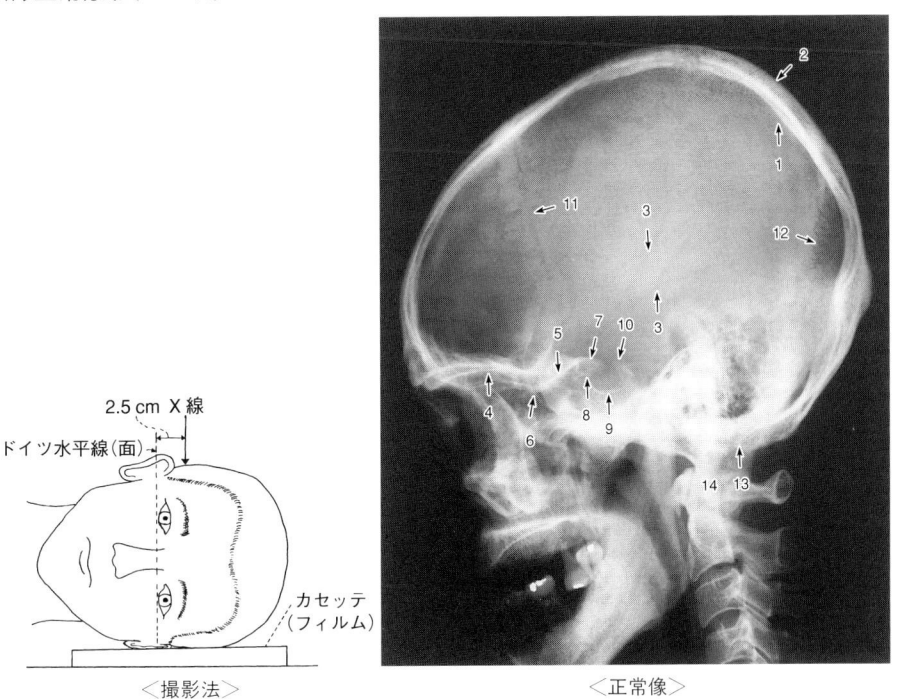

図7．側面撮影法と正常像

1．内板　2．外板　3．中硬膜動脈溝　4．眼窩上壁　5．蝶形骨平面　6．蝶形骨大翼（中頭蓋窩前壁をなす）　7．前床突起　8．鞍結節　9．トルコ鞍底　10．後床突起　11．冠状縫合　12．ラムダ縫合　13．大孔後縁　14．歯突起

（窪田 惺：脳神経外科ビジュアルノート．金原出版，東京より許可を得て引用）

❹Towne撮影
　(ⅰ)撮影法(図8の左)
　　ⓐ仰臥位、または座位で撮影する前後方向半軸位撮影である。
　　ⓑ仰臥位では後頭部をカセッテにつけて、OM線をカセッテに対して垂直に、かつ正中面(矢状面)も垂直にする。
　　ⓒX線は耳垂線(両外耳孔を貫いた線)の中央に向けて、頭側より40°で入射する。
　(ⅱ)正常像(図8の右)

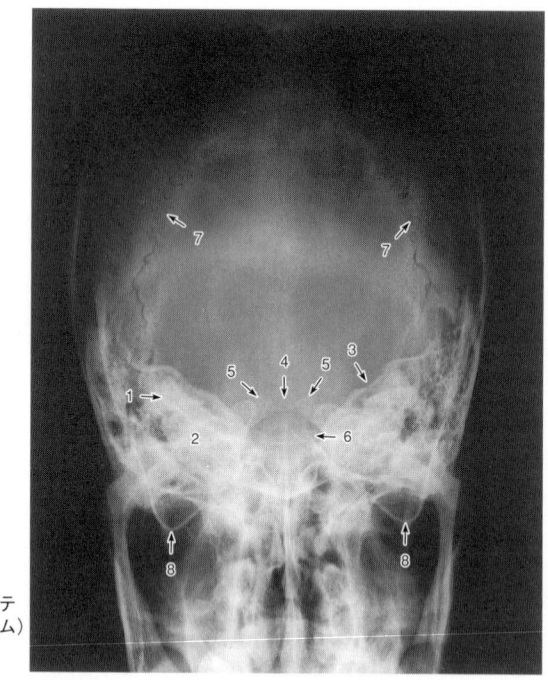

図8. Towne撮影法と正常像
1. 上半規管　2. 内耳道　3. 錐体部稜　4. 鞍背　5. 後床突起　6. 大孔　7. ラムダ縫合　8. 蝶形骨大翼の蝶形骨上顎面
(窪田　惺:脳神経外科ビジュアルノート. 金原出版、東京より許可を得て引用)

❺軸位撮影（頭蓋底撮影）

（ⅰ）撮影法（図9の左）

ⓐ仰臥位、または座位で撮影する尾頭方向軸位撮影である。

ⓑ仰臥位では頭を伸展させてOM線を水平にし、カセッテは頭頂部の高さで水平にする。

ⓒX線は水平面から頭頂側へ15°傾斜させ、外耳孔を通る正中面に入射する。

（ⅱ）正常像（図9の右）

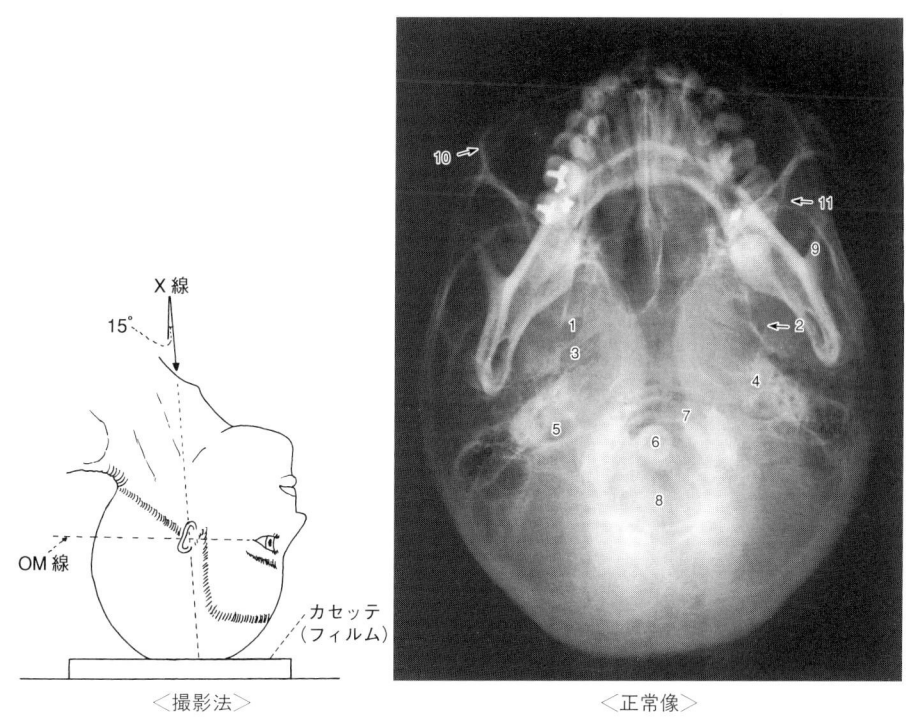

<撮影法>　　　　　　　　　　　　　　　　<正常像>

図9．軸位撮影法と正常像

1．卵円孔　2．棘孔　3．頸動脈管　4．内耳道　5．頸静脈孔　6．歯突起　7．環椎前弓　8．大孔　9．下顎骨筋突起　10．眼窩側壁　11．上顎洞側壁

（窪田 惺：脳神経外科ビジュアルノート．金原出版，東京より許可を得て引用）

❻Waters撮影

（ⅰ）撮影法（図10の左）

ⓐ腹臥位、または座位で撮影する後前方向撮影である。

ⓑ座位では顎をつき出し、下顎骨オトガイ部をカセッテにつける。

ⓒドイツ水平面をカセッテに対して45°（OM線では35°）にし、正中面（矢状面）は垂直にする。

ⓓX線は頭頂から鼻腔下端に向けて、垂直に入射する。

（ⅱ）正常像（図10の右）

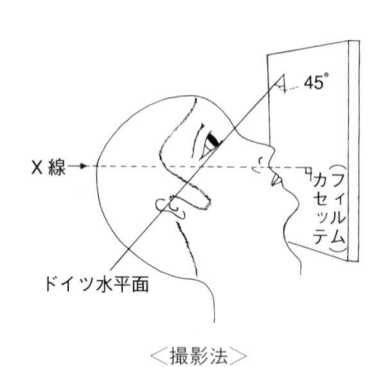

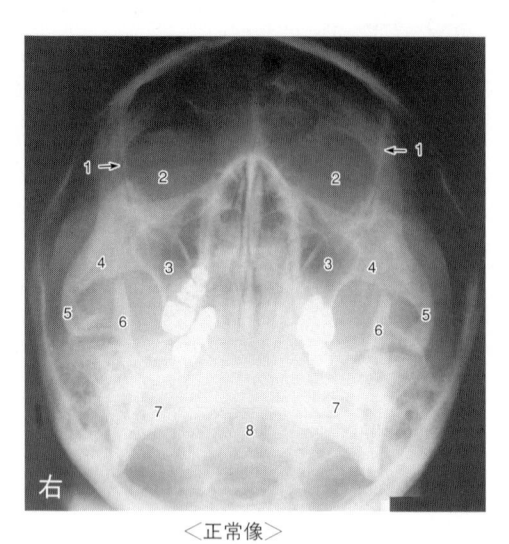

図10．Waters撮影法と正常像
1．無名線（蝶形骨大翼外側部）　2．眼窩　3．上顎洞　4．頬骨　5．頬骨弓　6．下顎骨筋突起　7．下顎骨　8．歯突起
（窪田 惺：脳神経外科ビジュアルノート，金原出版，東京より許可を得て引用）

❼視神経管撮影

（ⅰ）撮影法（図11の左）

　　ⓐ腹臥位、または座位で撮影する後前、または前後方向斜位撮影である。

　　ⓑ腹臥位では下顎骨オトガイ部と鼻尖、および頬骨をカセッテにつける。

　　ⓒ正中面（矢状面）はカセッテに対して55°とし、OM線はカセッテに対して80°とする。

　　ⓓX線は検側眼窩外側下隅に向けて、垂直に入射する。

（ⅱ）正常像（図11の右）

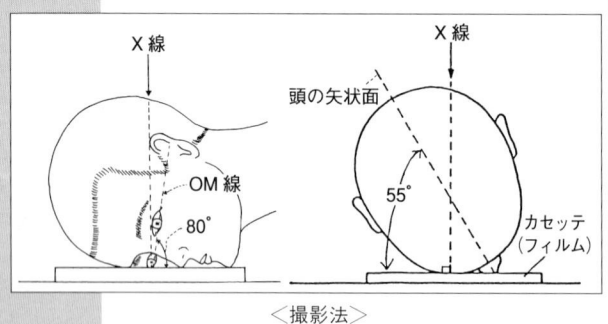

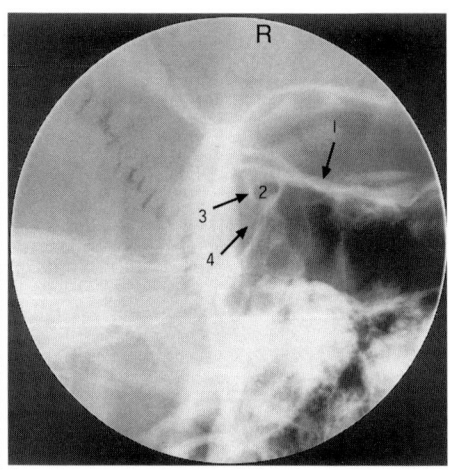

図11．視神経管撮影法と正常像
1．蝶形骨平面　2．視神経管　3．optic strut（視柱）　4．上眼窩裂
（窪田 惺：脳神経外科ビジュアルノート，金原出版，東京より許可を得て引用）

(3) 基準線（図12）

①ドイツ水平線 　（フランクフルト水平線、人類学的基準線、 　Reid base line＝RB line）	眼窩下縁と外耳孔上縁を結んだ線。
②上眼窩外耳孔線（superior orbito-meatal line ; 　SM line）	眼窩上縁と外耳孔中心とを結んだ線。
③眼窩外耳孔線（orbito-meatal line ; OM line）、 　あるいは外眼角外耳孔線（cantho-meatal line）	①眼窩中心点あるいは外眼角と外耳孔中心とを結んだ線。 ② OM 線とドイツ水平線とは約10°の差がある。

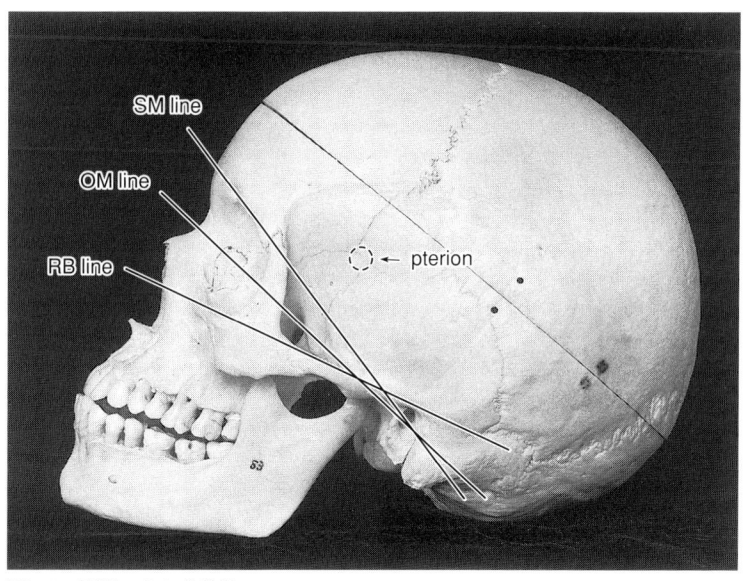

図12．頭部の主な基準線

2）コンピューター断層撮影（computed tomography;CT）―エックス線 CT―

❶正常像（図13）

❷読影要点

　（ⅰ）軟部組織腫脹の有無。
　（ⅱ）骨折の有無。
　（ⅲ）頭蓋内血腫の有無。
　（ⅳ）圧迫所見の有無および、正中構造
　　　物の偏位（midline shift）の有無。

図13．頭部単純エックス線 CT 正常像
　　　（モンロー孔レベル）
1．側脳室前角　2．モンロー孔　3．第3脳室　4．側脳室三角部　5．尾状核頭部　6．レンズ核（淡蒼球、被殻）　7．内包　8．視床

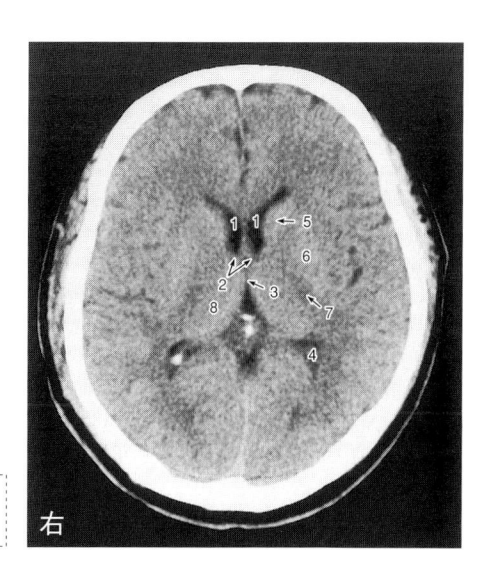

3）磁気共鳴画像（Magnetic resonance imaging;MRI）
❶正常像（図14）
❷MRIがエックスCTより優るもの
　➡びまん性軸索損傷（diffuse axonal injury；DAI）や脳幹部を含む後頭蓋窩病変。

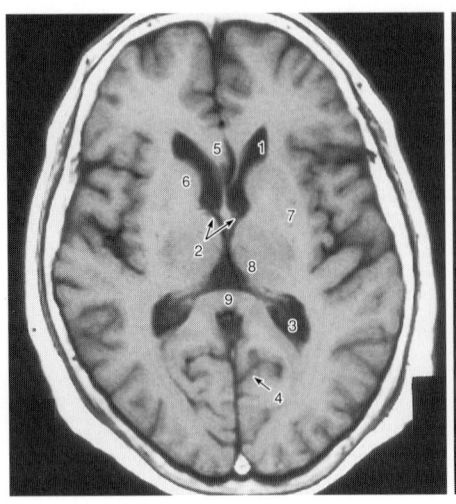

<水平断像>　　　　　　　　　　　　<矢状断像>
（モンロー孔レベル）　　　　　　　（正中部）

1．側脳室前角　2．モンロー孔　3．側脳室三角部　4．頭頂後頭溝　5．脳梁膝部　6．尾状核頭部　7．被殻　8．視床　9．脳梁膨大部	1．四丘体槽　2．上小脳槽　3．大槽　4．側脳室　5．第3脳室　6．中脳水道　7．第4脳室　8．脳梁　9．四丘体　10．橋　11．小脳　12．延髄

図14．頭部単純MRI正常像（T1強調画像）

8．頭部外傷の治療

❶呼吸管理
　（ⅰ）動脈血酸素分圧（PaO₂）を80 mmHg以上に維持する。
　　　ⓐ意識障害例では、気道の確保と酸素の投与。
　　　ⓑ低酸素状態は、さらに脳損傷を悪化させる。
　（ⅱ）過度な過換気は脳血管を収縮させ、外傷後の脳虚血を助長させる。
　　　　←動脈血炭酸ガス分圧（PaCO₂）を35 mmHg前後に維持。

❷循環管理
　（ⅰ）適切な輸液と輸血。
　　　ⓐ貧血があれば、その改善（輸血）。
　　　ⓑ平均血圧を70 mmHg以上に維持。
　（ⅱ）脳循環代謝の指標

ⓐ頸静脈球酸素飽和度 Jugular venous oxygen saturation(SjO₂)

㋐ SjO₂は、酸素消費と酸素供給のバランスを測定している。	
㋑ SjO₂目標値(%)	➡ 55～75%
㋒ SjO₂の減少	①酸素供給が減少した時 ➡頭蓋内圧亢進、低血圧、低酸素血症(hypoxia)、低炭酸ガス血症(hypocapnia)や貧血。
	②酸素消費が増加した時 ➡発熱、けいれん。
	③ SjO₂の減少(50%以下)は、予後不良。

ⓑ動静脈酸素含有量較差 arterial-jugular venous oxygen content difference (AVDO₂)

㋐AVDO₂(m*l*/d*l*)＝動脈血酸素含有量(m*l*/d*l*)－内頸静脈血酸素含有量(m*l*/d*l*)

㋑目標値；4～9 m*l*/d*l*

㋒AVDO₂を測定することにより、虚血や充血(hyperemia)を予測可能。
　①AVDO₂が 4 m*l*/d*l* 以下(SjO₂＞75%)➡充血(hyperemia)を示唆。
　②AVDO₂が 9 m*l*/d*l* 以上(SjO₂＜55%)➡虚血を示唆。

❸頭蓋内圧のコントロール

(ⅰ)治療の目標(太田ら, 2000)

ⓐ頭蓋内圧を 20～25 mmHg 以下に保つ。

ⓑ脳灌流圧を 70 mmHg 以上に保つ。

(ⅱ)保存的治療

①頭位挙上 Head elevation	①頭位挙上は、脳からの静脈灌流を促進すること、および髄液を頭蓋内腔から脊髄くも膜下腔へ静水力学的(hydrostatic)に移動させ、その結果頭蓋内圧が低下する。 ②頭部を 15°～30°挙上させる semi-Fowler 体位にする。 ③頭部を 30°以上挙上すると、脳灌流圧(cerebral perfusion pressure；CPP)が低下して逆効果である。 ※頭部を水平位にすることが脳灌流圧を最高に保つとの報告(Rosnerら, 1986)もあるが、Feldmanら(1992)は、30°の挙上は脳灌流圧および脳血流量を減少させることなく頭蓋内圧を低下させると報告している。
②呼吸管理	➡気道の確保と酸素の投与 ① PaO₂を 80～120 mmHg に維持する。 　1．外傷の実験では PaO₂ 40 mmHg、30 分間で有意な代謝障害が生ずる(Ishigeら, 1987)。 　2．臨床的には、来院時に PaO₂が 70 mmHg 以上あった急性頭蓋内血腫例では、広範な梗塞巣は生じない(北見ら, 1988)。 ②低酸素状態は脳浮腫を助長させ、頭蓋内圧を亢進させる。 ③低酸素状態は虚血領域を増大させ、脳機能の可逆性を減じる。
③過換気療法	① PaCO₂を 35 mmHg 前後の軽度過換気(hyperventilation)にする。 ②血中の炭酸ガス濃度の低下は脳血管を収縮させ、血液量を減少させる。その結果、頭蓋内圧が下降する。 ③本療法は、小児では成人よりはるかに有効である。 　1．成人では、過度な過換気療法は脳血管を収縮させ脳虚血をもたらすので有害である(PaCO₂を 23 mmHg 以下にしない)。 　2．小児では、PaCO₂を 25 mmHg にまで下げても、脳虚血を起こすことなく頭蓋内圧を下降させることができる(Bruceら, 1979)。 　⬅小児の頭蓋内圧亢進は、もともと過量の脳血流量で脳組織が灌流されているため。

④脳圧下降薬の投与	➡ Glyceol や Mannitol（表11）の投与。 ①浸透圧性利尿作用により、脳水分を排除する。 ②有効投与量は、通常、0.25～1.0 g/kg。 ③脳浮腫例では血液脳関門（15頁）が破壊されており、脱水剤は容易に浮腫組織に移行する。 　➡ したがって脳浮腫例では、血液脳関門が正常に保たれている正常脳組織から脱水されることにより、頭蓋内圧が下降する。 ④頭蓋内圧亢進時における脳血流量の低下は、脱水剤の投与により脳血管内皮細胞および赤血球の脱水により改善される。
⑤鎮静（sedation）	
⑥高血圧の管理	
⑦高血糖の防止	➡ 高血糖は脳浮腫を悪化させる。
⑧ Barbiturate 療法	①脳酸素消費量（cerebral metabolic rate of oxygen；$CMRO_2$）を下げ、脳代謝を抑制する。 ②脳血管を収縮させ、脳血流量を減少させる。その結果、頭蓋内圧が低下する。
⑨ Tromethamine（THAM）の投与	①頭蓋内圧下降作用を有する。 ②髄液の acidosis を改善させる。 ③過換気療法の副作用を防止できる。
⑩脳低温療法**	①体温を下げることにより脳代謝を抑制し、脳血流量を低下させ、頭蓋内圧を低下させる。 ②体温が30℃まで低下すると代謝率は50%、25℃で30%まで低下する。 ③1℃の体温低下につき、脳代謝は7%低下する。 ④最近では、33～34℃の軽度低体温療法が行われる。

(ⅲ) 外科的治療

　　ⓐ原因疾患に対する根本的治療（占拠性病変の摘出）。

　　ⓑ髄液の排除

　　　㋐脳室ドレナージ（ventricular drainage）

　　　㋑脳室腹腔シャント（ventriculo-peritoneal shunt）

　　ⓒ外減圧術（骨弁を除去する）や内減圧術（前頭葉や側頭葉の一部を切除する）。

表 11．Mannitol と Glyceol

〔Mannitol と Glyceol〕

1．Mannitol
　①Mannitol は、頭蓋内圧を減少させるとともに、脳微小循環を改善させることで脳保護作用を有する。
　　➡ 0.25～0.5 g/kg の少量で頭蓋内圧を減少させる。
　②Mannitol の急速（約30分かけて）注入は、血管内容量の増加により脳血流量および頭蓋内圧は増加する。
　　㋐したがって、頭蓋内圧上昇が高度な症例では急速注入は避けるべきである。
　　㋑20～30分で 0.5 g/kg を越えない速度で注入すべきである。
　③頭蓋内圧亢進が高度な症例では、Mannitol 500 mℓ に続けて Glyceol 200～300 mℓ を投与することにより、反跳現象*を軽減することができる。

2．Mannitol と Glyceol の比較（本郷, 1996 より抜粋）

	Glyceol	Mannitol
効果発現までの時間	1時間	投与中より
効果持続時間	6時間	3時間
反跳現象	弱い	強い

* **【反跳現象 Rebound phenomenon】**
　高浸透圧薬を投与した際、高浸透圧薬は血中から速やかに排泄されるが、脳組織内からの排泄は遅れる。その結果、脳組織内の高浸透圧薬の濃度が血中より高くなり、水分が逆に脳組織内に移行する。この現象を反跳現象（rebound phenomenon）という。

** **【脳低温療法】** (片岡ら，1998；林ら，1998；中川ら，2000 より作製)
①目的・作用機序
　➡エピネフリン、ノルエピネフリン、ドパミンなどのカテコールアミンの過剰放出（カテコールアミンサージ）をコントロールし、瀕死の神経細胞の回復に必要な酸素と適正な代謝基質を供給することである。
②分類
　㋐軽度低体温（mild hypothermia）➡ 34〜36℃
　㋑中等度低体温（moderate hypothermia）➡ 32〜33.9℃
　㋒重度低体温（severe hypothermia）➡ 32℃以下。
③軽度低体温による効果

　①興奮性アミノ酸（グルタミン酸、アスパラギン酸）の放出を抑制。
　②脳内グルコース代謝を抑制、グルコースの増加、乳酸の減少をもたらす。
　③脳酸素消費量は有意に低下する。
　④頭蓋内圧亢進の抑制➡頭蓋内圧の低下。
　⑤脳代謝を抑制。
　⑥フリーラジカル生成の抑制。
　⑦細胞内 Ca^{++} の蓄積の抑制。
　⑧脳浮腫の抑制。
　⑨細胞内 acidosis の予防。
　⑩一酸化窒素（NO）の増加を抑制。

　◆血液脳関門機能の維持。

　ⓐ酸素摂取率は有意に増加する。
　ⓑ脳灌流圧（cerebral perfusion pressure；CPP）の増加。

　㋐SjO_2 は有意に変化しない。
　㋑脳血流量は変化しない。

④適応例

　①Glasgow coma scale(GCS)8点以下の重症脳損傷患者。

　②血糖値が180 mg/dlを越える昏睡例。

　③疾患では、頭部外傷および心停止後の全脳虚血例。

⑤開始時期➡発症から3時間以内。

⑥期間➡6日間を限度。

⑦復温

　①0.1℃/時間のゆっくりとしたスピードで行う。

　②脳温が35℃前後に達したら、ならし期間を2〜3日間設ける。

⑧副作用

　①不整脈、心拍出量減少、心機能の低下。
　②低K血症、電解質異常。
　③免疫機能低下、重症感染症。
　④血小板減少、出血傾向。
　⑤高血糖

❹栄養管理(徳富ら，2000；日本神経外傷学会，2001)

　(ⅰ)受傷後急性期のエネルギー消費量は、基礎代謝量の130〜140%まで上昇する。

　(ⅱ)受傷後7日までに、エネルギー消費に見合ったカロリー補給をする。

　(ⅲ)鎮静化は、エネルギー消費量を低下させる。すなわち、鎮静中の患者では、100%程度となる。

　(ⅳ)体温の1℃の変化で、エネルギー消費量は10〜13%増減する。

　(ⅴ)高血糖には特に留意する。血糖値を100〜200 mg/dlにコントロールする。

9．転帰(Outcome)の評価法

❶グラスゴー転帰尺度 Glasgow Outcome Scale(GOS)(表12)

表12．Glasgow outcome scale(Jennettら，1975)

Good recovery (回復良好)	Normal life even though there may be minor neurological and psychological deficits. (正常生活が可能。軽度な神経学的および精神的脱落症状はあってもよい)
Moderate disability (中等度障害)	Disabled but independent(disabilities；dysphasia, hemiparesis, intellectual and memory deficits, personality change etc). (神経脱落症状や記憶障害などはあるが、日常生活は自力で可能)
Severe disability (重度障害)	Conscious but dependent for daily support. (意識は清明であるが、日常生活は他人の介助が必要)
Persistent vegetative state (植物状態)	Patient who remains unresponsive and speechless for weeks or months until death. (死亡するまで数週間あるいは数カ月間、無反応で発語もない)
Death(死亡)	死亡

❷日常生活動作(activities of daily living；ADL)(表13)

表 13. 日常生活動作による成績評価判定法

ADL I	ほとんど正常に回復したもの。 (社会復帰)
ADL II	日常生活はほとんど自力で可能。 (一部社会復帰可能)
ADL III	日常生活は可能だが、他人の助けを必要とする。 (社会復帰は困難)
ADL IV	ねたきり
ADL V	植物状態
死亡	

(高血圧性脳出血の外科的治療に関する Grading 作製委員会,1986)

10. 機能的重症度評価法―Barthel index(Barthel 指数)―(254頁の表3)

❶10項目の評定からなっている。
❷それぞれの項目について、「独力で行うことができる」、「介助が必要」、および「できない」のいずれであるかを判定する。
❸該当する得点を選び、それらを合計する。
❹評定されるのは、患者の能力(ability)である。
❺最高点は100点である。
❻治療を行ってもこの指数に変化がない場合には、リハビリテーションの潜在能力がないと考える。

快適空間

★好きなように使ってね！

●軟部組織の損傷

1. 創傷 Wound

定義 外力により生ずる生体組織の破壊を損傷(injury)という。

分類

機械的損傷	①開放性損傷、すなわち"創(wound)"。 　㋐切創(incised wound) 　　➡鋭利な刃物による開放創。 　㋑割創(bluntly cut wound) 　　➡頭皮では鈍的外力でも切創に似た開放創で、切断面に連続性の組織が残存している。 　㋒剝皮創(scalping) 　　➡帽状腱膜と骨膜(あるいは筋膜)との間で剝離が起こった開放創をいう。 　　　帽状腱膜と骨膜との間の結合が疎であるために生じる。 　㋓その他、刺創(stab wound)、裂創(lacerated wound)、擦過創(excoriation wound)や咬創(bite wound)など。 ②非開放性損傷、すなわち"傷"。
非機械的損傷	➡化学的損傷や物理学的損傷。

2. いわゆる"こぶ"(図15)

皮下血腫 (Subcutaneous hematoma)	①特別な治療の必要はない。 ②数日で消失する。
帽状腱膜下血腫 (Subgaleal hematoma)	①通常、2週間くらいで吸収される。 ②治療 　㋐圧迫繃帯で様子をみる。 　㋑吸収が悪い場合には、穿刺・排液する。
骨膜下血腫 (Subperiosteal hematoma)	①血腫の吸収は悪い。 ②時に血腫が石灰化したり、化骨したりすることがある。 ③治療 　㋐経過観察(2〜3週間) 　㋑吸収が悪い場合には、穿刺・排液する。

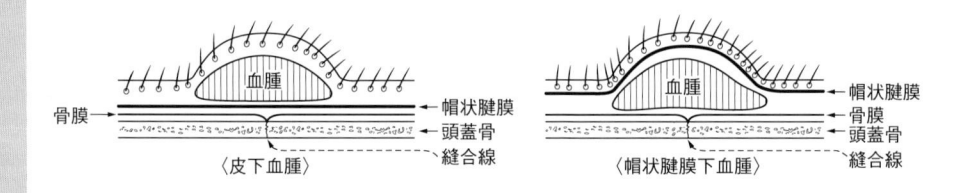

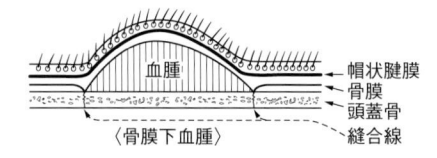

図15. 皮下血腫、帽状腱膜下血腫および骨膜下血腫(模式図)

●頭蓋骨骨折 Skull fracture

1. 概説

分類

Ⓐ骨折が**外界と交通して**いるか否かにより(頭皮に裂創があるか否かにより)	①単純骨折(simple skull fracture) ➡頭皮に裂創がない。すなわち骨折と外界とが交通していないもの。 ②複雑骨折(compound skull fracture) ①頭皮裂創があり、骨折が皮創を通じて直接に外界と交通しているもの、あるいは ②頭蓋底骨折のように副鼻腔を介して間接的に外界と交通しているもの。
Ⓑ骨折が**頭蓋内腔と交通**しているか否かにより	①閉鎖性骨折(closed skull fracture) ➡頭蓋内腔との交通はない。 ②開放性骨折(open skull fracture) ➡複雑骨折において、硬膜内腔と外界とが交通しているものをいう。
Ⓒ骨折の形から	➡本質的には線状骨折と陥没骨折とである。 ①線状骨折(linear skull fracture) ➡骨折の形状が線状(ヒビ割れ)のもの。 ①粉砕骨折(comminuted skull fracture) ☞骨折片がいくつにも分かれたもので、線状骨折の複雑化したものである。 ②縫合離開骨折(diastatic fracture)(85頁、177頁) ☞頭蓋縫合の離開を認めるもので、縫合部に外力が加わった場合に生じる。 ②陥没骨折(depressed skull fracture) ①頭蓋骨が頭蓋内腔へ陥没した骨折をいう。 ②乳幼児では、ピンポン球がへこんだような骨折。すなわち、認めるべき骨折線がなくて頭蓋骨が陥没する。 ➡**ピンポン球骨折**(ping-pong ball fracture ; 177頁)という。 ③打ち抜き型骨折(穿通性骨折) 1. 頭蓋骨が打ち抜かれたもので、外力の接触面積が小さくて、強い外力が加わった時に生じる。 2. 銃創が典型例。その他、釘打ち銃、傘、箸や車がはねた石などによる。 3. 板間層の発達している前頭骨や頭頂骨に起こりやすい。
Ⓓ骨折の**存在部位**により	①円蓋部骨折(vault fracture) ➡頭蓋円蓋部の骨折。 ②頭蓋底骨折(basal skull fracture) ➡前頭蓋窩骨折、中頭蓋窩骨折および後頭蓋窩骨折。

頻度
(中村ら, 1965)

	線状骨折	陥没骨折	頭蓋底骨折
成人	61%	14%	25%
小児	46%	44%	10%

骨折の力学

❶骨折は、その個体が生理的にもつ歪みの限界域を越えた時に生じる。
　(ⅰ)頭蓋骨が、1mの高さから固い面に落下した場合に骨折が生じる。
　(ⅱ)交通事故では、衝突時の速度が10km/hを越えると頭蓋骨骨折を生じる。

❷閾値（表 14）
　➡部位によって異なる。

表 14. 骨折を生じる閾値(Gadd ら，1968。一部加筆)

前頭骨	1100 lbs/in² (77.34 kg/cm²)
頭頂骨	550 lbs/in² (38.67 kg/cm²)
頬骨	225 lbs/in² (15.82 kg/cm²)

診断　❶頭部エックス線単純撮影
　　➡陥没骨折では接線方向撮影が有用。
❷エックス線 CT（骨条件 bone window level）
　（ⅰ）軟部組織が4mm以上腫脹している場合には、通常、骨折を伴っている(Kleinman ら，1992)。
　（ⅱ）線状骨折を認める部位の軟部組織が腫脹(soft tissue swelling)していない場合には、その骨折は急性(acute injury)のものでないことが多い。

2．各部位の骨折

1）円蓋部骨折 Convexity skull fracture

(1) 線状骨折 Linear fracture

発生頻度　頭蓋骨骨折の80%。
分類　骨折線の数により、以下のように分けられる。
❶単一性(single linear fracture)
❷多線性(multilinear fracture)
　（ⅰ）外力の大きいことを示す。
　（ⅱ）多線性線状骨折の中に**粉砕骨折***が含まれる。

> *【**粉砕骨折** Comminuted fracture】
> ①概念
> 　➡線状骨折の複雑化したもので、骨片がバラバラになっているものをいう。
> ②外力の接触面積が打ち抜き型骨折より広い場合に生じる。
> 　➡平面または鈍器との非常に高速度の衝突（衝撃エネルギーが強い）により、生じる。
> ③中心部に陥没骨折を伴うことが多い。
> ④脳挫傷や頭蓋内出血を合併する頻度が高い。
> ⑤頭蓋骨の3層構造が完成した成人に多く、小児には生じにくい。

骨折の方向　原則として、外力(打撃)の方向と一致する。

好発年齢	成人に多い。
好発部位	❶成人➡円蓋部中央
	❷小児➡頭頂骨および後頭骨に多い。
頭部エックス線単純撮影	❶直線状の骨折線を認める。

　　　🖙小児では、不規則状（ジグザグ）に走る（177 頁）。

❷通常、3 mm 以内の幅の直線状の線として描出される。

❸骨折線の幅は、打撃部位の直下で最も広い。

❹骨折線は、頭蓋骨の厚い部分から薄い方向へ走る。

　　🖙頭蓋骨は、一般に、矢状部では静脈洞の両側で厚く、側頭骨鱗状部では薄い。

　　　➡したがって骨折線は、通常、側頭骨や頭蓋底の方に向かう。

　　　　🖙小児では、円蓋部に沿って走る（177 頁）。

❺骨折の存在は、強い外力が頭蓋骨に加わった証拠である。

❻Towne 撮影の有用性

　➡前後撮影で写っている骨折線が前頭骨のものか、後頭骨のものかを判読するのに有用。すなわち、

（ⅰ）前後撮影でみられた骨折線が、Towne 撮影で**下方に移動**している場合➡前頭骨（図 16）

（ⅱ）前後撮影でみられた骨折線が、Towne 撮影で**上方に移動**している場合➡後頭骨（図 17）

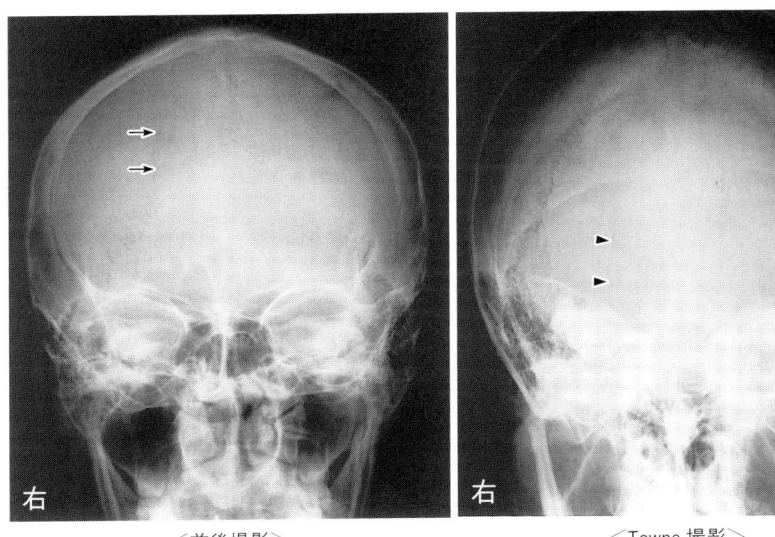

＜前後撮影＞　　　　　　　　　　　＜Towne 撮影＞

図 16．線状骨折の頭部エックス線単純撮影―その 1―

前後撮影でみられる線状骨折線（→）が、Towne 撮影で下方（▲）に移動してみえる。したがってこの骨折線は、前頭骨のものと診断できる（図 17 と比較して下さい）（至聖病院高木正人博士のご厚意による）。

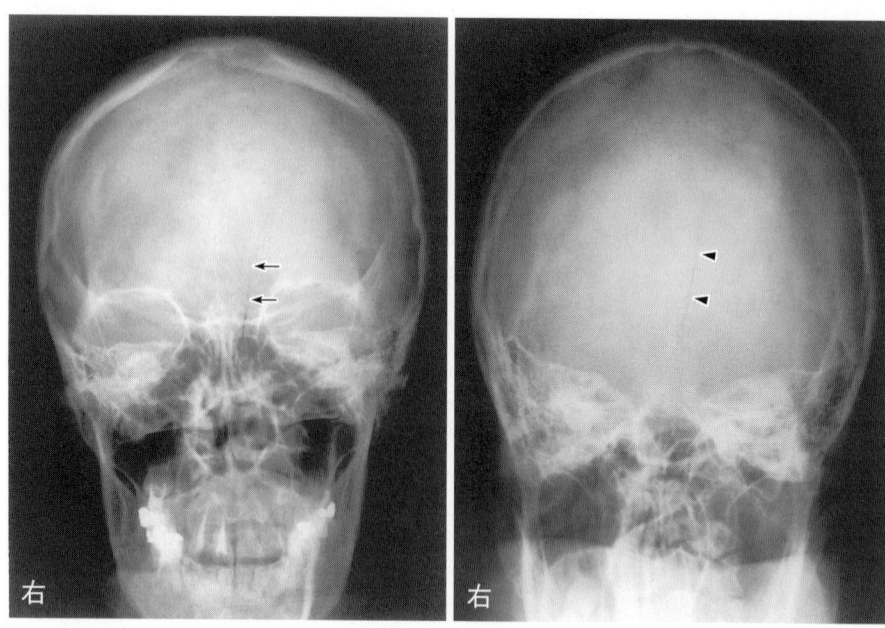

　　　　　　　　　　　　　　　　　＜前後撮影＞　　　　　　　　　　　　　　　　　＜Towne 撮影＞
　　　　　　　　　　　　　図 17．線状骨折の頭部エックス線単純撮影―その 2―
前後撮影でみられる線状骨折(→)が、Towne 撮影で上方(▲)に移動してみえる。したがってこの骨折線は、後頭骨のものと診断できる(図 16 と比較して下さい)。
(窪田 惺：脳神経外科ビジュアルノート．金原出版，東京より許可を得て引用)

ちょっとお耳を拝借

線状骨折の消失時期(三輪ら，1981)

➡骨折線が頭部エックス線単純撮影で消失する時期は、以下の通りである。

① 乳幼児では、受傷後 3〜6 カ月以内に消失する。
② 5〜12 歳では、1 年以内にほとんど消失する。
③ 成人
　ⓐ 2〜3 年またはそれ以上。
　ⓑ 消失しないこともある。

治療　骨折自体、治療の対象とはならない。

➡頭蓋骨は脳の保護器であり、運動器としの役割はないため(体動で動くことがないため)。

> 楽々講座　【縫合離開骨折 Sutural diastatic fracture（図18）】
>
> ①線状骨折のうち、頭蓋縫合部に外力が加わり、縫合が離開するものをいう。
> ②3歳以上では、頭部エックス線単純撮影で2mm以上の縫開離があれば骨折と診断できる。
> ③縫合線の幅が、ある所から急に広くなっているのが縫合離解骨折の特徴。
> ④若年者に多くみられ、30〜35歳以後は稀。
> ⑤なお、縫合部以外の部位の線状骨折で、骨折線の幅が広い場合に解離性(離開)骨折(unsutural diastatic fracture)という名で呼ばれることがある。
>
> 図 18．縫合離開骨折の頭部エックス線単純撮影
> 左ラムダ縫合に離開骨折を認める（→）。

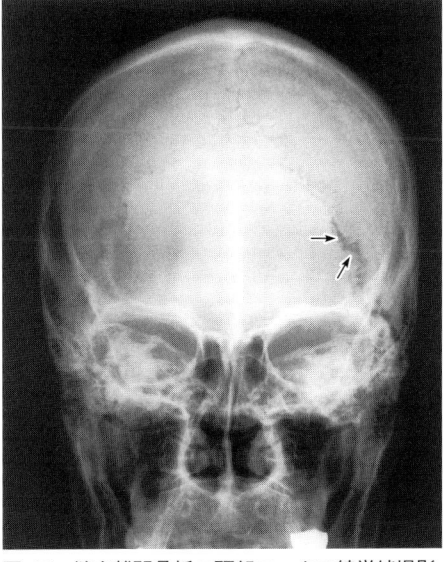

(2) 陥没骨折 Depressed fracture

概念
❶骨折片の全層、すなわち外板までが頭蓋骨内板内面で形づくる線より陥入している状態をいう。
❷頭蓋骨円蓋部に特有の骨折である。
❸頭蓋骨内板の損傷範囲の方が、外板のそれより広い。

発生頻度　頭蓋骨骨折の20％。

発生機序　高速の打撃が、比較的限局した部位に加わることにより生じる。

好発年齢　小児に多い。
　　　　　←小児の頭蓋骨は軟らかく弾性があるため。

好発部位
❶頭頂骨（半数）
❷次いで、前頭骨。

頭部エックス線単純・断層撮影　切線方向撮影や断層撮影が有用。
　➡陥没骨折の程度や形状がわかる。

CTおよびMRI
❶陥没骨折直下の脳損傷や、頭蓋内出血の程度を知るのに有用。
❷単純エックス線CTでは、骨条件の設定（bone window level）で陥没骨折を描出できる。

手術		
手術適応症例	①開放性陥没(粉砕)骨折* ②単純性陥没骨折 　①骨片により、硬膜損傷がある場合。 　②頭蓋骨の幅の深さまで陥没している場合。 　③骨折部に一致して、頭蓋内血腫を伴っている場合。 　④骨折部に一致する神経症状のある場合。 　⑤美容上	
手術時期	①開放性陥没(粉砕)骨折*では緊急手術。 ②単純性陥没骨折で手術適応があれば、状態が落ち着いてから行う。	
手術法	①整復術 　①挙上法 　　➡落ち込んだ骨片を挙上する方法。 　②反転法 　　➡反対にひっくり返して使う方法。 ②人工骨の使用。	

合併損傷
❶急性頭蓋内出血の発生率は、通常、線状骨折に比して低い。
❷60%に硬膜損傷がみられる。

> *【開放性陥没・粉砕骨折の手術】
> ①頭皮の裂創部を含めて広く皮切を行う。
> ②脳内に刺入している骨片や異物を、除去する。
> ③脳挫傷部を切除する。
> ④汚染している硬膜は切除し、その後硬膜形成術を行う。
> ⑤汚染が強い場合には、骨弁は除去し、後に頭蓋形成術を行う。
>
> ※24時間以上経てから来院した場合には、
> 　①まず、緊急で骨片を除去する。
> 　②3カ月後頃に、頭蓋形成術を行う。

2）頭蓋底骨折 Basal skull fracture

発生機序
❶全体
　（ⅰ）通常、円蓋部に加わった加重により頭蓋骨にひずみが生じ、薄く抵抗の弱い頭蓋底部に亀裂を生じる(破裂骨折)。
　　➡骨折線は頭蓋底の孔で終わりやすい。
　（ⅱ）円蓋部骨折の延長として起こることが多い。
❷部位別
　（ⅰ）前頭蓋底骨折
　　ⓐ円蓋部の骨折線が延長して前頭蓋底に及ぶ場合。
　　ⓑ顔面部の打撃による場合(直達外力)。

(ⅱ)中頭蓋底骨折
　ⓐ側頭部よりの外力が、頭蓋底に対して強く歪みを与えた場合。
　　➡多い。
　ⓑ側頭部円蓋部の骨折線が延長して発生。

頻度
(金谷ら, 1969)

❶全体
　➡入院した頭部外傷例の13%。
❷年代別
　(ⅰ)成人；入院した頭部外傷例の12%。
　(ⅱ)小児；入院した頭部外傷例の8%。

分類

骨折の型による分類 (図19)	①縦骨折(longitudinal fracture) 　①骨折線が矢状方向に走るものをいう。 　②眼窩上壁より視神経管、上眼窩裂を経て、トルコ鞍外側を走り、錐体骨内側に沿い大孔に至るもの、すなわち正中線外側部を縦走するものが定型的。 ②横骨折 　①中頭蓋底の前端部を蝶形骨縁に沿って走るもの、 　②錐体骨の前縁に沿って走るもの、 　③錐体骨の単独の横断骨折、 がある。 ③環状骨折 　①大孔を取り囲む対称性の輪状骨折である。 　　➡大孔の側縁から頸静脈孔および錐体後頭裂、トルコ鞍などを連ねる骨折。 　②脊柱を介して下から作用した外力が頭蓋底に及び、後頭顆(occipital condyle)に上向きの力が加わり、大孔周辺部が頭蓋内へ陥凹するために生ずる。

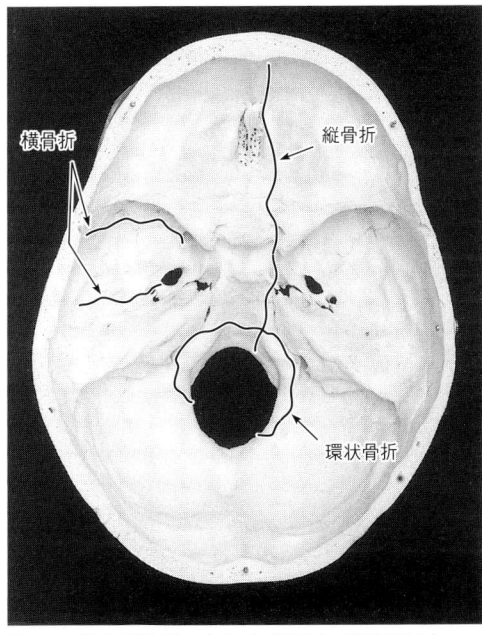

図 19. 頭蓋底骨折の各タイプ(写真は晒骨標本)
(窪田 惺：脳神経外科ビジュアルノート．金原出版，東京より許可を得て引用)

発生部位による分類	①前頭蓋底骨折 　➡(例)視神経管骨折 ②中頭蓋底骨折 　➡(例)錐体骨骨折 ③後頭蓋底骨折 　①非常に稀。 　②多くは転落事故による。 　③死亡率が極めて高い。		
打撃方向と部位	❶主として、矢状あるいは横方向。		
	❷打撃部位と骨折部位とは、良い相関を示す。		
	①前頭部の打撲	中央部の打撃	骨折線は、篩板・眼窩上内壁からトルコ鞍へ向かう。
		側方部の打撃	骨折線は、眼窩上壁から視神経管、上眼窩裂へ向かう。
	②側頭部の打撲	前部への打撃	骨折線は、前頭蓋底を横走する。
		中央部への打撃	骨折線は、中頭蓋底を横走する。トルコ鞍にも向かう。
		後部への打撃	骨折線は、錐体骨前縁に沿って平行に入りやすい(錐体骨縦骨折；図21)。
	③後頭部の打撲		1．骨折線は、錐体骨を横切る(錐体骨横骨折；図22)。 2．骨折線は、大孔へ向かう。
好発年齢	成人に多く、小児には少ない。		
症状・特徴	❶全体		

Ⓐ眼窩周囲の溢血斑 (black eye)		①眼の周囲の皮下出血で、パンダの眼に似ているので"パンダ眼"ともいう。 ②前頭蓋底骨折(眼窩上壁を通る骨折)を示唆する。 ③受傷後 1〜2 日で出現する。 ④溢血斑は上・下眼瞼に限局し、境界は比較的明瞭で、額や頬部などの周囲組織には拡がらない。また上・下眼瞼の腫脹も著明。 　⬅一方、眼窩部を強打した場合の溢血斑は、通常、眼瞼のみならず隣接した顔面にも広く拡がる。
Ⓑ Battle 徴候		①耳介後部(乳様突起部)の皮下出血(溢血斑)をいう。 ②中頭蓋底後部骨折を示唆する。 ③受傷後 4〜5 日であらわれる。
Ⓒ髄液漏 (cerebrospinal fluid leak or liquor-rhea)		〔流出液が髄液であることの確認〕 ①血清髄液では、濾紙に一滴落とすとダブル・リングになる。すなわち中心部が赤く、周辺部が髄液のために透明あるいは淡黄色となる。 ②水様性鼻汁(nasal rhinorrhea)との鑑別 　1．テステープで糖を検査 　　➡髄液では糖が陽性、一方鼻汁は糖陰性(鼻汁でも陽性となることもあるが…)。 　2．ハンカチ・テスト 　　➡鼻汁は蛋白を多く含んでいるため、ハンカチが"ごわごわ"になる。
	髄液鼻漏 (cerebrospinal fluid rhinorrhea)	①定義 　➡髄液が頭蓋底骨折部を介して鼻腔から流出するのをいう。 ②発生頻度(小沼, 1996) 　①成人；頭部外傷の 1〜3％。 　②小児；1％未満(10 歳未満では稀)。 ③発生時期(小沼, 1996) 　① 48 時間以内が 60〜70％と最も多い。 　② 90％は 1 カ月以内に発症する。

ⓒ髄液漏 （cerebrospinal fluid leak or liquor-rhea）	髄液鼻漏 (cerebrospinal fluid rhinorrhea)	④鼻漏を起こしている部位 ➡前頭洞、篩骨洞が多く、蝶形骨洞は稀。 ⑤放射線学的診断 ➡ metrizamide CT、あるいは MRI。 ⑥治療 ➡保存的治療が原則。 ☞ほとんどが1～3週間以内に自然停止する。
	髄液耳漏 (cerebrospinal fluid otorrhea)	①定義 ➡髄液が頭蓋底骨折部を介して外耳道から流出するのをいう。 ②発生頻度 ➡髄液鼻漏より少ない。 ③分類 ①開放型(open type)；鼓膜に欠損を生じているもの。 ②閉鎖型(closed type) 　1．鼓膜に欠損を認めないもの。 　2．中耳に髄液が貯留する。 　3．髄液は耳管を通って鼻咽腔や鼻内に流出し、鼻漏となることがある。 ④放射線学的診断 ➡ metrizamide CT、あるいは MRI。 ⑤治療 ➡保存的治療が原則。 ①髄液鼻漏より治癒しやすい。 ②ほとんどが1～2週間以内に自然停止する。
Ⓓ脳神経損傷**		①嗅神経が最も損傷を受けやすい。 ②次いで、聴覚障害(聴神経損傷、中耳および内耳障害を含む)＞顔面神経損傷＞視神経損傷(視交叉を含む)＞三叉神経損傷。 ③以降、外転神経損傷≧動眼神経損傷の順(Hughes, 1964)。
Ⓔ気頭症(pneumocephalus)		①概念 ➡頭蓋内に空気が進入・貯留した状態をいう。 ②頻度；7～10％(CT 出現後) ③原因では、前頭蓋底骨折が多い。 ④半数に髄液漏を合併する。 ⑤空気の進入経路 ①円蓋部の開放性骨折により直接入る場合。 ②頭蓋底骨折に伴い副鼻腔や乳突蜂巣より入る場合。 　1．進入路として最も多い。 　2．前頭洞が最も多く、次いで篩骨洞である。 　☞髄液鼻漏を合併する。 ⑥空気の貯留場所 ①硬膜外、硬膜下、くも膜下、脳内、脳室内と様々であるが、硬膜下気頭症が最も多い。 ②硬膜外の空気は体位(頭位)で変化しないが、硬膜下の空気は体位(頭位)で変化する。 ⑦好発部位；前頭部が最も多い。 ⑧症状；頭痛、けいれん、運動麻痺。 ⑨受傷後48時間以内に出現することが多い。 ⑩放射線学的検査 ①頭部エックス線単純・断層撮影(図20)➡空気量が多い場合。 ②単純エックス線 CT ➡空気の貯留部位を正確に捉えることができる。 　1．少量の空気(0.5 ml)でも描出可能。 　2．くも膜下腔(槽)にある場合には、小さな丸い低吸収域として描出される。 ③MRI 　1．脳実質の副鼻腔への脱出の有無を診断するのに有用。 　2．T1、T2強調画像共、低信号域。

Ⓔ気頭症(pneumocephalus)	⑪治療 ①保存的治療(感染防止)。 ②髄液鼻漏が認められる場合には、手術。 　➡挫滅脳組織の除去、および硬膜断裂部を閉鎖。

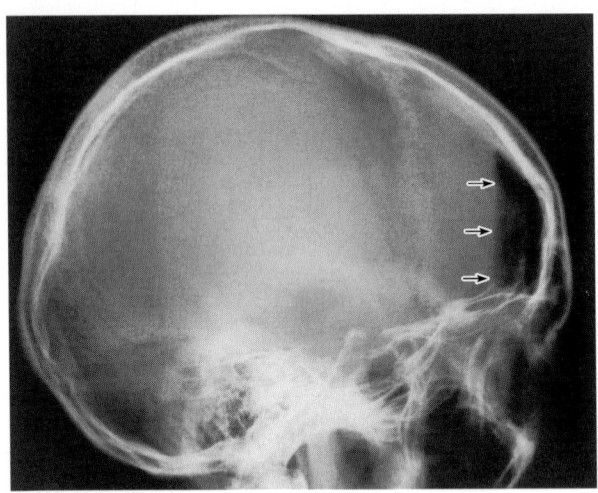

図 20．気頭症の頭部エックス線単純撮影
前頭部に空気の貯留を認める(→)。

❷部位別

前頭蓋底骨折の症状	①嗅覚障害←篩板骨折による嗅神経の損傷。 ②視神経障害 ③鼻出血 ④髄液鼻漏 　➡髄液が頭蓋底骨折部を介して鼻腔から流出するのをいう。 ⑤眼窩周囲の溢血斑(black eye)←パンダ眼とも称される。 ⑥気頭症(pneumocephalus) 　➡頭蓋内に空気(副鼻腔や乳突蜂巣内、あるいは外界の空気)が進入・貯留した状態をいう。
中頭蓋底骨折の症状	① Battle 徴候、すなわち耳介後部(乳様突起部)の皮下出血(溢血斑)。 ②髄液耳漏 　➡髄液が頭蓋底骨折部を介して外耳道から流出するのをいう。 ③耳出血 ④顔面神経麻痺 ⑤聴神経障害 ⑥頭蓋内気頭症(intracranial pneumocephalus)*
後頭蓋底骨折の症状	①咽頭後壁の粘膜下血腫。 ②項部や頸部の腫脹や出血斑。 　➡受傷 2〜3 日後に目立つようになる。 ③舌咽神経、迷走神経、副神経や舌下神経麻痺。 ④頸部交感神経幹の損傷により、その側の Horner 症候群(33 頁)。

*【頭蓋内気頭症 Intracranial pneumocephalus】
①定義；外界、あるいは副鼻腔内の空気が頭蓋内腔（硬膜外、硬膜下、くも膜下、脳内や脳室内）へ流入した状態をいう。
②頻度
　①頭部外傷例の 4〜10%。
　②副鼻腔骨折を伴う閉鎖性頭部外傷の 8%。
③原因
　①外傷；74% で、原因として最も頻度が高い。
　②脳腫瘍（13%）
　③感染症（9%）
④空気の存在部位；硬膜下腔とくも膜下腔がほとんど。
⑤分類
　①硬膜外型
　　1．頻度は少ない。
　　2．通常、前頭洞の骨折により生ずる。
　②硬膜下型
　③くも膜下型；中頭蓋窩骨折でみられるのが普通。
　④脳内型
　　1．頻度；19%
　　2．原因；交通外傷によることが最も多い。
　　3．好発年齢・性別；外傷例では、圧倒的に成人男性に多い。
　　4．好発部位
　　　→外傷例では、前頭葉がほとんどで、前頭洞と脳との交通による。
　　5．発現までの期間；大部分は、外傷後 20 日以降。
　　6．外傷例では、脳挫傷に発生しやすい。
　　7．外傷例では、骨・硬膜欠損部への脳実質の嵌頓を認める。
　　　☝ MRI が有用。
　　8．脳内型のみでは髄液鼻漏は生じないが、脳室内へ進展すると同時に髄液鼻漏が出現する。
　⑤脳室内型
　　1．中頭蓋窩骨折でみられる。
　　2．外傷性の脳内型より進展したものでは、脳挫傷例に発生しやすい。

好発部位	❶篩骨板
	❷トルコ鞍周囲
	❸錐体骨***
エックス線単純撮影	骨折の有無を診断するのに、困難なことが多い。

単純エックス線 CT	錐体骨骨折の診断に、特に有用（図21、22）。
診断	❶主として、臨床所見でなされる。 ❷単純CT（bone winddow level；骨条件）が有用（図21、22）。 ❸髄液の確認方法 　➡テステープで糖を証明。 　　🔍涙液や血液が混じると糖は陽性となる。 ❹髄液の漏出部位の診断 　（ⅰ）エックス線CTによる脳槽造影 　　ⓐ腰椎穿刺を行い、造影剤をくも膜下腔に注入する。 　　ⓑエックス線CTを撮影し、漏出部位を診断。 　（ⅱ）放射線同位元素（radioisotope；RI） 　　ⓐRIを腰椎くも膜下腔より注入する。 　　ⓑ鼻腔内に挿入した綿栓のRIをカウントする。 　（ⅲ）MRI 　　ⓐ瘻孔は、骨欠損として描出される。 　　ⓑ瘻孔を通じて、脳実質が副鼻腔へ脱出しているのが描出できる。
治療	❶頭蓋底骨折自体に対しては、治療する必要はない。 ❷感染（髄膜炎）の予防が重要。 　➡抗生物質の投与（約2週間） ❸髄液漏に対する治療方針と治療 　ⓐ自然治癒することが多いので、保存的治療が原則。 　　㋐約2週間のベット上安静（頭部を約30°挙上）。 　　㋑抗生物質の投与。 　　㋒鼻をかませない。 　　㋓耳栓や鼻栓をしない（ガーゼを当てておくだけにする）。 　ⓑ手術適応症例 　　㋐髄液漏が2～3週間以上持続する症例。 　　㋑反復性、遅発性の外傷性髄液漏。 　　㋒髄膜炎を反復する例。 　　㋓脳脱を伴っている例。 　　㋔気頭症が持続・進行する症例。 ❹視神経管骨折➡緊急手術（視神経管開放術）の対象。
合併症	❶頸動脈・海綿静脈洞瘻（235頁） 　🔍中頭蓋底骨折（トルコ鞍横断骨折）に伴う。 ❷髄膜炎

【外傷性脳神経損傷 Injury of cranial nerves】
①頭部外傷例の 20〜40％。
②原因(工藤ら, 1974)
　➡通常、頭蓋底骨折により生じる。
　　⒈直接、脳神経に外力が及んで損傷が起こる。
　　⒉頭蓋骨骨折により脳神経が障害される。
　　⒊外力により脳が頭蓋内で移動することにより、脳神経に牽引力が加わり損傷される。
　　⒋脳幹内の小出血による。
③小児では頭蓋底骨折を起こしにくいので、外傷性脳神経障害は少ない。
④各脳神経損傷
　（ⅰ）嗅神経損傷
　　①外傷性脳神経損傷のうち、**侵される頻度が最も高い。**
　　②頻度；頭部外傷の 11％。
　　③打撲部位
　　　⒈前頭部や顔面打撲による篩骨・篩板骨折に合併することが多い。
　　　⒉1/3 は後頭部打撲による対側損傷(反衝損傷)。
　　④重症頭部外傷例に多く、また通常、1週間以上の外傷後健忘(PTA)を伴う。
　　⑤完全嗅覚脱失例が多く、かつ両側性が多い。
　　⑥嗅覚脱失は、外傷後しばらくしてから訴えることが多い。
　　⑦嗅覚脱失を伴う髄液鼻漏は、篩板の骨折による。
　　⑧予後
　　　⒈完全な嗅覚脱失例；回復不能。
　　　⒉中等度から軽度の嗅覚障害例；1/3〜1/2 の症例が半年〜1年で回復する。
　（ⅱ）視神経損傷
　　①頻度；頭部外傷の 4％。
　　②障害部位
　　　⒈視神経管内が最も多い。
　　　⒉その他、眼窩内視神経や視交叉部。
　　③原因・打撲部位
　　　⒈オートバイ事故によることが多い。
　　　⒉**眼窩上外側縁の打撲**によることが圧倒的に多い。
　　　⒊穿通性外傷よりも、閉鎖性頭部外傷によることが多い。
　　④発生機序
　　　⒈視神経管骨折(骨片による視神経の圧迫)によるものが最も多い。
　　　⒉視神経の挫傷や断裂。

3．視神経鞘内の出血。
　　　4．前床突起、眼窩上壁の骨折。
　⑤受傷直後から視力障害を訴える。
　⑥視神経管開放術
　　1．手術適応症例
　　　・視力が光覚弁以上の症例。
　　　　☞受傷直後より完全盲の症例は、適応外。
　　　・視力が進行性に悪化する例。
　　2．手術時期
　　　→受傷後1〜2週間以内。
　⑦自然回復する場合には、外傷後数日で回復し始め、ほぼ5〜6週間までに回復する。
（iii）動眼神経、滑車神経、および外転神経損傷
　ⓐ全体（概説）
　　①頻度；頭部外傷の1〜7％。
　　②眼球運動に関する脳神経の中では、外転神経麻痺が最も多い。
　　　1．錐体骨骨折によって損傷されやすい。
　　　2．回復しやすく、大部分が、数週〜数カ月で治癒する。
　　③2〜3カ月で自然回復することが多いが、6カ月以上経っても軽快しない場合には、完全治癒は望めない。
　ⓑ個別例
　　①動眼神経損傷
　　　1．頻度；頭部外傷の2.6％。
　　　2．打撲部位および外力の方向；前頭部や後頭部で、前後方向。
　　　3．単独損傷は稀で、60％は視神経障害を伴う。
　　　4．単独損傷で最も多い部位は、海綿静脈洞で硬膜を貫通する部分や錐体床突起靭帯（petroclinoid ligament）部。
　　　5．一側性の麻痺のことが多い。
　　　6．不完全麻痺が多いが、完全麻痺の時には、くも膜下出血や頭蓋骨骨折を高率に伴う。
　　　7．通常、眼球運動障害をきたす。
　　　8．予後；一般に、良好。
　　②滑車神経損傷
　　　1．単独損傷は稀で、ほとんどは動眼神経麻痺を合併する。
　　　2．打撲部位；前頭部あるいは後頭部。
　　　3．両側性の麻痺は、通常、重症頭部外傷に合併する。
　　③外転神経損傷
　　　1．頻度；頭部外傷の2.7％。
　　　2．大多数は、完全回復するが、錐体骨先端部を横切る骨折を認める

症例では、回復は困難である。
(ⅳ)三叉神経損傷
　①頻度；頭部外傷の3.6％。
　②三叉神経第1枝である前頭神経(眼窩上神経 supraorbital nerve や滑車上神経 supratrochlear nerve)が障害されることが多い。
　③骨折がMeckel腔にまで及んだ場合には、Gasser神経節の損傷をきたす。
　　➡動眼神経や外転神経障害を伴う。
(ⅴ)**顔面神経損傷**
　①頻度；頭部外傷の4.7％。
　②側頭部打撲、特に錐体骨骨折や耳出血例に多い。
　③分類
　　1．即発性
　　　・受傷直後から発生。
　　　・骨折による直接の顔面神経損傷によることが多い。
　　　・錐体骨横骨折(図22)に多い。
　　2．遅発性
　　　・8〜18日後に発生。
　　　・顔面神経の出血・浮腫による。
　　　・錐体骨縦骨折(図21)に多い。
　　　・予後；良好
　④症状；顔面運動麻痺、味覚障害(舌前2/3)、涙の分泌障害など。
　⑤即発性や完全麻痺な症例は、予後不良。
(ⅵ)聴神経障害
　①錐体骨骨折により生ずる。
　②顔面神経との合併損傷が多い。
　③症状；難聴、耳鳴や平衡障害など。
(ⅶ)舌咽神経、迷走神経、副神経、および舌下神経損傷
　①頻度；これらの脳神経損傷は極めて稀で、頭部外傷の0.05％。
　②後頭蓋窩(頸静脈孔付近)骨折に際してみられる。
　③通常、単独損傷はなく、これらの脳神経の合併損傷である。
　④各脳神経障害の症状
　　1．舌咽神経麻痺；嚥下障害や味覚障害(舌の後方1/3)。
　　2．迷走神経麻痺；口蓋麻痺や嗄声。
　　3．副神経麻痺；胸鎖乳突筋と僧帽筋の麻痺。
　　4．舌下神経麻痺；舌を出す時に患側に偏る。

	***【錐体骨骨折】
縦骨折	①定義 ➡錐体骨の長軸方向に平行（頭蓋骨に対しては横方向）に生じる骨折をいう（図21）。 ②頻度 ➡錐体骨骨折の80％を占め、最も多い。 ③側頭骨鱗状部に外力が加わり生じる。 　👉頭蓋の横方向からの外傷。 ④**半数に髄液耳漏**をきたす。 ⑤顔面神経麻痺は少ない（20％）。 　①発生する場合は受傷後数日から（遅発性）のことが多い。 　②自然に回復することが多い。 ⑥伝音系難聴をきたす。 　👉外耳や中耳損傷による。

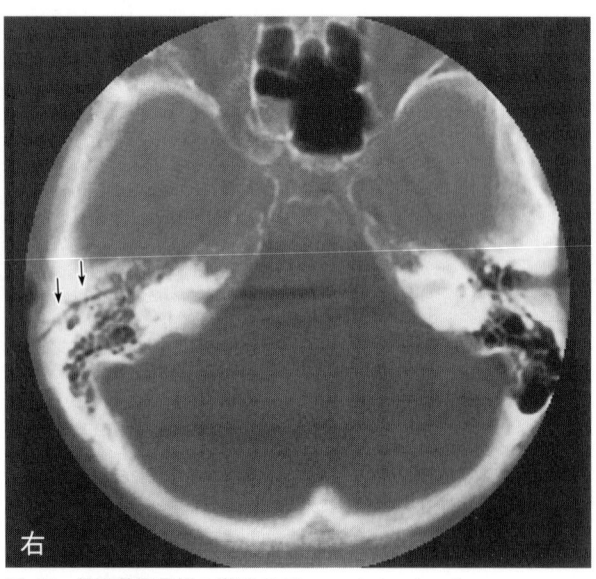

図21．錐体骨縦骨折の単純CT（bone window level）
錐体骨の長軸方向に平行に走る骨折を認める（→）。
（窪田 惺：脳神経外科ビジュアルノート．金原出版，東京より許可を得て引用）

横（垂直）骨折	①定義 ➡錐体骨の長軸に対して垂直に生じる骨折をいう（図22）。 ②頻度；20％ ③外力の強さは縦骨折より大きい力が必要で、そのため縦骨折より重症例が多い。 ④後頭・乳突部や前頭部に外力が加わり生じる。

⑤髄液耳漏は稀。
⑥顔面神経麻痺は半数にみられる。
　➡**即発性**が多く、**永続的**。
⑦感音系難聴、眩暈をきたす。
　☞内耳損傷による。

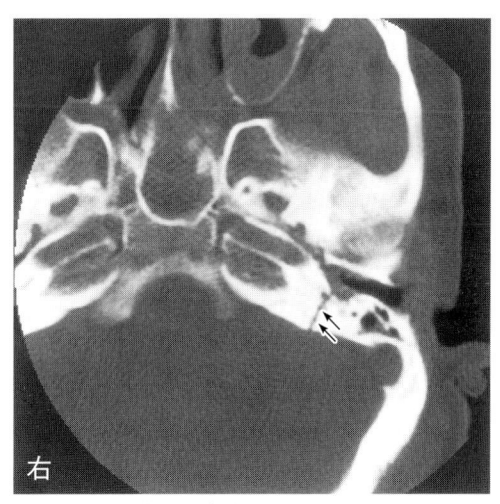

図 22．錐体骨横骨折の単純 CT (bone window level)
錐体骨を横断する骨折を認める (→)。
(窪田　惺：脳神経外科ビジュアルノート．金原出版，東京より許可を得て引用)

3）眼窩吹抜け骨折 Blow-out fracture

概念　❶眼窩部に眼窩より径の大きい物体が衝突することにより、急激に眼窩内圧が高まり、その結果眼窩壁を構成している骨のうち薄くて抵抗の弱い部分（眼窩下壁や内側壁）に破裂骨折をきたすのをいう。
❷破裂骨折の結果、眼窩内容が周辺の副鼻腔内へ嵌頓する。
　（ⅰ）眼窩下壁（底部＝上顎眼窩面）は上顎洞へ落ち込む。
　（ⅱ）眼窩内側壁（篩骨眼窩板）は篩骨洞内へ落ち込む。

原因　交通事故やスポーツ外傷。

発生機序　❶眼窩より径の大きな物体が眼窩部に当たる。
　（ⅰ）外力は、眼窩縁の骨折を生じさせない程度の強さであること。
　（ⅱ）眼窩径より小さい場合には眼球破裂をきたし、吹抜け骨折は生じない。
❷その結果眼窩腔内に押しつけられた軟部組織が、脆弱な眼窩底や内側壁を穿破する。

好発部位　❶眼窩下壁（底）に生ずることが多い。
　➡骨折部に嵌頓するのは、下斜筋や下直筋。
❷1/3 は、眼窩内側壁に生ずる。
　➡骨折部に嵌頓するのは、内直筋やその他の軟部組織。

症状	眼窩底(下壁)骨折	①眼球運動障害 　➡特に上転障害であるが、下転障害を伴うこともある。 ②複視(上方視の時に最も著明) ③眼球の下方偏位 ④眼球陥凹 ⑤下眼瞼部の知覚障害(三叉神経第2枝＝眼窩下神経の支配領域)
	眼窩内側壁骨折	①眼球運動障害(内転障害) ②複視 　①水平方向注視時(特に患側眼の外転時) 　②上方および下方視時。 ③眼位；患側眼が内転。

頭部エックス線
単純・断層撮影

❶Waters 撮影が有用。
　➡眼窩底骨折では、眼窩下壁の上顎洞への下方偏位や出血による上顎洞の混濁(図23)、あるいは液面形成がみられる。
❷前額断の断層撮影。

エックス線
CT

冠状断撮影が有用

治療

	保存的治療	➡通常、受傷後2〜3週間保存的に治療。
手術	手術適応例	①複視が改善しない症例。 ②美容上、眼球陥没が許容できない場合。
	手術時期	①一般に、待機手術(受傷後2〜3週間)。 ②急性期手術が必要な場合 　①traction test(眼球牽引試験)で眼球が全く動かない場合。 　②受傷直後より眼球陥没が認められる場合。
	手術法	①経眼窩到達法(trans-orbital approach) 　①経下眼瞼到達法(inferior approach) 　　1．この到達法が一般的。 　　2．下眼瞼を切開して眼窩下壁に達し、下壁を形成する。 　②経上眼瞼到達法(superior approach) 　　1．内側壁の骨折に適している。 　　2．鼻根溝に沿って切開する。 ②経上顎洞到達法(trans-antral approach)

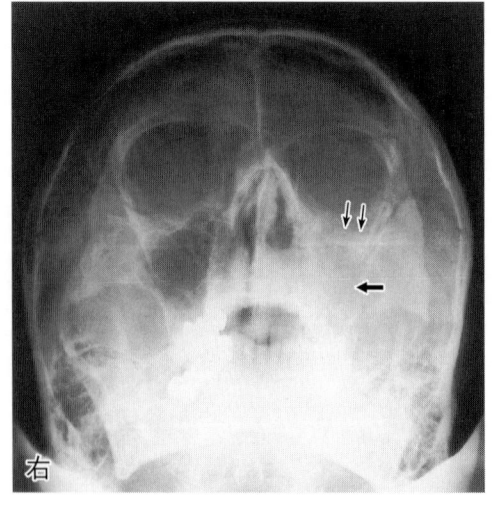

図 23. 眼窩底骨折の Waters 撮影
眼窩下壁の上顎洞への下方偏位(→)、および上顎洞の混濁(➡)を認める。

●頭蓋内血腫 Intracranial hematoma

1．概説

❶定義；頭部外傷が原因で、頭蓋内に血腫を形成するものをいう。
❷種類
　（ⅰ）硬膜外血腫、（ⅱ）硬膜下血腫、（ⅲ）脳内血腫。
❸急性、亜急性、および慢性について
　（ⅰ）発症時期では
　　　ⓐ急性（acute）とは、受傷後3日以内に症状が発現するものをいう。
　　　ⓑ亜急性（subacute）とは、受傷後4日以降〜20日までに症状が発現するものをいう。
　　　ⓒ慢性（chronic）とは、21日以降に症状が発現するものをいう。
　（ⅱ）病理学的には
　　　➡急性血腫と慢性血腫との区別は、血腫被膜の有無による。
　（ⅲ）"慢性（chronic）"と"遅発性（delayed）"との違い
　　　➡両者が同義語に用いられる場合があるが、異なる。すなわち「慢性」とは、一般に時間的因子に基づいた分類であるのに対して、「遅発性（161頁）」は初回のCT（あるいは脳血管造影）で血腫は認められないが、2回目以降のCT（あるいは脳血管造影）で血腫が発見されたもので、放射線学的に定義された用語である。したがって、出血の経時的変化と関係なく発生したものが「遅発性」ということになり、急性のことも、亜急性のことも、また慢性のこともあり得る（通常、受傷後24時間以後に発生したものを「遅発性」としている）。
❹血腫の基準
　➡脳幹圧迫という観点から、中頭蓋窩では15 ml、他の部位では25 ml (Marshall ら，1992)。
❺合併血腫
　（ⅰ）定義；他の頭蓋内血腫を合併しているものをいう。
　（ⅱ）別称；複合血腫ともいう。
　（ⅲ）頻度；3〜15％
　（ⅳ）組み合わせ
　　　㋐硬膜外血腫＋硬膜下血腫（脳内血腫を含む）；大部分はこのタイプ。
　　　㋑両側硬膜下血腫
　　　㋒両側硬膜外血腫
❻転帰
　➡同じGCS scoreでも、転帰は原因疾患により著明に異なる。

2．急性硬膜外血腫 Acute epidural hematoma

定義 硬膜外血腫とは、頭蓋骨内板と硬膜との間、すなわち硬膜の上に血腫を形成するものをいう。

頻度
❶全頭部外傷の1～3％。
❷入院を要する比較的重症の頭部外傷の2％。
❸非穿通性頭部外傷(non-penetrating head injury)の7％。
❹外傷性頭蓋内血腫の40％。

発生機序
❶衝撃により頭蓋骨から硬膜が剥がれ、硬膜の血管が損傷。
❷衝撃により頭蓋骨骨折が生じ、骨折端で硬膜血管が損傷、あるいは頭蓋骨内の血管(板間静脈)が損傷。

受傷機転
❶交通事故が最も多い。
❷次いで、転落。

特徴
❶通常、直撃損傷で発生する。
❷打撲部位では、側方部が多い。
❸ほとんどが(80～90％)、頭蓋骨骨折を伴っている。
　☞小児では成人に比べて骨折を伴うことは少ない。
❹意識清明期を伴うことがある。

出血源
❶中硬膜動脈が最も多い(半数)。
❷次いで、中硬膜静脈(33％)。
❸残りが、板間静脈や静脈洞(上矢状静脈洞や横静脈洞)。

血腫増大の時期
(横山ら，1987)
❶受傷後2時間以内➡74％の症例に血腫の増大を認める。
　←受傷後2時間以内に認められる血腫は、高率に増大する。
❷受傷後2～7時間➡23％に血腫の増大を認める。
❸受傷後7時間以上➡0％

好発年齢
❶20～60歳で、20歳代にピークがある。
❷2歳以下と60歳以上には比較的稀。
　☞硬膜と頭蓋骨とが強く癒着しているため。

性別 男性に多い(男性：女性＝4：1)。

好発部位
❶側頭部が最も多い(50～80％)。
❷次いで、前頭部(10～15％)、頭頂部(2～10％)。
❸ほとんどが片側性である。

症状
❶意識状態
　（ⅰ）受傷直後から意識障害をきたすのは、30～40％。
　（ⅱ）**意識清明期 Lucid interval*** を認める(15～60％)。
　　　➡意識清明期が短いほど、硬膜外への出血の程度は強い。
❷瞳孔不同
　（ⅰ）脳ヘルニア(鉤ヘルニア)の徴候
　（ⅱ）通常、血腫と同側の瞳孔が散大。

　　　　（ⅲ）6〜10％に血腫と反対側に瞳孔散大を認める。
❸片麻痺
　　➡大部分は、血腫と反対側に運動麻痺を認める。
　　　☞10％は、血腫と同側に発生する（Kernohan 圧痕；20 頁）。
❹頭蓋内圧亢進症状（頭痛や嘔吐など）

> ＊【意識清明期 Lucid interval】
> ①定義・概念
> 　①受傷直後意識障害があり、その後意識は清明となるが、再び意識レベルが低下する。この意識清明となっている時期を**意識清明期**という。
> 　②臨床像（clinical feature）に対して用いられる言葉。
> ②事故のタイプでは、転落の場合に多くみられる。
> ③年齢
> 　①66 歳以上の高齢者に多くみられる。
> 　②但し転落では、どの年齢層にもみられる。
>
> ※受傷直後には意識障害がなく、経過とともに意識障害が出現してくる場合、受傷直後の意識清明の時期を latent interval（意識潜在期）という。

症状の経過	❶側頭部に発生したもの➡急速に進行する。 ❷前頭部や後頭部に発生したもの➡臨床経過は緩慢。
頭部エックス線単純撮影	❶ほとんどに（80〜90％）、骨折を認める。 ❷骨折は側頭部中心に認めることが最も多く、次いで前頭部である。
脳血管造影	❶無血管野の証明 　➡正面像で、頭蓋骨内板と脳表血管との間に両凸レンズ型の無血管野を認める。 ❷硬膜動脈の圧排像 ❸硬膜動脈からの造影剤の漏出。 ❹静脈相で、上矢状静脈洞が頭蓋骨内面からはがれている所見。 　➡頭頂部血腫（上矢状静脈洞損傷による）（143 頁） ❺前大脳動脈の対側への偏位、および中大脳動脈の内方偏位。
単純エックス線CT	❶通常、両凸レンズ型の高吸収域（図 24）。 ❷圧排効果（mass effect） 　☞正中構造物の偏位と側脳室の圧排像。 ❸受傷後 2 時間以降に撮影された単純 CT で、血腫の density が均質で、かつ厚さが 15 mm 以下であれば、その後に血腫が増大する可能性は少ない。 ❹高吸収域内に不規則な swirl（渦）（図 24）を描く低吸収域を含む混合域（mixed density）は、新しい出血である。 ❺血腫内に空気像がみられることがある（← air in epidural hematoma）（図 25）。

> （ⅰ）頻度；20～40％
> （ⅱ）空気の流入源
> 　　➡乳突蜂巣、開放骨折部や副鼻腔（前頭洞や蝶形骨洞）。
> （ⅲ）臨床的意義
> 　　ⓐ「感染の危険性と血腫増大の可能性がある」との意見と、
> 　　ⓑ「臨床的意義は少ない」との意見、
> 　　がある。

手術適応・手術

❶手術適応

神経症状	①意識障害の出現例、または進行している例。 ②頭蓋内圧亢進症状のある症例。 ③瞳孔不同や除脳硬直例。
単純エックス線 CT 所見	①脳室の圧排所見や正中構造物の偏位などの mass effect（圧排効果）を認める症例。 ②血腫の厚さ；2 cm 以上。 ③血腫量；20～30 mℓ 以上。 　➡後頭蓋窩では 15～20 mℓ 以上。

❷手術
　➡緊急で開頭・血腫除去術。
　　📖頭蓋内圧が高い場合には、外減圧術を併用。

予後

❶一般に良好。
❷死亡率
　（ⅰ）全体；7～15％
　（ⅱ）硬膜外血腫単独例；2～6％
❸けいれんの発生頻度；2％以下。

予後を左右する因子

術前の意識障害	重症ほど、予後不良。
除脳硬直や呼吸障害の有無	除脳硬直や呼吸障害を呈する例は、予後不良。
血腫の増大速度	速いものほど、予後不良。
年齢	老人は予後不良。
受傷より手術までの時間	短い症例では、予後不良。
合併損傷の有無	硬膜下血腫や脳挫傷を合併する例では、予後不良。

合併血腫

❶硬膜下血腫の合併（20％）。
　☞その際には、死亡率は高い。
❷脳内血腫の合併。

自然歴（8～20 mm の厚さの血腫）
(渡辺ら, 1978)

❶受傷後 2 時間以後に、血腫の増大はみられない。
❷約 3 週間後に、血腫はエックス線 CT で等吸収域となる。

図 24．急性硬膜外血腫の単純 CT
両凸レンズ型の高吸収域(→)内に不規則な swirl (渦)(➔)を認める。新しい出血を意味する。

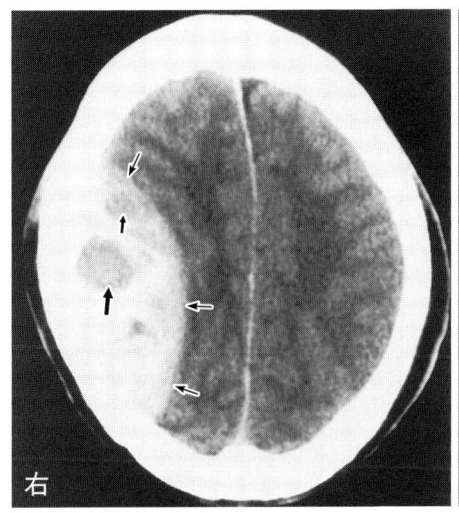

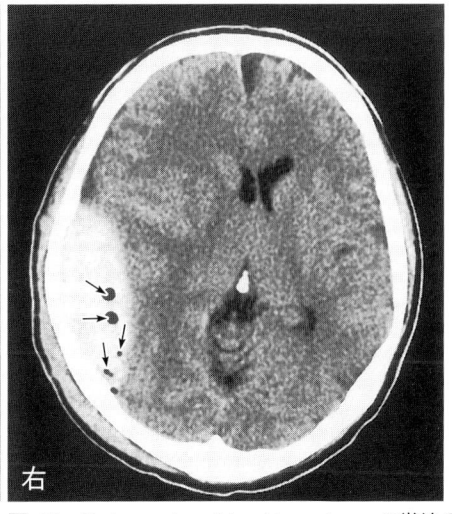

図 25．Air in acute epidural hematoma の単純 CT
硬膜外血腫内に空気像(→)を認める。

楽々講座　硬膜外血腫の CT 分類

1．Zimmerman ら(1982)による分類

Type 1 (急性)	①不均質なもの(heterogenous；mixed density)、すなわち高吸収域内に不規則な swirl(渦)を描く低吸収域(➔ lucent swirl と呼ぶ)を含むもの。 ②頻度；60％ ③進行性出血(active bleeding)の所見 　硬膜動脈からの出血によることが多い(77％)。
Type 2 (亜急性)	①均質(homogenous)な高吸収域を示すもの。 ②頻度；30％ ③凝固した血腫像である。 ④出血源；半数は静脈性。
Type 3 (慢性)	①主として、低吸収域で、造影 CT で被膜が増強される。 ②頻度；10％ ③出血源；大多数(80％)が硬膜静脈。

2．横山ら(1987)による分類

Type I	①血腫全体が均一な、濃い高吸収域。 ②脳との境界は明瞭。 ③急性硬膜外血腫の典型像で、血腫全体が凝固している。
Type II	①血腫全体の濃い高吸収域に、一部等吸収域または低吸収域をみる。 ②脳との境界は明瞭。 ③一部凝固していない血液が残存。
Type III	①血腫全体が均一な、淡い高吸収域。 ②脳との境界は不明瞭。 ③流動性の、出血したばかりの新鮮な血腫。
Type IV	①血腫は高吸収域と、等吸収域または低吸収域からなる不均一なもの。 ②脳との境界は一部不明瞭。 ③一旦凝固した血腫腔に、新たな出血が起こったもの。

*① Type I、Type II；増大しない血腫。
　② Type III、Type IV；増大する血腫で、硬膜外血腫が増大していく一時期をとらえたもの。

3．急性硬膜下血腫 Acute subdural hematoma

定義　硬膜下血腫とは、硬膜とくも膜との間に血腫を形成したものをいう。

頻度
- ❶全頭部外傷の1〜5％。
- ❷重症頭部外傷の5〜20％。
- ❸外傷性頭蓋内血腫の30〜40％。

発生機序
- ❶脳挫傷を伴わない架橋静脈損傷による場合
  - ➡矢状方向の回転加速により、脳と頭蓋骨との間に剪断力(ズレ)が生じ架橋静脈が損傷される。
- ❷脳表の挫傷による小皮質動脈の破綻。
  - ←後頭部、あるいは後頭・頭頂部打撲により、**対側損傷**で発生することが多い。

出血源 (Shenkin, 1982)
- ❶皮質の小動脈が61.5％と最も多い。
- ❷次いで、静脈性；25.6％
- ❸脳挫傷からの出血；7.7％

分類と特徴

Ⓐ脳表の挫傷による小皮質動脈の破綻	①「Ⓑの架橋静脈の破綻」による場合より多くみられる(60％)。 ②高齢者に多い。 ③しばしば強い脳損傷を伴っている。 ④手術により血腫が除去された後に、脳が急速に腫脹することがある。 　←その原因は不明。 ⑤死亡率；50〜80％と高い。
Ⓑ架橋静脈の破綻	①頻度は少ない。 　➡意識清明期をもつ。 ②若年者に多い。 ③「Ⓐの小皮質動脈の破綻」に比べて軽い外傷によることが多い。

好発年齢
- ❶一般に、高齢者に多い。
- ❷受傷機転別では、
  - (ⅰ)転落➡高齢者に多い。
  - (ⅱ)交通事故➡若年者に多い。

性別　男性に多い(男性：女性＝3：1)。

好発部位
- ❶前頭部〜側頭部に多い。
  - ➡広範囲(半球全面を覆う)のことが多い。
- ❷両側性；2〜3％

症状
- ❶意識障害
  - (ⅰ)受傷直後より意識障害を呈していることが多い(50〜60％)。
  - (ⅱ)意識清明期を認める症例の頻度は、30〜40％。
- ❷瞳孔不同
  - (ⅰ)通常、血腫側と同側に瞳孔不同を認める。
  - (ⅱ)25〜30％に血腫と反対側に瞳孔散大を認める。
- ❸片麻痺
  - ☞10〜50％は、血腫と同側に発生する(Kernohan圧痕；20頁)
- ❹けいれん

頭部エックス線単純撮影	❶骨折を認める(50～80％)。 　　小児では、骨折の頻度は低い。 ❷骨折と血腫とは関係がない。 ❸骨折のない例は、若年者に多い。
脳血管造影	❶無血管野の証明 　➡正面像で、頭蓋骨内板と脳表血管との間に三日月型の無血管野を認める。 ❷正面像で、中硬膜動脈は正常走行(血腫の外方に位置する)。 ❸前大脳動脈の対側への偏位、および中大脳動脈の内方偏位。
単純エックス線 CT	❶所見(図26) 　(ⅰ)頭蓋骨内板に接する三日月型(鎌状)、あるいは凹レンズ型の高吸収域。 　(ⅱ)血腫は前頭、頭頂部で厚いが、脳表上の広い範囲に及ぶ。 　(ⅲ)正中構造物の対側への偏位。 ❷高吸収域は、2週間から1カ月の間に等吸収域にある。 ❸血腫消失に要する期間；1カ月以上。

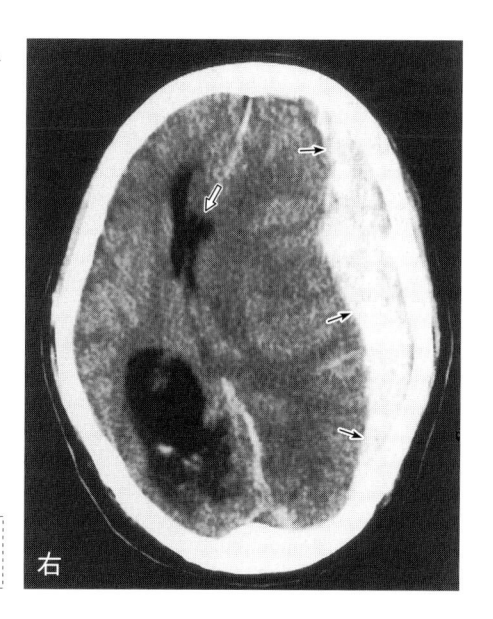

図26．急性硬膜下血腫の単純CT
三日月型の高吸収域(→)、および左側脳室前角(⇨)は対側へ著明に偏位している。

手術適応・手術	❶手術適応

神経症状	①意識障害例 ②片麻痺や瞳孔不同のある症例。
単純エックス線 CT 所見	①脳室の圧排所見や正中構造物の偏位(5 mm以上の midline shift)などの mass effect(圧排効果)を認める症例。 ②血腫の厚さ；1 cm以上

❷手術
　(ⅰ)血腫除去術
　　　➡大開頭による血腫除去術が原則。
　　ⓐ大開頭、小開頭あるいは穿頭術。
　　ⓑ硬膜切開；大きく一気に切開する方法と、数カ所に線状の小切開を設ける方法とがある。
　(ⅱ)外減圧術
　(ⅲ)barbiturate 療法
　(ⅳ)低体温療法
❸抗けいれん薬の投与。

予後

死亡率	①全体；50〜90% ②入院時の意識状態による死亡率(Wilbergerら，1991)、 　1．GCS 3；90% 　2．GCS 4；76% 　3．GCS 5；62% 　4．GCS 6〜7；51% ③高齢者では、死亡率は高率となる。 ④予後不良の原因 　1．合併する脳挫傷(脳実質損傷)による。 　2．急性期における脳実質損傷の特徴的所見は hemispheric swelling*。
機能的回復	頻度は 20%。
術後のけいれん	頻度は 10〜30%。

予後を左右する因子（表15）

表 15．急性硬膜下血腫の予後に影響を及ぼす因子(Wilbergerら，1991)

①外傷機転	➔オートバイの事故は、最も予後不良。特に、ヘルメットをかぶっていない場合の死亡率は 100%(因みに、ヘルメットをかぶっていた場合の死亡率は 33%)。
②入院時の意識状態	① GCS 3 ➔死亡率は 90%。 ② GCS 4 ➔死亡率は 76%。 ③ GCS 5 ➔死亡率は 62%。 ④ GCS 6＆7 ➔死亡率は 51%。
③年齢	65 歳以上の死亡率は 82%。
④術後の頭蓋内圧	①最大頭蓋内圧が 45 mmHg 以上➔機能的生存者はなし。 ②最大頭蓋内圧が 20 mmHg 以下➔死亡率は 40%。

　なお、外傷後から手術までの時間(手術の遅れ)については、4 時間以上では死亡率が 59%から 69%に増加したが、この差は統計的には有意ではなかった。

　統計学的に有意な予後不良因子は、①受傷機転；オートバイの事故、②年齢；65 歳以上、③入院時の意識状態が GCS 3 あるいは 4、④術後の頭蓋内圧が 45 mmHg 以上、である。

合併血腫

❶定義；他の頭蓋内血腫を合併しているものをいう。

❷名称；複合血腫ともいう。

❸硬膜外血腫との合併

　（ⅰ）頻度；6%

　（ⅱ）硬膜下血腫の対側に多い。

❹脳内血腫との合併

　（ⅰ）頻度；4%

　（ⅱ）硬膜下血腫と同側に多い。

自然歴

非手術例の自然経過は、表 16 の通りである。

表 16．急性硬膜下血腫非手術例の自然経過(森永ら，1993；泉原ら，1997)。

①緩徐自然吸収群	①血腫が徐々に消退するもの。 ②頻度；50〜70%
②急速自然消失群(151頁)	①短時間に急速に消退するもの。 ②頻度；10〜40%
③亜急性期増大群	①縮小傾向にあった硬膜下血腫が、亜急性期(受傷後4〜20日)に増大し、臨床症状が悪化するものをいう(153頁)。 ②頻度；10〜20% ③発生機序 　1．受傷時のくも膜損傷➔急性期は硬膜下血腫により圧迫・閉鎖➔血腫の融解によりくも膜損傷部が開孔➔硬膜下水腫の併発。 　2．浸透圧勾配による髄液の移動説。 　3．再出血説

＊【Hemispheric swelling】(山浦，1983；Lobatoら，1988)
①定義・概念
　①単純エックス線 CT で、一側の大脳半球が等吸収域のまま著しく腫脹している所見をいう。
　② mass effect をもった isodensity(mass effect with isodensity)とも表現される。
　③放射線学的に定義された用語である。
②頻度；重症頭部外傷の 10〜30%。
③多くは、同側に硬膜下血腫を伴う。
〔硬膜下血腫との関係〕
　①硬膜下血腫の予後が悪いのは、血腫そのものによるのではなく、同時に存在する脳実質損傷による。
　　➔急性期における脳実質損傷の特徴的な所見は hemispheric swelling である。
　②硬膜下血腫の重症例ほど hemispheric swelling の頻度は高く、予後も不良。
　③ hemispheric swelling は硬膜下血腫の厚いものに多くみられる。
④経時的観察所見
　①出血性病変(hemorrhagic lesion)が出現してくることが多い。
　②正常所見に戻ることは稀。
⑤特徴(Lobatoら，1988)
　①発生頻度；重症頭部外傷の 10.5%。
　② 40 歳以下が 80%。
　③入院時に低血圧や低酸素血症(hypoxemia)を 47% の症例に認める。
　④入院時 Glasgow coma scale(GCS)5 点以下の重症例が、82% に認められる。
　⑤脳腫脹と同側に、85% の症例で硬膜下血腫を合併。

　　　　🔖因みに硬膜外血腫の合併頻度は 9％。
　　⑥死亡率；87％。
⑥びまん性脳腫脹（diffuse cerebral swelling）との相違(山浦，1983)
　①最も違う点は、CT 上 swelling が一側性か両側性かということである。
　　➡ hemispheric swelling は一側性である。
　②びまん性脳腫脹は hyperperfusion（過灌流）の状態との報告は少なくないが、hemispheric swelling での報告は極めて限られている。
　③ hemispheric swelling が両側性におきた場合が、びまん性脳腫脹であるという根拠はない。

4．急性脳内血腫 Acute intracerebral hematoma

定義　外力により脳実質内に直径 3 cm（脳幹部では 1.5 cm）以上の血塊を形成したものをいう。

頻度　❶入院を要する頭部外傷患者の 2〜3％。
　　　❷外傷性頭蓋内血腫の 10〜25％。

発生機序　❶外傷による脳内小血管の破綻説。
　　　　　❷脳損傷による脳血管の調節機構の障害説（vasoparalysis）。

```
脳損傷による脳血管調節機構の障害
        ↓
    脳血管透過性の亢進
        ↓
    漏出性出血の発現
        ↓
  融合増大し、血腫となる。
```

❸損傷周辺部の小血管への過酸化脂質沈着による血管壁脆弱化説
　（ⅰ）損傷部周辺では、脳血流量が増加している。
　（ⅱ）この血流増加のために、損傷部周辺では過酸化の状態に陥っている。
　（ⅲ）損傷周辺部の脳実質内小血管の内皮細胞内脂酸が過酸化され、その結果血管壁が脆弱化し、出血する。

分類と特徴		
表在型 superficial type （隣接型 adjacent type）	①大脳皮質およびその直下の白質にかけて発生するもの。 ②血腫と脳挫傷との関係 　①脳挫傷に引き続いて血腫が発生するもの。 　②血腫が脳挫傷に隣接するもの。 　③脳挫傷は存在するが、血腫と連続していないもの。 ③発生機転；並進加速(linear acceleration)による。 ④外力との関係 　①成人では、対側損傷がやや多い。 　②小児では、直撃損傷と対側損傷が同頻度。 ⑤成人、男性に多くみられる。 ⑥好発部位 　①成人 　　1．側頭葉に最も多く、次いで前頭葉。 　　2．多発性の頻度；10％ 　②小児では、前頭葉や側頭葉のほか、頭頂葉、後頭葉や小脳。 ⑦硬膜下血腫を合併していることが多い。 ⑧多くは、受傷直後のCTで血腫ははっきりしないか、全く認められないが、その後徐々に増大または新たに出現する。 　➡ 遅発性外傷性脳内血腫(delayed traumatic intracerebral hematoma；DTICH、163頁)と呼ばれる。	
中心型 central type	①脳挫傷と関係なく、深部白質や大脳基底核部(170頁)に発生するものをいう。 ②小児に多くみられる。 ③発生機転；回転加速による剪断力(ズレ作用)。 ④多くは、血腫は受傷直後よりある程度の大きさを呈し、それ以後あまり変化しない。	

血腫の発生時期と完成時期

❶発生時期（表17）

（ⅰ）大部分（97％）の血腫は、**受傷後24時間以内に発生**する。

（ⅱ）42％が3時間以内に発生する。

（ⅲ）56％が6時間以内に発生する。

（ⅳ）81％が12時間以内に発生する。

❷血腫の完成時期（表17）

➡ ほとんどが（97％）**受傷後24時間で完成**し、それ以上増大しない。

❸血腫が最大となる時期➡ほとんどが（80％以上）**受傷後12時間以内**。

表17．外傷性脳内血腫の発生時期と完成時期（林ら，1989）

発生時期		完成時期	
3時間以内	42.1％		
3〜6時間	14.0％	6時間以内	25％
6〜12時間	24.6％	6〜12時間	26.7％
12〜18時間	10.5％	12〜18時間	18.3％
18〜24時間	5.3％	18〜24時間	26.7％
24〜48時間	1.8％	24〜48時間	1.7％
48時間以上	1.8％	48時間以上	1.7％

症状

❶意識障害；通常、受傷時より意識障害を伴う。

	❷片麻痺
	❸瞳孔不同
頭部エックス線単純撮影	半数に頭蓋骨骨折を認める。
脳血管造影	❶主要血管の偏位や圧排像。 　（ⅰ）前大脳動脈の偏位や圧排像←前頭葉内血腫 　（ⅱ）中大脳動脈の挙上←側頭葉内血腫 ❷頭蓋骨内板との間に無血管野を認めない。
単純エックス線CT	❶所見 　（ⅰ）脳実質内に高吸収域を呈する。 　（ⅱ）高吸収域は、脳表に広く白質に向かう楔形(wedge shape)。 　（ⅲ）硬膜下血腫の所見を伴っていることが多い。 ❷血腫消失に要する期間；15～30日
手術適応・手術	❶手術適応症例 　（ⅰ）血腫が増大する例。 　（ⅱ）意識障害が、JCSで30～200の症例。 　（ⅲ）CTで正中構造の偏位や脳幹周囲槽の狭小化を認める例。 ❷手術 　➡開頭・血腫除去術 　　　💡頭蓋内圧が高い時には、内・外減圧術を併用。
予後	❶良好例の頻度➡30～50% ❷死亡率➡10～30%
予後を左右する因子	❶血腫の大きさ ❷合併する脳損傷の程度、および他の頭蓋内血腫（特に硬膜下血腫）合併の有無。 ❸脳幹損傷の有無。
合併血腫	❶頻度；30～50%。 ❷硬膜下血腫との合併が多い。

5．後頭蓋窩血腫 Posterior fossa hematoma

1）概説

頻度	❶外傷性頭蓋内血腫例の2～6%。 ❷全頭部外傷の0.3～3%。
発生機序（打撲部位）	後頭部打撲による直撃損傷(coup injury)が圧倒的に多い。
種類	❶硬膜外血腫が最も多い。 ❷以下、硬膜下血腫＞小脳内血腫の順。
好発年齢	若年者に多い。
性別	男性に多い。

症状	❶頭蓋内圧亢進症状（意識障害、頭痛、嘔吐など）
	➡短時間に意識障害が急速に進行する例が多い。
	❷小脳症状（筋緊張の低下、運動失調や眼振など）
	❸脳幹症状（呼吸障害、除脳硬直など）
頭部エックス線単純撮影	❶後頭骨骨折を認めることが多い。
	❷後頭稜があり、この部はことに骨が厚いため、骨折線が正中部を縦走することはなく、骨折線は左右いずれかに偏っている。
予後	脳幹損傷の有無による。
予後不良因子 (岡田ら，1990)	❶高齢者
	❷Glasgow coma scale(GCS)7以下。
	❸CTで脳幹出血を認める例、および第4脳室や橋前槽（prepontine cistern）の消失例。
	❹テント上病変合併例
合併疾患	対側損傷（contrecoup injury）として大脳半球損傷を伴いやすい（20～40％）。

2）硬膜外血腫 Epidural hematoma

頻度	❶全硬膜外血腫の1～15％。
	❷全頭部外傷の0.1～0.5％。
	❸後頭蓋窩血腫の25～35％を占め、後頭蓋窩血腫の中で最も多い。
受傷原因	❶交通事故、スポーツ外傷や転落。
	❷小児では、転落によることが最も多い。
打撲部位	後頭部打撲が圧倒的に多い（90％）。
特徴	❶テント上に比べて、亜急性、慢性例が多い。
	❷後頭骨骨折を認めることが多い（70～85％）。
	（ⅰ）直撃損傷によることが多い。
	（ⅱ）骨折のない例は小児に多い。
	❸成人に比べて**小児に多い**（成人：小児＝1：2）。
	❹多くは静脈性出血である。
出血源	❶静脈系からの出血が最も多い（85％）。
	➡横静脈洞が最も多い（50～60％）。
	➡横静脈洞の圧は4～6 mmHg（江口ら，1978）。
	❷その他、静脈洞交会、硬膜動脈分枝、板間静脈や剥離した硬膜面。
好発年齢	❶30歳以下、特に小児に多い。
	❷急性経過をとるものは、亜急性経過をとるものより年齢層は高い。
	➡小児では、亜急性経過をとることが多い。
性別	男性に多い（男性：女性＝2～4：1）。

症状		
	全体	（ⅰ）急性例➔意識障害が前景にたつ。 （ⅱ）亜急性例➔頭痛、嘔吐や小脳症状。
	個々の症状	（ⅰ）意識障害 　　ⓐ進行性に増悪するもの。 　　ⓑ意識清明期(lucid interval)のある例(頻度；20〜50％)。 （ⅱ）漸次増強する頭痛。 （ⅲ）嘔気・嘔吐 （ⅳ）強制体位(forced position) 　　➔通常、患側を下にしている。 （ⅴ）項部硬直 （ⅵ）深部腱反射の減弱。

血腫部位
❶ほとんどが(85％)、片側性。
　（ⅰ）外側に存在するもの。
　（ⅱ）正中を越えて存在するもの。
❷両側性は、比較的稀。

頭部エックス線単純撮影
❶Towne撮影が大切。
❷大部分に、後頭骨骨折を認める(70〜100％)。
　➔亜急性例では、骨折を認める頻度は低い(50％)。

椎骨動脈造影（側面像）
❶脳底動脈の斜台への圧排像。
❷後下小脳動脈や後硬膜動脈(posterior meningeal artery)の前方への圧排像。
❸無血管野（側面像）
❹静脈相で、硬膜静脈洞の偏位。

エックス線CT
❶単純CT
　（ⅰ）凸レンズ型の高吸収域(急性例)（図27）。
　　　➔小児例では、等吸収域や低吸収域を呈することもある。
　（ⅱ）テント上の後頭部まで広がっていることもある。
　（ⅲ）硬膜静脈洞の偏位。
　（ⅳ）第4脳室や脳幹周囲の脳槽(四丘体槽 quadrigeminal cistern、迂回槽 ambient cistern)の圧排所見。
❷造影CT
　➔血腫内側が膜様に増強されることがある。

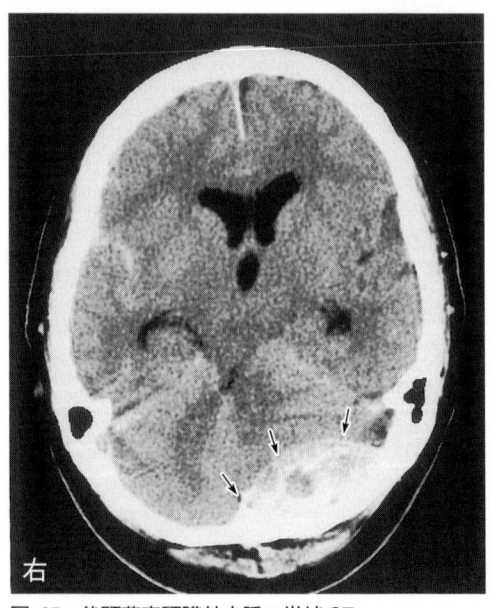

図27．後頭蓋窩硬膜外血腫の単純CT
後頭蓋窩に凸レンズ型の高吸収域(→)を認める。

治療		
	保存的治療	➡以下の単純CT所見を有する症例では、手術をせずに保存的治療が可能(Bozbuğaら、1999)。 ①圧迫所見(mass effect)のない症例。 ②中脳周囲槽(perimesencehpalic cistern)が十分開存している例。 ③第4脳室が圧迫も偏位もしていない症例。 ④水頭症を認めない症例。
	外科的治療	①手術適応 ㋐血腫量が15〜20 ml以上、あるいは血腫の厚さが10 mm以上。 ㋑血腫による圧迫所見の強い症例。 　➡第4脳室の圧迫・変形例や脳槽の描出不良例。 ②手術法➡後頭蓋窩開頭による血腫除去術。

予後　❶良好例

　　　（ⅰ）全体；65%

　　　（ⅱ）術前の状態が中等度および重度障害例；8%

　　　　　←術直前の意識状態が予後に関係する。

　　　❷死亡率

　　　（ⅰ）全体；5〜20%

　　　（ⅱ）急性経過をとる症例➡ 40〜70%と、死亡率は高くなる。

　　　（ⅲ）他の頭蓋内病変合併例や高齢者➡死亡率は高くなる（42%）。

合併疾患　❶後頭蓋窩硬膜外血腫のテント上への拡大。

　　　　➡小児では少ない。

　　　❷テント上血腫（硬膜外血腫、硬膜下血腫や脳内血腫）や脳挫傷の合併；20〜80%

> 楽々講座　小児後頭蓋窩硬膜外血腫の特徴
> ―成人例との比較―(小鹿山ら、1992)
>
> 小児例では、
> ①初診時の症状は軽度で、その後の経過も緩慢である。
> ②遅発性に血腫が出現することが多い。
> ③対側損傷(contrecoup injury)によるテント上損傷を伴わない。
> ④高吸収域と低吸収域が混在する混合域(mixed density)の血腫例が多い。
> ⑤初診時に意識障害を呈する頻度は、成人に比べて少ない。
> ⑥出血源；板間静脈、または骨折近傍の剝離した硬膜表面の血管。
> 　　　　※成人では横静脈洞。
>
> 小児例、成人例とも、
> ㋐後頭部の直撃損傷で発症する。
> ㋑初診時には軽度の意識障害や頭痛、嘔吐以外に特徴的な臨床症状を認めない。

3）硬膜下血腫 Subdural hematoma

頻度　全硬膜下血腫の0.5〜8%。

受傷機転　❶後頭部打撲(➡直撃損傷)が圧倒的に多い(90%)。

　　　　❷その他、前頭部打撲(➡対側損傷 contrecoup injury)や側方打撲によっても生じる。

出血源　❶小脳皮質の小動脈。

　　　❷小脳表面より横静脈洞や直静脈洞への架橋静脈。

経過　急性、亜急性、慢性であまり差はないが、急性が最も多く、次いで亜急性、慢性の順。

好発年齢	❶7歳以下の小児と、
	❷高齢者
性別	男性に多い。
症状	❶頭蓋内圧亢進症状（意識障害、頭痛、嘔吐など）
	➡意識障害の頻度は低い。またその程度も軽いことが多い。
	❷小脳症状（筋緊張の低下、運動失調や眼振など）
	❸脳幹症状（呼吸障害、除脳硬直など）
頭部エックス線単純撮影	後頭骨骨折を認める頻度は、25％。
椎骨動脈造影	静脈相で、静脈洞と小脳上面との間に無血管野を認める。
単純エックス線CT	三日月型の高吸収域で、辺縁部が先細りに終わる（tapered end）。
手術	後頭下開頭による血腫除去術。
	☞頭蓋内圧が高い場合には、大孔を充分減圧。第1頸椎椎弓切除術を加えることもある。
予後	❶急性例；40〜100％の死亡率。
	❷亜急性例；20％の死亡率。
合併疾患	テント上硬膜下血腫を合併していることが多い。

4）小脳内血腫 Intracerebellar hematoma

頻度	外傷性頭蓋内血腫の0.6〜3％。
受傷機転・経過	❶後頭部打撲（→直撃損傷）が最も多い（80％）。
	🔍稀に前頭部打撲。
	❷急性例が比較的多い（45％）。
	←次いで、亜急性例（40％）。
出血源	小脳実質内の血管。
好発年齢	30〜50歳。
	➡「20歳以下の若年者に多い」との報告もある。（横田ら, 1985）
性別	男性に多い（男性：女性＝2：1）。
特徴	❶小脳血腫単独例は少ない。
	❷テント上病変を合併していることが多い。
症状	❶意識障害、頭痛や嘔吐などの頭蓋内圧亢進症状。
	└→意識清明期がみられることが多い。
	❷小脳症状（強制頭位、筋緊張の低下、眼振や運動失調など）
	└→患側を下にした側臥位が多い。
	❸錐体路症状
	❹脳幹症状（呼吸障害や除脳硬直）
頭部エックス線単純撮影	後頭骨骨折を認める（40〜65％）。

単純エックス線 CT	小脳内に高吸収域。
手術適応	❶意識障害例 ❷血腫径が3cm以上の血腫。 ❸mass effect（圧排効果）のある症例 　➡(例)第4脳室の偏位が認められる例。 ❹水頭症の合併例。
手術	❶後頭下開頭による血腫除去術。 　☞頭蓋内圧が高い場合には、大孔を充分減圧。第1頸椎椎弓切除術を加えることもある。 ❷水頭症を呈している例。 　➡脳室腹腔吻合術(ventriculo-peritoneal shunt；V-P shunt)
予後	❶急性型；極めて不良。 ❷遅発型(164頁)；急性型に比べて良好。 ❸死亡率(全体)；45〜60%
合併疾患	❶テント上に硬膜下血腫を認めることが多い。 ❷その他、脳幹部損傷。

6．脳挫傷 Cerebral contusion

概念	❶本来は、病理学的用語である。 ❷外力により生じた脳実質の挫滅、小出血、および浮腫をいう。
発生機序	❶直撃損傷(coup injury)(65頁) 　➡外力が加わった部位に発生する脳挫傷。 ❷対側損傷(contrecoup injury)(65頁) 　➡打撃部位と対角線上の反体側に発生する脳挫傷。
好発年齢	小児は、成人に比べて脳挫傷は発生しにくい。
好発部位	❶前頭葉下面 ❷前頭極 ❸側頭葉下面 ❹側頭極

|単純エックス線 CT| ❶外傷当日は、salt and pepper または mottled といわれる混合吸収域（図28）。
　➡低吸収域内に小出血による斑点状の高吸収域を伴う像をsalt and pepper appearance という。
❷翌日には、小出血が融合した形の明瞭な血腫となることがある。|
|予後|死亡率；40〜50％。|

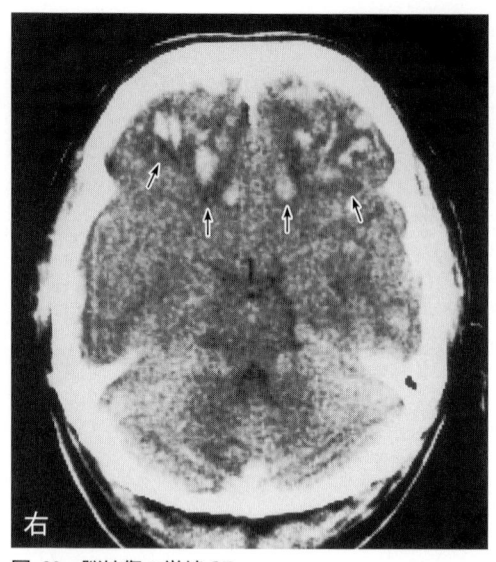

図 28. 脳挫傷の単純 CT
◆ 後頭部打撲による対側損傷（contrecoup injury）による脳挫傷例である。
◆ 両側前頭葉に、低吸収域内に斑点状の高吸収域（小出血）を伴う salt and pepper appearance を認める（→）。

7．慢性硬膜下血腫 Chronic subdural hematoma

|概念|❶新生被膜（外膜と内膜）に包まれた流動性の血液が、硬膜とくも膜との間に貯留した状態をいう。
❷基準（criteria）
（ⅰ）外傷例では、外傷後3週間以上の経過が必要。
（ⅱ）特発性（非外傷例）では、3週間以上の症状の持続が必要。|

> **ちょっとお耳を拝借**
> 慢性とは、時期的には 21 日以降に症状が発現するものをいい、病理学的には血腫被膜を有するものをいう。

|頻度|❶人口10万人に対して、年間1〜2人とされている。
（ⅰ）宮城県における発生頻度；人口10万人に対して、年間5.3〜5.0人（鈴木ら，1988）。
（ⅱ）淡路島における発生頻度（Kudoら，1992）
　　➡人口10万人に対して、年間13.1人。
　ⓐ 65歳未満；人口10万人に対して、年間3.4人。
　ⓑ 65歳以上；人口10万人に対して、年間58.1人。|

❷60歳以上では、人口10万人に対して年間4〜7人(**表18**)。

表 18. 慢性硬膜下血腫の年代別発生頻度(症例数/10万人/年)(Fogelholmら, 1975)

	年齢(歳)						
	20〜29	30〜39	40〜49	50〜59	60〜69	70〜79	80〜
男性	0.25	1.56	4.0	9.1	8.4	15.7	—
女性	—	0.76	1.2	0.8	1.8	4.2	7.8
全体	0.13	1.15	2.5	4.2	4.2	7.4	6.4

成因
❶炎症説
　➡ Virchowの出血性内硬髄膜炎(pachymeningitis hemorrhagica interna)
❷外傷説
　(ⅰ)この説が有力。
　(ⅱ)外傷によって少量の硬膜下出血が起こり、これが慢性硬膜下血腫に移行するとの説。
　(ⅲ)血液やフィブリンおよびそれらの崩壊産物に対する間葉組織の非特異的な炎症反応により、血管透過性の高い被膜が新生される。

誘因(危険因子)
❶脳萎縮のある場合
　➡硬膜下腔間隙が大きいことによる。
❷アルコール多飲者
❸肝障害や抗凝固薬服用による凝固能低下。

既存疾患
❶高血圧症が最も多い。
❷糖尿病
❸肝炎
❹脳梗塞

分類
❶原因による分類

外傷性	①頻度;最も多い(80〜90%)。 ②軽微な外傷による。
特発性	①外傷と無関係のものをいう。 ②頻度;10〜20%。 ③大酒を飲む人に多い。

❷臨床的分類(Markwalder ら, 1981)

Grade 0	patient neurologically normal （神経学的に正常）
Grade 1	patient alert and oriented ; mild symptoms such as headache ; absent or mild neurological deficit, such as reflex asymmetry （意識は清明。頭痛のような軽微な症状はある。神経学的に異常はないか、あるいは反射の左右差のような軽微な異常を認めるのみ）
Grade 2	patient drowsy or disoriented with variable neurological deficit, such as hemiparesis （意識は傾眠状態、あるいは見当識障害があり不全片麻痺のような種々の神経学的脱落症状を伴う）
Grade 3	patient stuporous but responding appropriately to noxious stimuli ; severe focal signs, such as hemiplegia （意識は混迷状態であるが、侵害刺激に対して適切に反応する。完全片麻痺のような重篤な局所徴候がある）
Grade 4	patient comatose with absent motor responses to painful stimuli ; decerebrate or decorticate posturing （意識は昏睡状態で、痛覚刺激に対する動きはない。除脳姿勢あるいは除皮質姿勢を認める）

❸血腫の伸展部位による分類(Nakaguchi ら, 2001)

円蓋部 (convexity)	（ⅰ）血腫が円蓋部に限局しているものをいう。 （ⅱ）前頭円蓋部血腫と前頭・頭頂部血腫（前頭部から頭頂部に広がっているもの）の2つの亜型に分ける。
頭蓋底 (cranial base)	（ⅰ）血腫が頭蓋底に伸展しているもの。 （ⅱ）前頭蓋窩血腫と前頭・側頭窩血腫（側頭窩から前頭蓋窩まで伸展しているもの）の2つの亜型に分ける。
半球間裂 (interhemispheric)	血腫が半球間裂にまで伸展しているもの。

血腫増大の機序

❶浸透圧説
　（ⅰ）赤血球の崩壊による血腫腔内の浸透圧の上昇が重要。
　（ⅱ）浸透圧の差により、髄液が血腫腔内へ取り込まれ増大する。
❷反復出血説
　（ⅰ）外膜の sinusoidal channel layer（巨大毛細血管 macrocapillary）から血腫腔内へ、持続的および反復性に出血。
　（ⅱ）この出血が、血腫の吸収機転を上回ることにより増大する。
　〔出血を促進する因子〕
　　　ⓐ外膜の局所的な線溶活性の亢進。
　　　ⓑ血腫内容中の豊富な tissue-type plasminogen activator（t-PA）。
❸血漿成分の漏出➡新生血管の破綻➡血腫腔内への間欠的な出血。
　　　↳症状発現の引き金となる血腫腔の増大に関与(長堀ら, 1993)。

好発年齢　60〜69 歳および 70〜79 歳に多い。
　　　➡乳幼児期にも好発する(188 頁)。

性別　❶男性に圧倒的に多い(70〜90％)。
❷1985 以降は女性例が増加し、またその半数は 70 歳以上の高齢者である(鈴木ら, 1988)。

好発部位　❶通常、円蓋部（convexity）➡前頭・頭頂部
　　　　　（ⅰ）両側性
　　　　　　　ⓐ頻度；10～30％
　　　　　　　ⓑ老人では、両側性のことが多い。
　　　　　（ⅱ）左右別；左側に多い。
　　　　　❷ごく稀に、半球間裂（interhemispheric）
　　　　　　　☛外傷性より、抗凝固薬服用者に多い。

症状　　　血腫がある量を超えた時に、臨床症状が発現する*。
　　　　　❶全体
　　　　　（ⅰ）個々の症状(Moriら，2001)
　　　　　　　ⓐ歩行障害（gait disturbance）が最も多い。
　　　　　　　ⓑ次いで、片麻痺。
　　　　　　　ⓒ頭痛、痴呆症状（dementia）。
　　　　　（ⅱ）2つの症状の組み合わせ(Moriら，2001)
　　　　　　　ⓐ歩行障害＋片麻痺の組み合わせが最も多く、
　　　　　　　ⓑ次いで、歩行障害＋痴呆。
　　　　　❷年齢別(池田ら，1984)
　　　　　➡一般に、**若年者**では頭蓋内圧亢進症状（頭痛、嘔吐など）、**高齢者**では記銘力低下（痴呆症状）や片麻痺で発症することが多い。
　　　　　（ⅰ）40歳未満；頭痛のみ
　　　　　（ⅱ）40歳～50歳；片麻痺と頭痛。
　　　　　（ⅲ）50歳以上；意識障害、精神症状、片麻痺および頭痛。

---

*【血腫量と臨床症状】
①血腫量は加齢と共に増加する。すなわち、高齢者ほど血腫量は多い(Fogelholmら，1975)。
②神経症状発現の臨界血腫量(池田ら，1984)

60歳以下	① 95 mℓ 以下；頭痛のみで発症。 ② 95 mℓ を越えると、片麻痺を認める。 ③ 120 mℓ 以上；意識障害または精神症状。
60歳以上	① 120 mℓ 以上；片麻痺 ② 130 mℓ 以上；意識障害または精神症状。

　　ⓐすなわち神経症状発現の臨界血腫量は、60歳以下では95 mℓ、60歳以上では120 mℓ である。
　　ⓑ年齢による血腫量の差は、加齢による脳萎縮と脳外腔の拡大に起因。
　　　➡50～80歳の間に、脳重量は約200 g 減少し、そして脳と頭蓋骨との間の空間は6％から11％へ増加する(Fogelholmら，1975)。
　　ⓒ高齢者に神経症状が多い理由は、血腫量が多いこと、およびこれによる運動領などの脳圧迫や脳血流量の低下、などによる。

外頸動脈造影 (田中ら，1998)	❶中硬膜動脈の拡張。 ❷中硬膜動脈分枝に沿って点状、斑状あるいは帯状の大小、濃淡さまざまな異常血管網が認められる。 ❸異常血管網は動脈相中期以降に認められ、静脈相まで存在する。

エックス線 CT	
単純CT	①吸収密度および形態 　➡頭蓋骨直下に所見を認める。 　ⓘ高吸収域、等吸収域、低吸収域、あるいはその混合吸収域など、吸収密度はさまざまである（図29）。 　　１．混合吸収域(mixed density)では、高吸収域と低吸収域との間に鏡面形成(niveau)を形成することが多い。 　　　・混合吸収域の頻度；20% 　　　・混合吸収域は高齢者に多い。 　　２．高吸収域は最近の出血を示す。 　　３．形態は、両凸レンズ型、平凸レンズ型、三日月型などさまざま。 　ⓘⓘ血腫部位は、通常、低吸収→等吸収→高吸収の経過をとる。 ②脳溝消失徴候(effacement sign)（図29） 　ⓘ等吸収域(頻度；11〜34%)の時に重要な徴候である。 　ⓘⓘ血腫のある側の脳溝が消失している徴候をいう。 ③野兎の耳徴候(hare's ear sign)（図29） 　➡側脳室前角の形が鋭く尖り、左右の前角が接近するのをいう。 ④血腫側の側脳室の圧迫・変形、第3脳室や松果体などの正中構造物の反対側への偏位。
造影CT	①通常、被膜が増強される。 ②時期によっては、血腫腔内(血腫内容)が増強されることがある。 ③時に、血腫直下の脳表が増強されることがある。

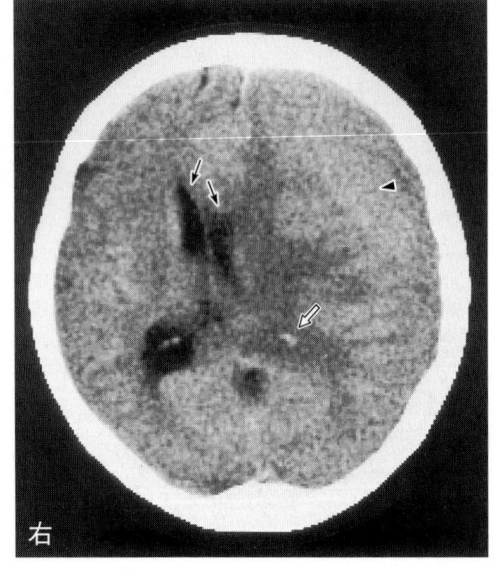

図29．慢性硬膜下血腫の単純CT
　①血腫は等吸収域(▲)であり、脳溝は消失し、側脳室三角部は圧排・消失(⇨)している。
　②左右の側脳室前角は接近し、形は鋭くなり、野兎の耳徴候を呈している(→)。

| MRI | ❶エックス線CTより解像力に優れている。
　（ⅰ）エックス線CTで等吸収域の症例に対して有用。
　（ⅱ）頭蓋底や頭頂部に近い血腫の検出に有効。
　（ⅲ）血腫の広がりを三次元的に把握することが可能。
❷所見
　（ⅰ）信号強度は、血腫の時期や再出血の有無により異なる。 |

　　　　　　　　　（ⅱ）一般に、T１、T２強調画像共、高信号を呈する。
　　　　　　　　　　　➡血腫中の methemoglobin による。
　　　　　❸くも膜囊胞との鑑別にも有用である。
治療・治療方針　❶治療方針
　　　　　　（ⅰ）頭蓋内圧亢進症状や神経脱落症状のない症例（➡血腫量が少ない場合）
　　　　　　　　➡保存的治療
　　　　　　（ⅱ）頭蓋内圧亢進症状や神経脱落症状を認める症例
　　　　　　　　　➡通常、局所麻酔のもとに穿頭・洗浄術を選択する。
　　　　　　（ⅲ）術後の抗けいれん薬の投与
　　　　　　　　　➡術後に投与するか否かについては、一定した見解はない。
　　　　　❷治療法
　　　　　　（ⅰ）穿頭・洗浄術（burr hole irrigation）
　　　　　　　　ⓐ最も一般的に行われている方法。。
　　　　　　　　ⓑ穿頭・洗浄後閉鎖式ドレナージを設置する。
　　　　　　　　　🔖穿頭部位を１つにするか、２つにするか、またドレナージを設置するか否かについては、一定した見解はない。
　　　　　　（ⅱ）硬膜下腔ー腹腔シャント
　　　　　　　　　➡再発例に対して施行。
　　　　　　（ⅲ）開頭術
　　　　　　　　　➡石灰化（頻度；全慢性硬膜下血腫の 0.4～3％、156 頁）している例に対して施行。
腫腔の消退不良例　❶血腫量が多い症例。
　　　　　❷高齢者
　　　　　❸術後、血腫腔内に残存空気量が多い症例。

病理学的所見

内容物	通常、血腫は古い流動性の血液である。
外膜（outer membrane）	①硬膜内面に接している被膜で２層よりなる。 　ⓐ硬膜の側は、macrocapillary が sinusoid の網目を形成する sinusoidal channel layer である。 　　🔖外傷からの期間が短いほど sinusoidal channel layer が厚く、macrocapillary が豊富。 　ⓑ血腫側は結合組織を主体とする fibrous layer である。 　　🔖外傷からの期間が長くなるほど、fibrous layer が厚く、sinusoidal channel layer が薄くなる。 ②外膜には、好酸球の浸潤をしばしば認める。 　ⓐ estrogen が好酸球を介して被膜の成熟を促す。その結果、被膜内出血を防止する。 　　🔖慢性硬膜下血腫が女性に少ない１つの理由。 　ⓑすなわち、好酸球は外膜の成熟度と関係し、その形成時期に多く、器質化が進むと減少する。 ③外膜組織は線溶活性が高い。 ④組織像の変遷（長堀ら、1993） 　ⓐ発生初期➡血管成分に富み、炎症性細胞浸潤が著しく、細胞密度も高い。 　ⓑ時間の経過とともに➡線維成分の多い組織へと変化し、血腫腔全体が瘢痕化する。 ⑤外膜の組織学的分類（表 19）
内膜（inner membrane）	①くも膜に接している被膜である。 ②薄く半透明で、血管に乏しい。

表 19. 慢性硬膜下血腫外膜の組織学的分類と CT 所見(長堀ら, 1993)

	組織学的所見	単純 CT 所見
Ⅰ型 (非炎症型)	①極めて薄い半透明の被膜で、凝血塊(clot)の付着はみられない。 ②最も若い外膜。 ③層構造は示さない。 ④大食細胞や多核白血球の浸潤はきわめて軽度で、新生血管もみられない。	高吸収域(全例)
Ⅱ型 (炎症主体型)	①厚い暗赤色の被膜で、凝血塊(clot)の付着がみられる。 ②層構造は示さない。 ③大食細胞、多核白血球の浸潤が著明で、組織内に血漿成分の滲出が認められる。 ④幼弱な管腔の小さな新生血管がみられる。	①高吸収域が多い(44%)。 ②低および等吸収域(各 28%)
Ⅲ型 (炎症出血混在型)	①厚い暗赤色の被膜で、凝血塊(clot)の付着がみられる。 ② 2 層から 3 層の層構造を示す。 　①外層は、巨大な毛細血管を含み、毛細血管の周囲に大食細胞の浸潤がみられる。 　②内層は、細網細胞や大食細胞、多核白血球で構成され、小さな新生血管が認められる。また組織内への出血もみられる。 ③Ⅱ群に比べて、炎症所見が比較的穏やかで、出血もしばしばみられる。	①高吸収域がほとんど(89%)。 ②等吸収域が少数(11%)。
Ⅳ型 (瘢痕内炎症出血型)	①極めて厚い外膜で、凝血塊(clot)の付着がみられる。 ②主に瘢痕組織からなる外膜で、最も古い組織。 ③層構造は示さない。 ④結合組織に大食細胞や多核白血球が浸潤している。 ⑤新生血管はほとんどみられない。	高吸収域(全例)

◆外傷からの期間については、Ⅱ型は平均 2.4 カ月。Ⅲ型は平均 4.7 カ月。
◆外膜は、Ⅰ型→Ⅱ型→Ⅲ型→Ⅳ型の順に変化する。

術後合併症　❶発生頻度；5%

❷種類

（ⅰ）急性硬膜下血腫

☞頭皮の手術創からの出血が、血腫を除去した硬膜下腔内へ流入することにより発生する。

（ⅱ）硬膜下緊張性気頭症(subdural tension pneumocephalus)(158 頁)

☞慢性硬膜下血腫に対する穿頭術後に血腫腔が空気に置き換わり、貯留した空気が占拠性の性質を持つようになり脳を圧迫し、症状を呈するものをいう。

（ⅲ）けいれん

➡術中の血腫腔内の洗浄や、内膜剥離による脳損傷が考えられる。

（ⅳ）脳内血腫(160 頁)➡急激な減圧が原因の 1 つ。

（ⅴ）脳腫脹➡急激な減圧が原因の 1 つ。

予後　❶一般に良好(70〜95%)。

❷高齢者の機能的転帰は、非高齢者に比べて不良。

➡後遺症；34%の頻度で神経症状が残存する(並木ら, 1989)。

❸死亡率；1〜4%

再発　❶再発率

　　　　（ⅰ）全体➡ 3～20％
　　　　（ⅱ）高齢者➡ 20％(小名木ら，1986)
　　　　（ⅲ）抗凝固薬(anticoagulant drug)服薬中の患者➡ 19％(Moriら，2001)
　❷再発に影響を与える因子
　　　　（ⅰ）脳の再膨隆(re-expansion) ………………………………… **非常に重要な要素**
　　　　　　　　☞再膨隆が悪ければ再発しやすい。
　　　　（ⅱ）髄液圧；髄液圧が十分であれば、血腫腔は術後消退に向かう。
　　　　（ⅲ）術前のCT所見と再発との関係については、一定した見解は得られていない。

　　　　【脳の再膨隆を阻害する因子】
　　　　　ⓐ厚い血腫被膜。
　　　　　ⓑ年齢（高齢者）
　　　　　ⓒ血腫腔内の残存空気量。

　　　　　　〔血腫腔内に空気を残さないための予防策(永田ら，1989)〕
　　　　　　　㋐穿頭部を術野の最も高い位置になるように、頭位を調節する。
　　　　　　　㋑血腫洗浄後、血腫腔を生理的食塩水で満たす。
　　　　　　　㋒内膜は決して損傷しないようにする。
　　　　　　　㋓術後は手術側を下にする。

　　　　　ⓓ脳梗塞の既往歴のある患者や抗凝固薬服用患者。

楽々講座　CT所見と慢性硬膜下血腫の線溶活性との関係(Nomuraら，1994)

血腫内容液のfibrinogen、fibirnおよびD-dimerを測定して、CT所見との関係を分析している。

Layering type （層形成型；上層は低吸収、下層は高吸収）	① fibrinolytic（線維素溶解的）な要素が強い。 ②最も再出血しやすい。 ③急性増悪の可能性がある。
Mixed-density type （混合型）	① layering type（層形成型）よりは fibrinolytic（線維素溶解的）な要素は弱い。 ②再出血しやすい傾向がある。
Low-density type （低吸収型）	①安定している。 ② fibrinolytic（線維素溶解的）な要素は低い。 ③再出血の傾向は中等度に低い。
Iso-density type （等吸収型）	再出血をきたす可能性は、low-density type（低吸収型）より高く、layering type（層形成型）より低い。

●脳損傷 Brain injury

1．分類

❶一次性脳損傷と二次性脳損傷に分けられる。

❷一次性脳損傷は、局所性とびまん性脳損傷とに分けられる(表 20)。

表 20．一次性脳損傷の分類(Gennarelli, 1984)

局所性脳損傷 (Focal injuries)	①硬膜外血腫(epidural hematoma) ②硬膜下血腫(subdural hematoma) ③脳挫傷(cerebral contusion) ④脳内血腫(intracerebral hematoma)
びまん性脳損傷 (Diffuse brain injuries) (125 頁)	①軽症脳振盪(mild concussion) ②古典的脳振盪(classical cerebral concussion) ③遷延性昏睡(びまん性軸索損傷 diffuse axonal injury；DAI**) 　①軽症びまん性軸索損傷(mild DAI) 　②中等症びまん性軸索損傷(moderate DAI) 　③重症びまん性軸索損傷(severe DAI)

楽々講座　外傷による健忘

①健忘
　①逆向性健忘(retrograde amnesia)
　　1．外傷以前の記憶が失われるのをいう。
　　2．1日以上の逆向性健忘がある場合には、脳損傷を伴っていることが多く、短期記憶(short term memory)の障害がある。
　　3．衝撃の大きい時にみられる。
　②前向性健忘(anterograde amnesia)；外傷以後の記憶が失われる(外傷後の新しい情報を記憶できない)のをいう。
　　1．前向性健忘は、時に**外傷後健忘**(posttraumatic amnesia：PTA)と同義語に使われることがあるが、両者は区別した方がよい(Ahmed ら, 2000)。
　　2．外傷後健忘は通常、閉鎖性頭部外傷後の亜急性期における一過性の臨床状態(見当識障害、錯乱や記憶障害)をいう。
　　　➡一方、前向性健忘は外傷後健忘の中核をなす症状で、新しい情報を記憶できない状態をいう。
　　3．外傷後健忘の長さは外傷の強さ(脳に加わった衝撃度)を反映し、社会復帰率と相関する。
　　4．外傷後の見当識障害は、通常、「人(person)」➡「場所(place)」➡「時(time)」の順に回復する。
②古典的脳振盪(classical cerebral concussion)では、健忘を伴う。
　➡古典的脳振盪とは、意識消失に健忘を伴う脳の機能障害で、解剖学的損傷を伴わないものをいう。

2．局所性脳損傷とびまん性脳損傷 Focal brain injury and Diffuse brain injury

1）局所性脳損傷 Focal brain injury

概念　❶局所性脳損傷とは、肉眼でみられる大きさの病変をいう。

❷具体的には、硬膜外血腫、硬膜下血腫、脳挫傷および脳内血腫が含まれる。
　➡頭蓋内占拠性病変であり、周囲脳組織の圧迫や脳ヘルニアを引き起こす。

特徴　❶意識清明期(lucid interval)を半数に認める。

❷頭蓋骨骨折をほとんどの症例(86％)に認める。
❸ほとんどの症例(90％)で、頭蓋内圧亢進を認める。
❹重症の局所性脳損傷例では、高頻度にびまん性軸索損傷(DAI)を伴う。

2) びまん性脳損傷 Diffuse brain injury（DBI）

概念　❶大脳白質を中心とした広汎な脳損傷で、頭蓋内に占拠性病変のないものをいう。
❷具体的には、脳振盪*から死に至るびまん性軸索損傷**まで広い範囲の外傷を含む。
❸DBI の重症例の本態は、びまん性索損傷(diffuse axonal injury；DAI)である。

頻度　頭部外傷の中で最も頻度が高い。

原因および　❶交通事故によることが多い。
発現機序　　➡転落によることは少ない。
❷頭部の**回転加速度**によって脳内に発生する**剪断力**(shear strain)による。
　（ⅰ）頭部への直接の打撃がなくても起こりうる。
　（ⅱ）打撃が与える回転加速度が重要な要素である。
　　　　⬅すなわち、**回転加速度の大きさが重症度を決定する**最も重要な要素。

分類　❶臨床分類(Gennarelli, 1984)

　　　（ⅰ）軽症脳振盪(mild concussion)
　　　　➡受傷時意識は消失しないが、一時的に軽い神経症状を呈する(temporary disturbances of neurologic function without loss of consciousness)。
　　　（ⅱ）古典的脳振盪(classical cerebral concussion)
　　　　➡受傷時の一時的な意識消失(6 時間以内)を伴う、一時的な可逆性の神経脱落症状を呈する(temporary, reversible neurologic deficiency associated with temporary(less than six hours)loss of consciousness)。
　　　（ⅲ）遷延性昏睡(**びまん性軸索損傷** diffuse axonal injury；DAI**)
　　　　➡頭蓋内占拠性病変によらないところの、外傷後 6 時間以上持続する昏睡状態をいう(prolonged traumatic coma lasting longer than six hours that is not due to mass lesions)。
　　　　ⓐ軽症びまん性軸索損傷(mild DAI)
　　　　　➡受傷後の昏睡が 6～24 時間続くもの(Coma is of 6 to 24 hours duration)。
　　　　ⓑ中等症びまん性軸索損傷(moderate DAI)
　　　　　㋐受傷後からの昏睡が 24 時間以上続くもので、脳幹障害の症状を全く、あるいはほとんど示さないもの(coma for more than 24 hours that is associated with little or no evidence of brain stem dysfunctions)。
　　　　　㋑死亡率；20％
　　　　ⓒ重症びまん性軸索損傷(severe DAI)
　　　　　㋐受傷後からの昏睡が 24 時間以上続き、かつ脳幹障害の症状を伴うもの(regularly occurring signs of brain stem dysfunction in patients

comatose for longer than 24 hours)。
　㋑死亡率；57%

❷CTによる重症度分類（表21）

表21．CTによるびまん性脳損傷の重症度分類―重症頭部外傷（GCS 8以下）のCT分類(Marshallら，1991)―

Category（種類）	Definition（定義）
Diffuse injury I (no visible pathology) （びまん性損傷I；明らかな病的変化なし）	no visible intracranial pathologic change seen on CT scan （CT上、明らかな頭蓋内病変のないもの）
Diffuse injury II （びまん性損傷II）	cisterns are present with midline shift 0〜5 mm and/or： 　lesion densities present 　no high- or mixed-density lesion＞25 cc 　may include bone fragments and foreign bodies ［0〜5 mmの正中構造の偏位はあるが、中脳周囲のくも膜下槽は描出されている。そして以下の所見を伴うことも伴わないこともある。 　・病変は存在する。 　・25 ccを越える高または混合吸収域を認めない。 　・骨片や異物が含まれていることがある。］
Diffuse injury III (swelling) （びまん性損傷III；脳腫脹）	cisterns compressed or absent with midline shift 0〜5 mm, no high-or mixed-density lesion＞25 cc ［0〜5 mmの正中構造の偏位を伴って中脳周囲のくも膜下槽は圧迫ないし消失しているが、25 ccを越える高または混合吸収域を認めないもの。］
Diffuse injury IV (shift) （びまん性損傷IV；偏位）	midline shift＞5 mm, no high- or mixed-density lesion＞25 cc ［5 mm以上の正中構造の偏位を示すが、25 ccを越える高または混合吸収域を認めないもの。］
evacuated mass lesion （外科的に摘出された占拠性病変を有する症例）	any surgically evacuated lesion ［外科的に摘出された病変］
nonevacuated mass lesion （外科的に摘出されなかった占拠性病変を有する症例）	high- or mixed-density lesion＞25 cc, not surgically evacuated ［25 ccを越える高または等吸収域病変であるが、外科的に摘出されなかったもの。］

①本分類は主として初回CT所見による。
　→評価対象項目は中脳周囲槽の状態、正中構造物の偏位の程度および手術が必要な占拠性病変の有無、である。
②各タイプと転帰には極めて良い相関が得られている。
　→(例)びまん性損傷Iの死亡率は10%であるのに対して、びまん性損傷IVの死亡率は56%。
③各タイプの特徴
　1．Diffuse injury IIの特徴は、年齢的要素が強く関与している。すなわち40歳以下では予後良好であり、また40歳を越えた年齢の死亡率は高く、40歳以下に比して4倍以上の差がある。
　2．Diffuse injury IIIでは、頭蓋内圧亢進の程度が転帰と最もよく相関する。

特徴　❶意識清明期（lucid interval）は認めない。
　　　❷頭蓋骨骨折を認めることは少ない（30%）。
　　　❸頭蓋内圧亢進は約半数に認める。
　　　❹小児例(片山ら，1992)
　　　　（ⅰ）40%の頻度で、早期から脳腫脹を認める。
　　　　（ⅱ）70%の症例に、早期から頭蓋内圧亢進を認める。

　　　　　　　➡成人より頭蓋内圧亢進の頻度が高い。
　　　　　（ⅲ）頭蓋内圧亢進に対して、過呼吸療法が奏功する。
単純エックス線 ❶意識障害があるのに、CT所見に乏しいことが特徴。
　　　　CT ❷軸索損傷は、CTでは同定できない。
　　　MRI 脳梁や脳幹の小病変を検出するのに有用。
　　　治療 重症例においては、血圧と脳圧の管理が重要。

＊【脳振盪 Cerebral concussion】
①概念
　ⓐさほど大きくない力により神経機能が障害された症候群で、通常一過性であり、解剖学的な障害は伴わない。
　ⓑ重症例では永続的な神経脱落症状を示すことがある。
②病態
　ⓐびまん性軸索損傷の軽症説
　　← shear strainにより、広範に大脳皮質下（白質）の軸索が損傷される。
　ⓑ脳幹の機能障害説
　　１．衝撃による脳幹部細胞の$Na^+-K^+ATPase$の活動性の低下（坪川, 1983）。
　　２．Na^+-K^+pumpの活動性の低下（坪川, 1983）。
③15分以内の昏睡（coma）をきたす脳振盪は、矢状方向の頭部の動きで発生することが最も多く、次いで、斜め方向であり、側方の頭部動きではほとんど発生しない（Gennarelliら, 1982）。

＊＊【びまん性軸索損傷 Diffuse axonal injury（DAI）】
①概念
　（ⅰ）基本的には**病理学的な概念**である。
　　　ⓐ正中偏位を伴わない広範囲な部位（大脳半球、脳梁、小脳や脳幹部の白質）の軸索の損傷（断裂）をいう。
　　　ⓑ軸索のびまん性損傷は、DAIの本質的損傷である。
　（ⅱ）臨床的な病態概念は、頭蓋内占拠性病変によらないところの、外傷後6時間以上続く昏睡状態をいう。
　（ⅲ）びまん性脳損傷（DBI）の重症型である。
②名称；shearing injuryとも呼ばれる。
③頻度；DAIは重症頭部外傷全体の約半数を占める。
④受傷原因および発現機序
　（ⅰ）交通事故が圧倒的に多い（70〜90％）。
　　　ⓐ重篤例は自動車、中等度症例は歩行者によるものが多い。
　　　ⓑ小児では、成人に比べて歩行者が多い。

(ⅱ)回転加速度による剪断力により発生する。
　　ⓐ頭部の側方打撲による回転加速度で発生することが多い。
　　ⓑ次いで斜め方向で、矢状方向では最も発生しにくい(Gennarelli ら、1982)。
(ⅲ)顔面打撲のみでも発生する。
　　➡頭部に回転加速度をきたすような顔面への打撲。

⑤軸索損傷の発生機序
(ⅰ)軸索の断裂(axotomy)と考えられていたが、現在では、受傷時に断裂する軸索は比較的少なく、多くの軸索は保たれており、時間的経過とともに2次的にaxotomyに到るとされている。
(ⅱ)中村ら(1995)は、軸索の断裂(axotomy)ではなく、軸索鞘の損傷による軸索の機能障害と考えている。
(ⅲ)実験的には、受傷当初の軸索損傷はランビエ絞輪(node of Ranvier)に生じる。

⑥分類
(ⅰ)臨床分類(Gennarelli ら、1984)

ⓐ軽症びまん性軸索損傷(mild DAI)	➡受傷後の昏睡が6～24時間続くもの(Coma is of 6 to 24 hours duration)。
ⓑ中等症びまん性軸索損傷(moderate DAI)	➡受傷後からの昏睡が24時間以上続くもので、脳幹障害の症状を全く、あるいはほとんど示さないもの(coma for more than 24 hours that is associated with little or no evidence of brain stem dysfunctions)。
ⓒ重症びまん性軸索損傷(severe DAI)	➡受傷後からの昏睡が24時間以上続き、かつ脳幹障害の症状を伴うもの(regularly occurring signs of brain stem dysfunction in patients comatose for longer than 24 hours)。

(ⅱ)病理学的分類(Gennarelli ら、1982)

Grade 1	軸索損傷が、主に傍矢状部の大脳半球白質に限局しているもの(axonal abnormalities mainly restricted to the parasagittal white matter of the cerebral hemispheres)。
Grade 2	大脳半球における白質の軸索損傷に加えて、脳梁にも局所性病変を認めるもの(focal lesion in the corpus callosum in addition to white matter axonal damage in the cerebral hemispheres)。
Grade 3	①大脳半球における白質の軸索損傷に加えて、脳梁および上小脳脚にも局所性病変を認めるもの(This triad comprised DAI grade 3)。②大脳半球における白質の軸索損傷は、Grade 1や2よりも強い(much more hemispheric axonal abnormality than in Grades 1 and 2)。③異常は、小脳白質や上位脳幹にもみられる(The abnormality was found in the white matter of the cerebellum and upper brainstem as well as in the centrum semiovale)。

⑦特徴
(ⅰ)臨床的特徴
　　ⓐ激しい外傷によることが多い。
　　ⓑ受傷直後より意識障害が持続し、重症例が多い。
　　　➡意識清明期を認めることはない。
　　ⓒ受傷早期より脳幹症状を呈する。

ⓓ小児では脳腫脹の合併率が高い。
　　ⓔ頭蓋骨骨折を認めることは少ない(30%)。
　　ⓕ占拠性病変としての大きさをもつ頭蓋内血腫を認めることは、少ない
　　　(10%)。
　　ⓖ20 mmHgを越える頭蓋内圧の亢進は、比較的少ない。
　　　　📖小児では、頭蓋内圧亢進を認める頻度は成人に比べて明らかに高い。
　　ⓗ性別、年齢とDAIの発生率の間には、相関関係はない。
　　ⓘ予後は不良
　　　㋐植物状態；40%
　　　㋑死亡率；50%
　(ⅱ)各タイプ別特徴(富田, 1996 より作製)

mild DAI	㋐頻度；少なく、DAI 全体の 19%で、全重症頭部外傷の 8%。 ㋑除脳硬直や除皮質硬直がみられることもあるが(30%)、短時間で消失する。 ㋒3 カ月後の転帰 　①63%；正常に回復。 　②15%；中等度障害。 　③2%；重度障害。 　④1%；植物状態(22 頁) 　⑤15%；死亡➡感染症などが原因。
moderate DAI	㋐頻度 　①最も頻度が高い。 　②DAI 全体の 45%。 　③全重症頭部外傷の 20%。 ㋑昏睡が数日から数週続く。 ㋒長い逆向性および前向性健忘を有する。 ㋓3 カ月後の転帰 　①38%；正常に回復。 　②21%；中等度の障害が残存。 　③12%；重度障害 　④5%；植物状態 　⑤24%；死亡
severe DAI	㋐最重症型である。 ㋑頻度；DAI 全体の 36%、全重症頭部外傷の 16%。 ㋒従来、diffuse white matter shearing injury と呼ばれていたものである。 ㋓原因；ほとんどが交通外傷。 ㋔3 カ月後の転帰 　①15%；正常に回復。 　②13%；中等度障害 　③14%；重度障害 　④7%；植物状態 　⑤57%；死亡

⑧好発年齢
　(ⅰ)10 歳代後半から 20、30 歳代に多い。
　(ⅱ)小児には比較的少ない。
⑨性別
　➡男性に多い(男性：女性＝4：1)。
⑩単純エックス線 CT 所見

急性期所見	①びまん性脳腫脹(diffuse cerebral swelling) ②脳梁部の出血。 　➡小児では、成人に比して少ない。 ③くも膜下出血 ④大脳半球深部白質の出血。 ⑤第3脳室近傍への出血。 ⑥脳幹部出血 ⑦脳室内出血 ⑧正常像(16%)
慢性期所見	①脳室拡大 ②大脳半球白質部の低吸収域。 　註白質の変性による。

⑪MRI

(ⅰ)脳梁や脳幹の小病変を検出するのに有用。

➡脳梁や上小脳脚近傍の上位脳幹(後外側1/4)。

(ⅱ)DAIにみられる白質病変のうち、出血巣は10～30%。

(ⅲ)T2強調画像で、大脳白質、脳梁や脳幹に高信号域(図30)。

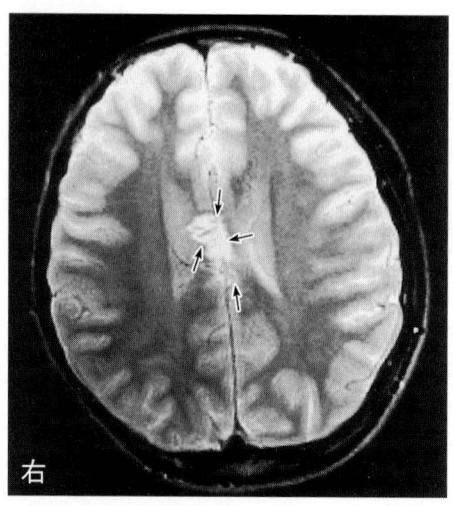

図 30．びまん性軸索損傷の MRI
T2強調画像で、脳梁体部に高信号域(→)を認める。
(窪田 惺：脳神経外科ビジュアルノート．金原出版，東京より許可を得て引用)

⑫予後

(ⅰ)不良(死亡率；50%)であるが、年齢に依存する。すなわち、

　ⓐ若年者は良好。

　ⓑ50歳以上は不良。

(ⅱ)小児例の**予後良好**な原因(中村ら，1992)

> ⓐ受傷機転の差により重症例が少ないこと。
> ⓑショックの合併が少ないこと。
> ⓒ大脳、脳幹に生じた病理学的変化は軽度で、可逆性であること。

(ⅲ)**不良因子**(中村ら，1995)

> ⓐびまん性脳腫脹を認める症例。
> ⓑ脳血流量の低下を認める症例。
> ⓒ脳酸素代謝率が低値を示す症例。

⑬病理学的所見
　（ⅰ）肉眼的所見
　　ⓐ脳梁の損傷
　　　㋐通常、2〜3 mm 以内の出血巣。
　　　㋑脳梁の下方部の損傷が主体で、一側に偏在する。
　　　㋒脳梁膨大部損傷の場合には両側へ延び、出血は外側部でより強い。
　　ⓑ上位脳幹部の損傷
　　　㋐基本的には出血巣。
　　　㋑損傷部位は、上小脳脚付近の上位脳幹背側部。
　　　㋒両側性の場合には、一側の病変が他側より大きい。
　（ⅱ）組織学的所見
　　ⓐ生存期間により3つの所見がみられる。
　　　㋐axonal retraction ball（軸索退縮球）の形成（図31）
　　　　①日の単位の生存例にみられる所見。
　　　　　 受傷後12時間以降数日間みられる。
　　　　②ビーズ状の軸索の断端変化で、軸索の断裂（axotomy）の証拠である。
　　　　③神経線維が剪断力によって伸展され、断裂した結果である。
　　　　④断裂した軸索の中枢端からaxoplasm（軸索突起原形質）があふれてボール状となり、それが軸索染色でretraction ballとして証明される。
　　　㋑large numbers of microglia stars
　　　　①週の単位の生存例にみられる所見。
　　　　②microglia の集団が認められる。
　　　㋒long tract degeneration of wallerian type
　　　　①月の単位の生存例にみられる所見。
　　　　②白質内の線維（伝導路）の変性。
　　　　　1．long tract では、cortico-spinal tract、medial lemniscus や medial longitudinal bundle などが損傷される。
　　　　　2．損傷は非対称性で、一方向性の線維のみが選択的に損傷される。
　　　　　3．近接していても、他方向に走行する線維に損傷はみられない。
　　ⓑ特徴的所見(重森, 1993)
　　　➡2つの所見が特徴的。
　　　㋐axonal retraction ball（軸索退縮球）
　　　　→みられることは少ない。
　　　㋑axonal swelling
　　　　①最もよくみられる所見。
　　　　②軸索の不完全損傷。
　　　　③この所見は、比較的軽症例にもみられる。

④受傷後2～3週間で消失し、その後はWaller変性となる。

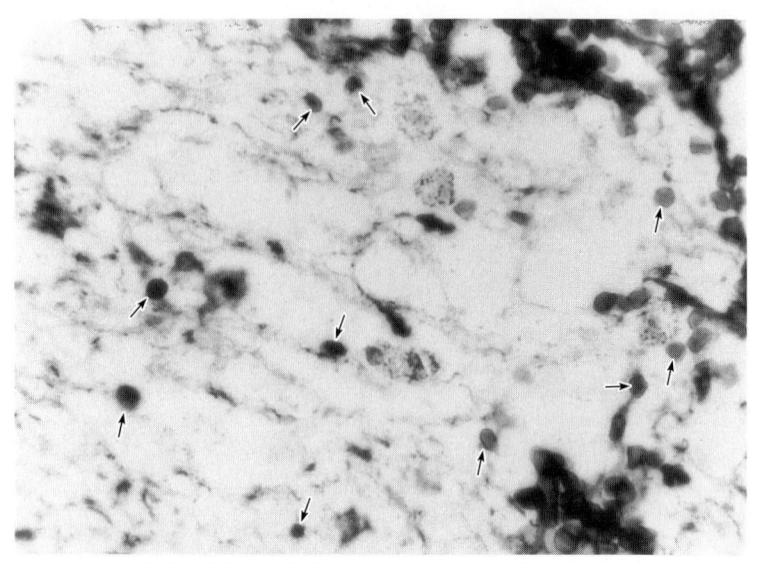

図31. びまん性軸索損傷の組織像(Bodian染色、10×40)
ビーズ状の軸索の断端変化であるaxonal retraction ball(→)がみられる。
(窪田 惺：脳神経外科ビジュアルノート．金原出版，東京より許可を得て引用)

楽々講座　びまん性脳腫脹 Diffuse cerebral swelling

①頻度
　①小児重症頭部外傷例の 30〜40％。
　②成人には少ない（小児は、成人の2倍の発生頻度）。
②病態
　①脳幹部（特に青斑核や網様体）が刺激され、脳血管の緊張（vascular tone）が変化することにより、脳血管の拡張と脳血液量が増加する。
　②すなわち、充血（hyperemia）である。
③分類(富田、1996)
　①**急性びまん性脳腫脹**
　　1．受傷直後からみられる脳腫脹をいう。
　　2．頻度；小児に多い（成人の2倍）。
　　3．治療；過換気療法によく反応する。
　　4．生命予後
　　　　・小児の生命予後は成人よりは良好。
　　　　・びまん性脳腫脹を伴わない小児例よりも悪い。
　②**遅発性びまん性脳腫脹**
　　1．受傷後数分から数時間遅れて出現する脳腫脹をいう。
　　2．重症度の比較的低い外傷例（例；脳振盪）にみられることが多い。
　　3．治療；過換気療法
　　4．予後；頭蓋内圧がコントロールできれば、良好。
④重症度との関係(山浦、1988)
　① Glasgow coma scale（GCS）が3〜7点の症例における発現率➜ 59％
　② Glasgow coma scale（GCS）が8〜15点の症例における発現率➜ 41％
⑤意識清明期（lucid interval）➜ 40％と、比較的多くみられる。
⑥好発年齢
　➜ 4〜10歳の小児に好発する。
⑦単純エックス線 CT
　①所見
　　1．両側の側脳室および第3脳室の狭小化。
　　2．脳幹周囲のくも膜下槽（橋前槽、迂回槽や四丘体槽）の狭小化。
　　3．腫脹した白質のエックス線吸収度密度は、正常白質より高い。
　②合併する所見
　　➜ くも膜下出血および脳室内出血。
⑧経過；やがて脳腫脹は消退し、脳室やくも膜下腔は正常の大きさとなる。
⑨治療；過換気療法（hyperventilation）や mannitol の投与。
⑩予後
　①良好例
　　1．年齢が若いものほど、予後良好。
　　2．意識清明期を有する例では、予後良好。
　　3．GCS 9点以上の症例の予後は良い。
　②不良例
　　1．受傷直後から昏睡（coma）となる例は脳損傷の程度が強く、予後不良。
　　2．くも膜下槽の全くみえない症例では、ほとんどが（92％）死亡(山浦、1988)。

●外傷性くも膜下出血 Traumatic subarachnoid hemorrhage

定義	頭部外傷によりくも膜下腔に出血するものをいう。
頻度	❶頭部外傷入院症例の4〜5%。
	❷重症頭部外傷の20〜50%。
	📖 Glasgow coma scale(GCS)の悪化に伴い、くも膜下出血の発生頻度は増加する。
発生機序	❶剪断力(shear strain)による架橋静脈や脳表などの血管の破綻。
	❷頭部が頸椎を中心に回転することにより、時に、椎骨動脈が破綻(135頁)。
誘因	アルコールの飲用(酩酊状態)。
打撲部位	側頭部や後頭部打撲が多い。
分類 (笠毛ら, 1983)	

Type 1	①basal cistern(脳底槽)に広範に出血を認めるもの。 ②脳挫傷や脳内出血の合併頻度が高い。 ③他のタイプに比べて予後不良。
Type 2	→大脳半球間裂、テント切痕周囲に出血を認めるもの。
Type 3	→一側のsylvian cistern(シルビウス槽)の出血を主体とするもの。
Type 4	→頭頂部脳表のくも膜下腔に出血を認めるもの。

頭部エックス線 単純撮影	半数に打撲部位に骨折を認める。
単純エックス線 CT	❶出血部位 （ⅰ）sylvius裂、脳底槽や脳溝に認められることが多い。 （ⅱ）その他、小脳テントや大脳縦裂。 ❷経時的変化 （ⅰ）24時間以内に、ほぼ半数は消失している。 （ⅱ）5日後には、ほとんどの例でCT上、出血は認められない。
予後	❶良好例 （ⅰ）くも膜下出血限局例。 （ⅱ）合併損傷がない症例。 ❷不良例 （ⅰ）くも膜下出血の出現個所が多い症例。 （ⅱ）脳幹周囲のくも膜下槽に広汎に、多量に出血を認める症例。 （ⅲ）合併損傷のある症例。
合併損傷	❶急性硬膜下血腫の合併が最も多い。 ❷次いで、脳挫傷。 ❸びまん性脳腫脹(diffuse cerebral swelling)

楽々講座　脳底槽にみられるクモ膜下出血 Traumatic basal subarachnoid hemorrhage
　　　　　　―単独性外傷性くも膜下出血 Isolated traumatic subarachnoid hemorrhage―

①概念
　①脳挫傷やびまん性軸索損傷(DAI)などを伴わずに、一次的(単独)にくも膜下出血をきたしているものをいう。
　②通常、脳底槽(basal cistern)に厚いくも膜下出血を認める。
②頻度(Kibayashiら，2000)
　①くも膜下出血全体の2％。
　②法医解剖例
　　1．全体の0.1～0.7％。
　　2．頭部外傷例の1～3％。
③受傷原因
　①暴行が最も多い。
　　➡頭部や顔面への打撲による頸部の過伸展で破綻。
　②転落や交通事故によることは稀。
　③原因不明；10％
④誘因；**アルコールの飲用**。
⑤破綻血管
　➡内頸動脈の破綻によることもあるが、**椎骨動脈**が最も多い。
　①椎骨動脈では、頭蓋外(頸部)よりも頭蓋内の椎骨動脈の破綻によることが多い。
　②そのほか、後下小脳動脈分岐部や脳底動脈合流部付近。
⑥好発年齢；20～30歳
⑦性別；男性
⑧症状；受傷時より意識障害。
⑨環椎横突起骨折を認めることがある。
⑩予後；極めて不良。

快適空間

★好きなように使ってね！

●外傷性てんかん Posttraumatic epilepsy

定義 ❶外傷後1週間以降に生ずるてんかん（いわゆる晩期てんかん late epilepsy）をいう。

> （註）（ⅰ）外傷後24時間以内のけいれん発作を「直後てんかん immidiate epilepsy」、
> （ⅱ）外傷後1週間までの発作を「早期てんかん early epilepsy」と呼ぶが、これらはてんかん焦点の形成される前の発作であるから、真のてんかんではない（間中，2000）。

❷因みにてんかん（epilepsy）とは、自発性かつ反復性の発作を主徴とし、脳波検査で発作性放電を示し、焦点部位の機能異常により多彩な発作症状を示す疾患、ないし症候群である。
（ⅰ）発作には「けいれん」だけでなく、「意識消失」を示すものもある。
（ⅱ）同じパターンの発作が反復して出現しなければ、「てんかん」とは診断しない。すなわち、1回のみの発作では「てんかん」とは診断されない。
（ⅲ）また、脳波上てんかん発作波を認めても、臨床発作がなければ「てんかん」とは診断しない（兼子，2000）。

頻度 ❶平時の頭部外傷例の3〜5%。
　➡開放性脳損傷の8〜9%。
❷戦時の頭部外傷例の24〜53%。

発生時期 ❶半数が、外傷後1年までに発症する。
❷ほとんどが（80%）、外傷後2年までに発症する。

経過 ❶5年間を経過すると、約半数が緩解する。
❷自然緩解の可能性が高い。

危険因子（表22） 表 22. 外傷性てんかんの危険因子（外傷性てんかん調査会，1991）

> Ⓐ統計学的に有意差があるもの
> ⓐ意識障害、ⓑ神経症状、ⓒCT異常、ⓓリスクの重複するもの、ⓔ脳内血腫、ⓕ受傷時の飲酒、ⓖ手術を受けたもの、ⓗ受傷1カ月後の脳波異常、ⓘ高年齢。
>
> ↓
> このうち、最も相対危険率が高いものは
> ↓
> **月単位の意識障害**
>
> 以下、
> ①リスクの合計が5つ以上、②1カ月後の脳波異常、③手術、④大脳半球巣症状、⑤飲酒、⑥全汎性大脳機能低下、⑦脳内血腫、の順。
>
> Ⓑ重回帰分析による危険因子
> ①全汎性大脳機能低下、②早期けいれん、③1カ月後のCT異常。

治療・治療方針

①抗てんかん薬の予防的効果はない。
　（ⅰ）しかし外傷急性期には、抗てんかん薬を投与した方がよい。
　　　　←けいれんが起こると、脳浮腫は増強し、意識障害や麻痺が遷延するので。
　（ⅱ）外傷後 24 時間以内に投薬を開始する。

②抗てんかん薬は、てんかん原性焦点の発生予防に役立たない。しかし、zonisamide（ゾニサミド）は予防効果があるとされている。

③抗てんかん薬の選択	（ⅰ）第一選択薬 　①phenytoin（フェニトイン） 　②phenobarbital（フェノバルビタール） 　③carbamazepine（カルバマゼピン） 　④zonisamide（ゾニサミド） （ⅱ）第二選択薬➡ sodium valproate（バルプロン酸ナトリウム） 　　　←バルプロン酸は全般発作の選択薬なので、外傷性てんかんの第一選択とはならない。
④抗てんかん薬の漸減・中止時期	➡「3 年」を目安とする。

快適空間

★好きなように使ってね！

第3章

バージョンアップ編

この章は、頭部外傷をさらに広く、深く
究めてもらうために設けた部門です。
第2章で取り上げた項目については、
さらに深く掘り下げて述べてあります。
また新しい項目もたくさん記載してありますので、
知識のバージョンアップが期待できます。

●硬膜外血腫 Epidural hematoma

1．外傷性硬膜外血腫 Traumatic epidural hematoma

1）両側性硬膜外血腫 Bilateral epidural hematoma

❶定義
➡同時に両側性に発生する硬膜外血腫をいう（図1）。

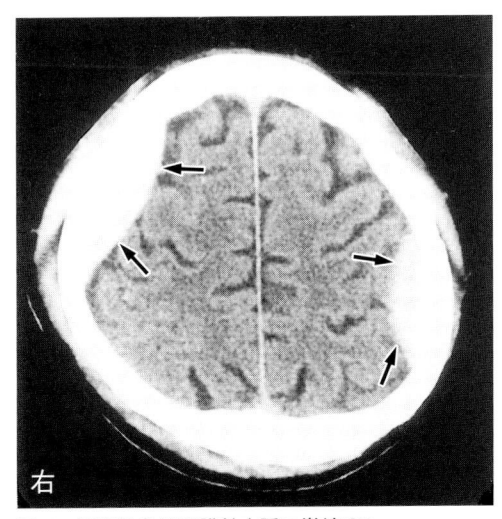

図1．両側性急性硬膜外血腫の単純CT
両側に凸レンズ型の高吸収域（→）を認める。

❷頻度
（ⅰ）成人では、全硬膜外血腫の2〜10％。
（ⅱ）小児では極めて稀とされているが、20％の高頻度の報告もある(Dharkerら，1991)。

❸発生機序
➡前後方向からの外力による（図2）。

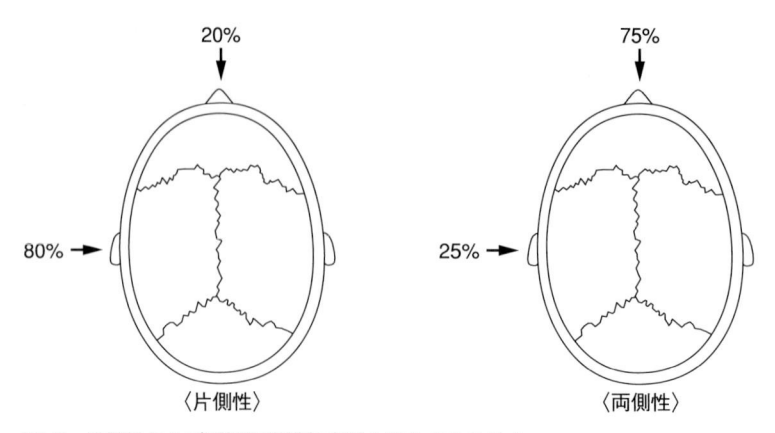

図 2. 片側性および両側性硬膜外血腫を発生させる外力(Frank ら, 1982)
片側性硬膜外血腫では側方からの衝撃により、両側性硬膜外血腫は前後方向からの衝撃により発生する。

❹出血源
　（ⅰ）静脈性が多い。
　（ⅱ）板間静脈、あるいは板間静脈と静脈洞（上矢状静脈洞が多い）の組み合わせ。
　（ⅲ）動脈性の頻度；10％。
❺好発年齢；10〜50 歳（平均；34 歳）
❻性別；男性に多い。
❼好発部位
　（ⅰ）正中を横切る両側性が 60％と最も多く、残り（40％）は左右の異なる部位の両側性である。
　（ⅱ）前頭部、あるいは前頭部と他の部位の組み合わせが多い。
❽発症形式
　➡徐々に発症する。
❾片側性硬膜外血腫と両側性硬膜外血腫の比較(Frank ら, 1982)

好発年齢	①片側性(unilateral)；34 歳（平均年齢） ②両側性(bilateral)；24 歳（平均年齢）
頭蓋骨骨折の頻度	①片側性硬膜外血腫で血腫部位に骨折を認める頻度は、90％以上である。 ②両側性硬膜外血腫で両側に骨折を認める頻度は 66％、一側に骨折を認める頻度は 30％。
意識清明期を認める頻度	➡両側性で低い。
神経症状	➡両側性硬膜外血腫では、神経症状の悪化が遅れる(delayed neurological deterioration)。 　出血源が静脈であるので。

❿手術優先順位
　（ⅰ）血腫量に差がある場合➡血腫の大きい側より行う。
　（ⅱ）血腫量に差がない場合➡優位半球側より行う。
⓫予後

(ⅰ)良好群；60%
(ⅱ)死亡率；15〜20%

2）上矢状静脈洞部硬膜外血腫 Epidural hematoma on superior sagittal sinus（頭頂部硬膜外血腫 Vertex epidural hematoma）

❶定義
 (ⅰ)上矢状静脈洞の直上に血腫を形成するものを、**上矢状静脈洞部（頭頂部）硬膜外血腫**という。
 (ⅱ)これに対して "**傍矢状洞部硬膜外血腫（parasagittal epidural hematoma）**" は、片側の円蓋部の硬膜外血腫が正中の方へ伸展し、上矢状静脈洞部に達したものであり、通常、側頭骨骨折を認め、出血源は中硬膜動脈、あるいはその分枝である。
   ☞**広義の頭頂部硬膜外血腫**である。
❷頻度
 ➡急性硬膜外血腫の 2〜8％。
❸受傷機転と打撲部位
 (ⅰ)交通事故が多い。
 (ⅱ)頭頂部や前頭正中部の打撲が多い。
❹出血源
 (ⅰ)上矢状静脈洞が最も多い。
 (ⅱ)その他、板間静脈や上矢状静脈洞付近の硬膜血管。
❺好発年齢；20〜40 歳が大部分。
❻症状・経過
 (ⅰ)頭蓋内圧亢進症状(頭痛、嘔吐)
   ☞上矢状静脈洞が圧迫されることによる静脈還流障害。
     ・前頭部の上矢状静脈洞の圧迫では、無症状であることが多い。
     ・頭頂後頭部の上矢状静脈洞の圧迫では、症状が著明に出現する。
 (ⅱ)意識状態
   ⓐ受傷時より意識障害をきたし、その後も意識障害が持続するもの。
   ⓑ意識清明期の後、意識障害をきたすもの。
     ☞意識清明期は長い(3〜4 日)ことが多い。
   ⓒ受傷時およびその後においても意識障害をきたさないもの。
 (ⅲ)水頭症
   ☞上矢状静脈洞圧迫が髄液の吸収障害をきたすことによる。
 (ⅳ)対麻痺や下肢の単麻痺
 (ⅴ)けいれん
❼発症形式
 (ⅰ)「急性経過をとる」、
 (ⅱ)「慢性経過をとる」、
 両者の報告がある。

❽頭部エックス線単純撮影
　（ⅰ）大多数（90％）に、上矢状静脈洞を交叉する骨折を認める。
　（ⅱ）矢状縫合の離開を認めることもある。
　　　　➡冠状縫合の離開は、通常、認められない。
❾脳血管造影
　　➡静脈相で、上矢状静脈洞が頭蓋骨内板からはがれている所見。
❿単純エックス線 CT
　（ⅰ）冠状断の CT が重要。
　（ⅱ）通常の水平断 CT では、見落とす可能性がある。
⓫MRI
　　➡MRI 矢状断像で、明瞭に硬膜外血腫を描出できる。
⓬治療
　（ⅰ）保存的治療
　（ⅱ）手術
　　　〔手術の留意点〕
　　　　　ⓐ両側に硬膜外血腫を認める場合には、上矢状静脈洞直上の頭蓋骨は橋状に残す。
　　　　　ⓑ開頭と同時に多量に出血して、ショック状態に陥ることがある。
　　　　　ⓒ上矢状静脈洞の裂け目から空気が吸引され、空気栓塞を起こすことがある。
　　　　　ⓓ骨片が静脈洞に突き刺さっている時には、軽率に骨片を引き抜かないこと。
⓭予後；良好

3）斜台部硬膜外血腫 Clival epidural hematoma
❶頻度；極めて稀。
❷後頭蓋窩硬膜外血腫の一型。
❸受傷原因・機序
　（ⅰ）交通事故
　（ⅱ）過屈曲や過伸展損傷（hyperflexion injury, or hyperextension injury）
❹出血源；斜台部、あるいはその周辺の硬膜。
❺好発年齢；小児に多い。
❻意識状態
　　➡来院時の意識状態は GCS 7 点以下で、重症。
❼頭部エックス線単純撮影
　（ⅰ）通常、頭蓋骨骨折は認めない。
　（ⅱ）蝶形骨後頭骨軟骨結合（spheno-occipital synchondrosis）の離開を認めることがある。
❽頸椎エックス線単純撮影
　（ⅰ）環椎歯突起間距離（atlanto-dental distance）の拡大を認める。
　（ⅱ）頸椎椎体前部の軟部組織陰影の腫大像（cervical prevertebral soft-tissue swelling）
❾単純エックス線 CT
　（ⅰ）通常のスライス幅の水平断像で、斜台部の高吸収域をみつけることは困難。

　　　　　ⓐ薄いスライス幅(thin slice)での撮影が必要。
　　　　　ⓑ冠状断の撮影が必要。
　　　(ⅱ)くも膜下出血の所見を認める。
❿MRI
　　➡極めて有用で、特に矢状断像が有用。
　　(ⅰ)T1強調画像；等信号域
　　(ⅱ)T2強調画像；高信号域
⓫治療
　　➡現在までの報告では、保存的治療がなされている。
⓬予後
　　➡現在までの報告では、良好。
⓭合併損傷
　　➡環椎脱臼(atlanto-axial dislocation)
　　　　📖過屈曲外傷(hyperflexion injury)による。

4) 急性硬膜外血腫の急速自然消失例
　　Rapid spontaneous resolution of acute epidural hematoma
❶頻度；極めて稀。
❷消失の機序
　　➡骨折線を通って、頭蓋外の血腫(epicranial hematoma)へ流出するとの説。
❸頭蓋骨骨折を認める。

5) 硬膜外血腫の石灰化 Calcified epidural hematoma
❶頻度；極めて稀。
❷原因
　　(ⅰ)頭部外傷
　　　　ⓐ最も多い。
　　　　ⓑ大部分は、慢性硬膜外血腫が石灰化したものである。
　　(ⅱ)脳外科手術後
　　　　ⓐシャント術後や急性硬膜下血腫の開頭術後に発生した硬膜外血腫が、亜急性あるいは慢性に経過して石灰化をきたす。
　　　　ⓑ急性硬膜外血腫の開頭術後に再度硬膜外血腫が発生し、その部に石灰化をきたす。
❸好発年齢；15歳以下の小児に多い。
❹性別；男性に多い。
❺症状
　　(ⅰ)けいれん発作
　　(ⅱ)頭痛
　　(ⅲ)歩行障害

❻症状発現までの期間
　（ⅰ）ほとんどが1年以内。
　（ⅱ）最長のものは、頭部外傷後 50 年。
❼石灰化出現までの期間
　（ⅰ）小児；通常 2～3 週間で、成人に比べて短い。
　（ⅱ）成人；数カ月から数十年。
❽好発部位
　➡頭頂部、または頭頂側頭部に多い。
❾頭部エックス線単純撮影
　➡頭蓋骨骨折を認めないことが多い。
❿石灰化は、硬膜側の血腫被膜に認められる。
⓫治療
　➡圧迫所見による神経症状を認める場合には、開頭術により摘出する。

6）慢性硬膜外血腫 Chronic epidural hematoma

❶定義
　（ⅰ）発症時期では、受傷後 21 日以降に発症する硬膜外血腫をいう。
　（ⅱ）病理学的には、被膜を有する硬膜外血腫をいう。
❷頻度
　➡硬膜外血腫の 4％。
❸発生機序
　（ⅰ）出血圧の低い出血部位が、脳浮腫などにより一時的に圧迫止血されている。
　　　➡頭蓋内圧の正常化により出血し始め、血腫を形成する。
　（ⅱ）血腫被膜よりの反復性の出血により、増大していく（chronic expansion）。
　　　　慢性硬膜下血腫と同様の機序による。
❹出血源
　（ⅰ）頭蓋骨から剥離した硬膜表面の静脈。
　　　➡出血源として多い。
　（ⅱ）板間静脈。
　（ⅲ）中硬膜動脈、あるいはその分枝の破綻。
❺好発年齢；30 歳以下の若年者に多い（65％）。
❻性別；男性に多い。
❼症状
　（ⅰ）意識障害
　（ⅱ）片麻痺
❽好発部位
　➡報告者により異なる。すなわち、
　（ⅰ）「側頭部以外、特に前頭部に好発する」
　（ⅱ）「側頭部に多い」

（ⅲ）「頭頂部に多い」
❾頭部エックス線単純撮影
　　➡頭蓋骨骨折を認めることが多い（70％）。
❿エックス線CT
　　（ⅰ）単純CT；低吸収域、あるいは混合吸収域。
　　（ⅱ）造影CT；血腫の硬膜側が膜状に増強される（rim enhancement）。
⓫血腫の性状；流動血あるいは凝血塊で、一部流動血を伴う。
⓬予後；良好

> **ちょっとお目を拝借**
> 「慢性（chronic）」と「遅発性（delayed）」とが同義語に用いられていることがあるが、両者は異なる。
> ①「慢性」は、一般に、時間的因子に基づいた分類である。
> ②一方「遅発性（161頁）」は、初回のCT（あるいは脳血管造影）で血腫は認められないが、2回目以降のCT（あるいは脳血管造影）で血腫が発見されたものをいい、放射線学的に定義された用語である。したがって、出血の経時的変化と関係なく発生したものが「遅発性」ということになり、急性のことも、亜急性のことも、また慢性のこともあり得る（通常、受傷後24時間以後に発生したものを「遅発性」としている）。

2．特発性硬膜外血腫 Spontaneous epidural hematoma

❶概念
　　➡明らかな外傷の既往がなく、また脳動脈瘤、脳動静脈奇形、脳腫瘍や血液凝固異常（coagulopathy）などがなくて、硬膜外に血腫を形成するものをいう。
❷「特発性」を広義に解釈して、「非外傷性」と同義語に用いる場合もある。
　その場合の原因として、
　　（ⅰ）頭蓋内周辺組織の感染巣。
　　　　➡中耳炎が多く、次いで前頭洞炎。
　　（ⅱ）血液凝固系の異常➡血友病によることが最も多い。
　　（ⅲ）硬膜の血管異常。

●硬膜下血腫 Subdural hematoma

1．外傷性硬膜下血腫 Traumatic subdural hematoma

1）半球間裂硬膜下血腫 Interhemispheric subdural hematoma
　❶定義；大脳半球間裂に限局してみられる血腫をいう。
　❷名称；大脳鎌血腫(falx hematoma)とも呼ばれる。
　❸頻度；外傷性急性硬膜下血腫の 3〜6％。
　❹原因(受傷機転)
　　　➡交通事故によることが最も多い(90％)。
　　(ⅰ)小児➡虐待
　　(ⅱ)青年(young adult)➡交通事故
　　(ⅲ)高齢者➡低速度の外傷(low velocity trauma)。
　❺誘因
　　(ⅰ)抗凝固薬の服用。
　　(ⅱ)アルコール多飲者
　　(ⅲ)肝機能障害や血小板減少症。
　❻打撲部位と衝撃方向
　　(ⅰ)打撲部位
　　　ⓐ大部分が、後頭部打撲。
　　　　㋐後頭部打撲により、固定された上矢状静脈洞に対して大脳が後方へ移動することにより、架橋静脈が破綻。
　　　　㋑後頭部打撲により、大脳鎌と大脳半球内側面との間に剪断力が働き、架橋静脈が破綻。
　　　ⓑ時に、頭頂部打撲や前頭部打撲。
　　(ⅱ)衝撃方向
　　　ⓐ方向は、大部分は矢状面に沿って作用する外力。
　　　ⓑ時に、頭頂部から頭蓋底に向かう方向(上下方向の外力)。
　❼発生機序
　　　➡剪断力(shear strain)による。
　❽出血源
　　　➡大脳半球間裂内(傍大脳鎌 parafalcian)あるいは傍矢状部(parasagittal)の架橋静脈の破綻。
　❾好発年齢(Senel ら, 2001)
　　(ⅰ)18〜60 歳(平均；56 歳)が最も多い(55.6％)。
　　　　➡80％は 40 歳以上。
　　(ⅱ)次いで、60 歳以上(33.3％)。
　　　　⬅したがって、比較的高齢者に多い。
　　(ⅲ)小児(batterd child syndrome 参照；26 頁)；11％

⓾性別
　➡男性に多い(男性：女性＝2：1)。
⓫症状
　(ⅰ)反体側の下肢の単麻痺(20％)、あるいは下肢優位の片麻痺(63％)。
　　　☝Falx syndrome
　　　➡両側性血腫では対麻痺(paraparesis)。
　(ⅱ)てんかん発作(全般性、あるいは局所性)
　(ⅲ)意識障害➡受傷直後に意識障害を呈することは少ない。
　(ⅳ)痴呆
⓬症状の発現形式と発現時期
　(ⅰ)症状の発現形式
　　　ⓐ小児および高齢者
　　　　➡発症が急激でないことが多く、通常の円蓋部の硬膜下血腫に比し遅れる。
　　　　　☝(理由)小児および高齢者では、大脳皮質表面と静脈洞との間が広いため。
　　　ⓑ青年
　　　　➡通常の円蓋部の硬膜下血腫と同様、急激発症。
　(ⅱ)発現時期
　　　➡通常、外傷後8～48時間。
⓭血腫の部位
　(ⅰ)大部分、片側性で、脳梁の上の頭頂・後頭部。
　　　➡大脳半球間裂の arachnoid trabecula(くも膜梁)が強固なため、血腫は限局化しやすい。
　(ⅱ)両側性は稀。
　　　☝重症頭部外傷例
⓮頭部エックス線単純撮影
　➡頭蓋骨骨折を伴うことは少ない(6～30％)。
⓯脳血管造影(前後像)
　(ⅰ)脳梁周囲動脈(pericallosal artery)と脳梁辺縁動脈との解離。
　(ⅱ)脳梁辺縁動脈と大脳鎌(falx)との間に無血管野を認める。
⓰単純エックス線CT
　(ⅰ)大脳鎌を底辺とした外側に凸な形(flat-convex lenticular shape)の高吸収域を呈する(図3)。
　(ⅱ)高吸収域の部位は、通常、半球間裂全体(図3)。
　　　➡一部の場合は、半球間裂の後方1/3。
　(ⅲ)片側性が多い。
　　　ⓐ左右差はない。
　　　ⓑ両側性；7％の頻度。
　(ⅳ)脳挫傷や脳内出血を伴うことは少ない。

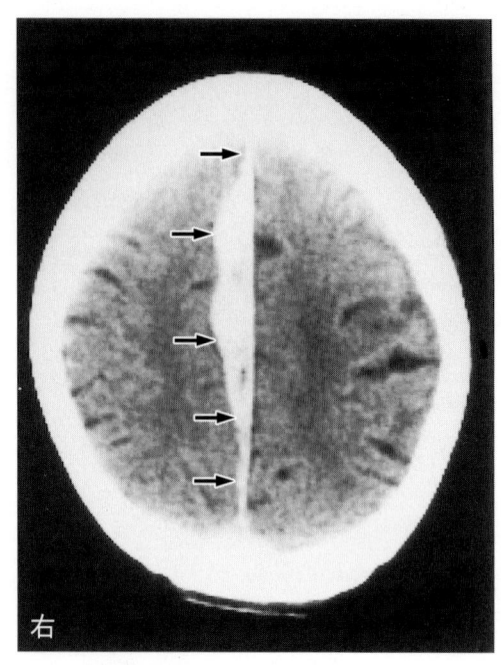

図 3. 半球間裂硬膜下血腫の単純 CT
大脳鎌を底辺とした外側に凸な形(flat-convex lenticular shape)の高吸収域(→)を認める。

❼MRI；時期により信号強度は異なる。
❽治療
　（ⅰ）保存的治療
　　　　➡小さい血腫が多いので、手術の必要な症例は多くない。
　（ⅱ）外科的治療
　　　ⓐ手術適応症例
　　　　　➡進行性に悪化する症例。
　　　ⓐ手術法
　　　　　➡穿頭あるいは開頭術による血腫除去。
❾予後
　（ⅰ）比較的良好
　　　ⓐ運動機能の予後は良好。
　　　ⓑ長期観察では、痴呆(dementia)を残すことがある。
　（ⅱ）死亡率

> ⓐ全体；10～30％。
> 　←円蓋部の急性硬膜下血腫よりも死亡率は低い。
> ⓑ精神症状を有する症例；40～60％と、高率になる。
> ⓒ治療別
> 　㋐保存的治療群；3～14％。
> 　　←手術例に比べて重症例が少ないため。
> 　㋑外科的治療群；20～30％。

2）小脳テント周囲硬膜下血腫 Peritentorial subdural hematoma

❶頻度；稀

❷発生機序および出血源
　（ⅰ）新生児➡分娩時外傷（199頁）
　（ⅱ）高齢者➡外傷によるテント近傍の架橋静脈の破綻。

❸血腫の部位
　（ⅰ）小脳テント上面が多い。
　（ⅱ）テント下、すなわち後頭蓋窩硬膜下血腫の形をとることもある。

❹好発年齢
　➡新生児と高齢者。

❺CT所見(Lauら, 1983)

水平断像	（ⅰ）Sheet-like collection（シート状の高吸収域） 　①小脳テントの形状に一致したシート状の高吸収域。 　②外側縁はスロープ状に不明瞭な高吸収域であるが、 　　内側縁は明瞭でテント自由縁に一致する。 （ⅱ）Trigone sign 　➡側脳室三角部の上前方への偏位。
冠状断像	小脳テントに沿った高吸収域。

❻MRI
　➡血腫部位を正確に描出でき、非常に有用。

❼治療
　（ⅰ）血腫が小さい場合には、保存的治療。
　（ⅱ）血腫が大きい場合には、摘出術。

3）急性硬膜下血腫の急速自然消失例 Rapid spontaneous resolution of acute subdural hematoma

❶概念
　➡硬膜下血腫が、入院後24時間以内に単純エックス線CTで認められなくなった症例をいう。

❷頻度
　➡急性硬膜下血腫非手術例（軽症例や脳ヘルニア徴候のある重症例の保存的治療群）の

10～40％。
- ❸ 消失の機序
  - （ⅰ）"洗い流し（wash out）"説
    - ⓐ硬膜下血腫形成と同時に、くも膜の裂け目より髄液が硬膜下腔へ混入する。
    - ⓑその結果、髄液の"洗い流し作用（wash out）"により血腫が分散・移動し、消失。
    - ⓒ「くも膜下腔の髄液が、圧勾配に逆らって硬膜下血腫内に流れ込むのか？」という点が、この説の弱点。
  - （ⅱ）頭蓋内圧亢進説
    - ➡脳腫脹により頭蓋内圧が亢進し、血腫が圧排され消退。
  - （ⅲ）頭蓋内圧が代償機構の範囲内に維持＋髄液の産生流出路が確保
    - ⓐ出血により頭蓋内圧は亢進するが、正常の頭蓋内圧を維持するための代償機構が作用する。
    - ⓑくも膜下腔が閉塞されずに維持される。
    - ⓒ頭蓋内圧と血腫内圧との間に圧勾配がないので、くも膜断裂部より髄液が硬膜下血腫内へ流入し、血腫が流動性に富むようになる。
    - ⓓ血腫が移動・分散する。
  - （ⅳ）再分布説
    - ⓐ脳腫脹が改善したことにより、血腫が周囲の硬膜下腔へ移動。
    - ⓑ血腫が大脳鎌およびテント上面などに分散・移動したもので、消退したものではない。
- ❹ 好発年齢
  - （ⅰ）若年者に多いが、
  - （ⅱ）高齢者にも発生する。
- ❺ 血腫消失までの期間
  - （ⅰ）3日以内に消失する。
  - （ⅱ）半数は6時間以内に消失。
  - ⬅通常の急性硬膜下血腫の血腫消失に要する期間（CT上）；1カ月以上。
- ❻ 症例の特徴 (常喜ら，1992；阿部ら，1999)

若年型	①脳腫脹（brain swelling）を認める。 ②年齢；10～20歳の若年者。 ③性別；性差はない。 ④血腫消失までの期間；ほとんどが6時間以内。 ⑤CT所見 　ⅰ血腫は高吸収域。 　ⅱ大脳半球円蓋部表面の広範な薄い硬膜下血腫。 　ⅲ血腫の厚さに比べ、正中構造物の偏位（midline shift）が強い。
高齢型	①脳腫脹（brain swelling）を認めないか、軽微。 ②年齢；高齢者 ③血腫消失までの期間；脳腫脹群より長く、十数時間。 ④CT所見 　ⅰ血腫は、髄液を混じた混合吸収域（mixed density）。 　ⅱ血腫が厚いにもかかわらず、正中構造物の偏位（midline shift）が軽微。 　ⅲ脳萎縮を認める。

❼単純エックス線CT
　（ⅰ）頭蓋骨内板に接する三日月型（鎌状）の高吸収域、あるいは髄液を混じた混合吸収域。
　（ⅱ）血腫と頭蓋内側面との間に**低吸収域帯（low density band）**を認める。
❽MRI
　（ⅰ）血腫は認められる（消失していない）。
　（ⅱ）血腫が周囲の硬膜下腔へ分散・移動、すなわち再分布（redistribution）の所見を認める。
❾急性硬膜下血腫の保存的治療が可能な症例(常喜ら，1992)
　（ⅰ）若年者
　（ⅱ）CT上、脳挫傷や脳内出血を伴わない症例。
　（ⅲ）急激に神経症状が悪化しない症例。
　（ⅳ）経過中にけいれん発作を認めない症例。
　（ⅴ）巣症状を認めない症例。

4）亜急性硬膜下血腫 Subacute subdural hematoma
❶概念
　（ⅰ）亜急性期に発症、または増悪する硬膜下血腫をいう。すなわち、
　（ⅱ）急性硬膜下血腫を保存的に治療し縮小傾向にあった血腫が、亜急性期（受傷後4〜20日）に増大し、神経症状が出現、あるいは悪化するものをいう。
❷頻度
　➡急性硬膜下血腫非手術例の10〜20％。
❸発生機序
　（ⅰ）浸透圧勾配による髄液の移動説。
　（ⅱ）受傷時のくも膜損傷➡急性期は硬膜下血腫により圧迫・閉鎖➡血腫（凝血塊）の融解によりくも膜損傷部が開孔➡硬膜下水腫の併発。
　（ⅲ）再出血説
❹誘因
　（ⅰ）高齢者
　　　➡脳萎縮➡出血時の圧迫止血力の弱さ。
　（ⅱ）アルコール多飲者
❺特徴(森永ら，1990；森永ら，1993)
　（ⅰ）高齢者
　（ⅱ）外傷歴は不明か、軽微な外傷後に発症する。
　　　➡来院時の意識障害の程度は軽い。
　（ⅲ）アルコール多飲歴、高血圧症、糖尿病などを有すること。
　（ⅳ）術中所見
　　　ⓐ皮質動脈からの出血を認めることがある。
　　　ⓑ完成した血腫被膜は存在しない。
　　　　➡外膜を認めることはあるが、内膜を認めることはない。
　（ⅴ）転帰は、合併症のため不良となることもある。

❻エックス線CT
    （ⅰ）発症時の硬膜下の低吸収域は拡大し、圧迫所見(mass sign)の増大を認める。
    （ⅱ）発症時の硬膜下の高吸収域は縮小している。
    （ⅲ）高吸収と低吸収の混在する混合吸収域。
❼MRI
    （ⅰ）等～低信号と高信号の混合信号域。
    （ⅱ）初回のMRIと比べて等～低信号域の部分は縮小し、高信号域の部分は増大している。
❽手術➡開頭、あるいは穿頭による血腫除去術。
❾予後
    （ⅰ）比較的良好
    （ⅱ）合併症のある症例では、不良。

2．特発性硬膜下血腫 Spontaneous subdural hematoma

❶定義・概念
    （ⅰ）明らかな外傷の既往がなく（あっても軽微）、また脳動脈瘤、脳動静脈奇形、脳腫瘍や血液凝固異常(coagulopathy)などがなくて、硬膜下腔に血腫を形成するものをいう。
    （ⅱ）条件(上野ら, 1987)
        ⓐ頭部外傷はないか、あっても軽微で、脳挫傷や出血源となりうる頭蓋内損傷を伴わない。
        ⓑ出血源となりうる基礎疾患をもたない。
        ⓒ急性または亜急性の経過をとる。
        ⓓ手術または剖検で出血血管を確認するか、またはほかに出血源を見いだせない。

> （註）「特発性 spontaneous」を「非外傷性 nontraumatic」と同義語に用い、その原因として脳動脈瘤、脳動静脈奇形、硬膜への転移性腫瘍や血液凝固異常などをあげている報告もある。

❷頻度；1～5％
❸発生機序・誘因
    （ⅰ）皮質動脈の小枝が分枝する部分の解剖学的特徴によるとの説。
        ➡動脈が直角に分枝する部位は解剖学的に脆弱である。
    （ⅱ）軽微な外傷により脳が局所的に歪み、その結果急激に血管内圧が上昇し小動脈が破綻するとの説。
        ➡この機序によって生じるものを、"fire hose(消火用ホース)"と呼ぶ。
    （ⅲ）脳表の動脈と硬膜との癒着説。
        ➡頭部の運動により、癒着部が剥離し出血する。
    （ⅳ）脳表の動脈（あるいは枝）の外膜とくも膜との癒着説。
        ☝脳の軽度な動きにより動脈が裂ける誘因となる。

❹出血源
　（ⅰ）**脳表の皮質動脈**(cortical surface artery)の分枝、あるいは脳表の皮質動脈と硬膜の動脈を結ぶ小動脈(bridging artery)の破綻による。
　　　　🔖中大脳動脈の皮質小枝のことが多い。
　（ⅱ）出血血管の部位は、**シルビウス裂付近**が多い。
　　　　🔖シルビウス裂では、前方部(anterior sylvian part)が多い。
❺好発年齢
　（ⅰ）37〜80歳；平均年齢は60歳で、比較的高齢者に多い。
　（ⅱ）小児は稀。
❻性別；男性に多い（男性：女性＝2.5〜4：1）
❼好発部位
　➡**シルビウス裂近傍**が多い。
❽初発症状(上野ら, 1987)
　（ⅰ）頭部外傷のない例
　　　　➡突然の激しい頭痛。
　　　　　🔖頭蓋内圧亢進や合併するくも膜下出血による。
　（ⅱ）軽微な外傷先行例
　　　　➡意識障害や嘔吐。
❾発症形式
　（ⅰ）大部分が、1日以内に発症する急性例。
　（ⅱ）稀に、徐々に発症する亜急性例。
❿症状
　（ⅰ）激しい頭痛
　（ⅱ）嘔気・嘔吐
　（ⅲ）意識障害
　（ⅳ）片麻痺
⓫頭蓋骨骨折や脳挫傷を認めない。
⓬治療
　（ⅰ）急性例
　　　　ⓐ開頭・血腫除去術
　　　　ⓑ出血点はシルビウス裂付近が多いので、この部を中心に大きめの開頭をする。
　（ⅱ）亜急性；穿頭血腫除去術
⓭予後
　（ⅰ）急性例や軽微な外傷先行例
　　　　➡一般に不良であるが、早期診断および早期手術例では良好。
　（ⅱ）亜急性；良好

●慢性硬膜下血腫

1．器質化慢性硬膜下血腫 Organized chronic subdural hematoma

- ❶定義・概念
    - （ⅰ）慢性硬膜下血腫のうち、血腫内容が肉芽組織に変化したものをいう。
    - （ⅱ）石灰化慢性硬膜下血腫の前段階である。
- ❷頻度
    - ➡ 0.5～2％。
- ❸好発年齢(坂本ら, 2000)
    - ➡ 2 カ月～83 歳で、平均年齢 56±29 歳。
        - ➡ 通常の慢性硬膜下血腫より若年層で、特に小児例が散見される。
- ❹血腫内容の性状
    - ➡ 暗灰色で、ペースト状。
- ❺発症から器質化までの期間；通常 5～10 年で、短いもので 1 年。
- ❻エックス線 CT
    - （ⅰ）単純 CT
        - ⓐ低吸収域中に辺縁不整な高吸収域が部位不定に、特に被膜に沿うように存在する混合吸収域。
        - ⓑ被膜は高吸収域。
        - ⓒ形状は凸レンズ型。
    - （ⅱ）造影 CT；内膜が増強されることが多い。
- ❼MRI
    - （ⅰ）単純 MRI；T1、T2 強調画像とも不均一な輝度変化。
    - （ⅱ）造影 MRI；被膜全体、あるいは外膜と内膜との移行部（trasitional zone）が増強される。
- ❽手術
    - （ⅰ）開頭・血腫除去術
        - ⓐ開頭し、器質化血腫を除去する。
        - ⓑ内膜切除に関しては、「脳表から剥離して、除去する」という立場と、「除去せず、温存する」立場とがある。
    - （ⅱ）内視鏡下に血腫を除去（局所麻酔）。

2．石灰化慢性硬膜下血腫 Calcified chronic subdural hematoma

- ❶定義・概念
    - （ⅰ）慢性硬膜下血腫が器質化し、さらに被膜部も含め頭部エックス線単純撮影、あるいはエックス線 CT で認められる程度に石灰化が生じたものをいう。
    - （ⅱ）一般に慢性硬膜血腫の終末像で、器質化の最終段階であるが、時に増大し、出血を起こす

（ⅲ）大脳表面が、"胸に鎧をつけた状態（armored heart）"と同程度に石灰化で覆われた慢性硬膜下血腫を、"armored brain（鎧をきた脳）"という(Ludwigら, 1983)。

❷頻度
　➡慢性硬膜下血腫例の 0.4～3％。

❸好発年齢(坂本ら, 2000)
　➡5～86 歳で、平均年齢 37±26 歳。
　　➡通常の慢性硬膜下血腫より若年層で、特に小児例が散見される。

❹特徴(森ら, 1982)
　（ⅰ）割面は、扁平または両凸レンズ型が多い。
　（ⅱ）被膜は厚く、均一な硝子様変性結合組織からなり、細胞成分に乏しい。
　（ⅲ）内膜と外膜の厚さは、ほぼ同じで、場合によっては内膜の方が厚いことがある。
　（ⅳ）sinusoidal blood vessel は、内膜の方がよく発達している。
　（ⅴ）血腫内容は黄色透明な液体から、黄褐色半流動性のもの、オカラ状、時には暗赤色で比較的新しい血液成分を含むものまで、さまざまである。

❺好発部位
　（ⅰ）円蓋部で、
　（ⅱ）前頭部や前頭頭頂部。

❻出血から石灰化までの期間
　（ⅰ）成人；短いものから長いものまでさまざまで、外傷後平均 13 年。
　（ⅱ）小児では早く、1 カ月後にみられる例もある。

❼頭部エックス線単純撮影
　➡石灰化像を認める（外膜や内膜に石灰化を認める）。

❽エックス線 CT
　（ⅰ）単純 CT；両凸レンズ型の等吸収域で、一部高吸収域。
　（ⅱ）造影 CT；増強効果を認める場合と、認めない場合とがある。

❾MRI
　（ⅰ）単純 MRI
　　　ⓐT 1 強調画像；等～高信号域
　　　ⓑT 2 強調画像；低信号域
　（ⅱ）造影 MRI；内膜が増強される。

❿治療(富永ら, 2000)
　（ⅰ）手術適応症例
　　　ⓐ神経学的に進行性の症例。
　　　ⓑ圧迫所見のある症例。
　　⬅高齢者の無症候例は手術適応外。
　（ⅱ）手術
　　　ⓐ大開頭し、内膜をくも膜（脳表）より顕微鏡下に剝離する。
　　　ⓑ石灰化した内膜は、high speed drill により小片化して除去する。

3．くも膜嚢胞と慢性硬膜下血腫との合併
Arachnoid cyst associated with chronic subdural hematoma

❶頻度
　（ⅰ）くも膜嚢胞全体の20％。
　（ⅱ）中頭蓋窩くも膜嚢胞の15〜30％。
　　　➡中頭蓋窩くも膜嚢胞との合併例が多く、大脳円蓋部くも膜嚢胞との合併は稀。
　（ⅲ）軽微な頭部外傷の既往をもつ例が圧倒的に多い。
❷発生機序
　（ⅰ）くも膜嚢胞周囲を走行する静脈の破綻。
　（ⅱ）空隙のできたシルビウス裂を走行する静脈の破綻。
　（ⅲ）軽微な頭部外傷によりくも膜嚢胞の膜が破れ、硬膜下水腫を形成し、その後慢性硬膜下血腫へ移行する。
❸好発年齢
　➡16〜28歳で、通常の慢性硬膜下血腫よりかなり若年である。
❹性別
　➡ほとんどが、男性である。
❺血腫の部位
　➡ほとんどが、くも膜嚢胞と同側に発生する。
❻治療
　（ⅰ）「慢性硬膜下血腫の洗浄のみでよい」、
　（ⅱ）「両者（くも膜嚢胞と慢性硬膜下血腫）を同時に除去すべき」、
　との両者の意見がある。

4．術後合併症

1）硬膜下緊張性気頭症 Subdural tension pneumocephalus
❶定義；慢性硬膜下血腫に対する穿頭術後に血腫腔が空気に置き換わり、貯留した空気が占拠性の性質をもつようになり、脳を圧迫し症状を呈するものをいう。
❷頻度；慢性硬膜下血腫術後症例の1〜3％。
❸発生機序
　（ⅰ）血腫が除去された際、空気が頭蓋内に取り込まれる。あるいは、術後の頭部挙上による頭蓋内腔の圧低下により空気が流入する。
　（ⅱ）穿頭部に ball valve(one way valve)機構が形成される。
　（ⅲ）頭蓋内に侵入した空気が、体温により暖められ膨張(体積増加)する。
　（ⅳ）侵入時には頭蓋内に散在していた空気が、患者の体位により頭蓋内で集合する。
❹発症時期
　➡術後数日経ってから発生することが多い。
❺好発年齢；高齢者に多い。

❻症状
  （ⅰ）意識レベルの低下。
  （ⅱ）瞳孔不同
❼単純エックス線CT
  〔空気による mass effect 所見〕
  （ⅰ）peaking sign
    ⓐ CT で、前頭葉先端が正中で尖ってみえる所見をいう。peak（先端）は、架橋静脈により形成される。
    ⓑ 両側前頭部の硬膜下腔に空気が貯留し、前後方向へ脳を圧迫する。
  （ⅱ）富士山型（Mt. Fuji sign）(石渡ら，1987)（図4）
    ⓐ 両側前頭部の硬膜下腔に空気が貯留すると同時に、大脳半球間前端部が開くような形で硬膜下腔に空気が認められる CT 所見をいう。
    ⓑ 富士山の形に似ている。
❽治療
  ➡ needle aspiration（血腫腔内を穿刺し、空気を除去）

> ※慢性硬膜下血腫術後にみられる通常の硬膜下腔の空気貯留（asymptomatic subdural pneumocephalus）の単純 CT 所見は、鏡面形成（niveau formation）、crescent type（三日月型）、および biconvex type（両凸レンズ型）である(Ishiwata ら，1988)。

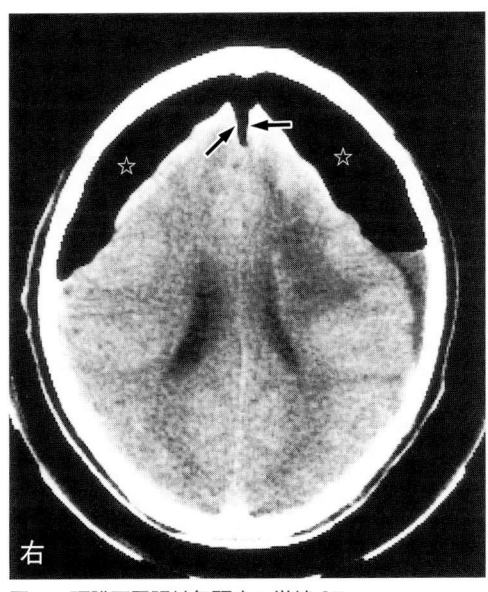

図4．硬膜下緊張性気頭症の単純CT
両側前頭部の硬膜下腔に空気が貯留（☆）すると同時に、大脳半球間前端部が開くような形で硬膜下腔に空気（→）が認められる富士山型の CT 像を認める。

2）脳内血腫
  ❶頻度；慢性硬膜下血腫術後症例の1〜5‰。
  ❷発生時期；手術直後〜20時間以内と、比較的早期に出現。
  ❸発生機序
    （ⅰ)手術による血腫の除去➡急激な減圧➡自動調節機構が障害されている部位への急激な脳血流量の回復➡脳血管の損傷・破綻➡脳内血腫。
    （ⅱ)血腫除去による急激な血行動態の変化や脳組織の減圧により、脳組織内に漏出性出血が発生。
  ❹発生しやすい因子
    （ⅰ)意識障害を伴っている症例。
        ←脳機能の低下や脳血流量の低下をきたしている可能性がある。
    （ⅱ)CTで異常な低吸収域、あるいは高吸収域を認める症例。
  ❺好発部位；原疾患除去部の直下か、その近傍が圧倒的に多い。
  ❻症状
    （ⅰ)術後急激に起こる意識障害。
    （ⅱ)術後急激に起こる片麻痺。

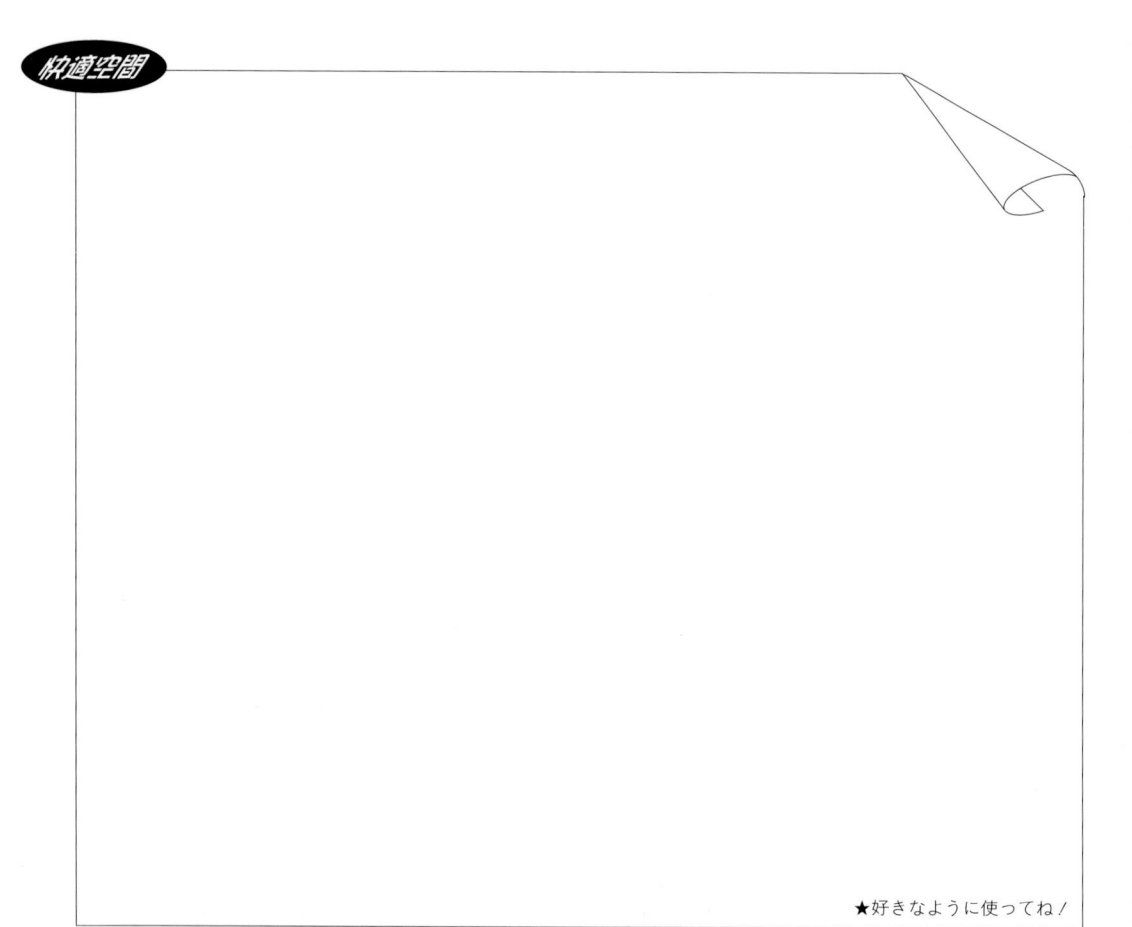

快適空間

★好きなように使ってね！

●遅発性頭蓋内血腫 Delayed intracranial hematoma

1. 概説

❶定義・概念
 (ⅰ)**遅発性頭蓋内血腫**とは、初回の CT(あるいは脳血管造影)で血腫は認められないが、2 回目以降の CT(あるいは脳血管造影)で血腫が発見されたものをいう。したがって、**放射線学的に定義された用語**である。すなわち 2 回目以降に発見された出血が、その出血の**経時的変化と関係のないもの**が"遅発性"である。
 (ⅱ)遅発性血腫の**時間的定義**
  "遅発性"という言葉は、元来、放射線学的用語であるため、「何時間以上経過すれば遅発性であるか?」については、明確な規定はないが、通常、以下の様に考えられている。
  ⓐ自然発生群(特別な原因がなくて発生するもの)
   ㋐外傷性脳内血腫は受傷後 24 時間以内に完成するので(109 頁の表 17)、一般に、受傷後 **24 時間以後**に発生したものが"**遅発性**"とされている。
   ㋑したがって、受傷後 **24 時間以内**に発生する血腫は遅発性ではなく、**出血の自然経過**(経時的変化)とされている。
  ⓑ外科的治療群(脳外科手術後に発生するもの)
   ➡手術後 4〜70 時間(平均 24 時間)(青柳ら、1985)。
 (ⅲ)急性にも、亜急性にも、慢性にも発生し得る(例;急性遅発性硬膜外血腫)。

> (**註**)"慢性"と"遅発性"という用語が同義語に用いられている場合があるが、「慢性」は、一般に時間的因子に基づいた分類であるのに対して、「遅発性」は放射線学的用語であり、異なる。

❷発現機序・誘因
 (ⅰ)脳挫傷に基づく脳血管の調節機構の障害(vasoparalysis;dysautoregulation)
    ➡血管透過性の亢進➡漏出性出血。
 (ⅱ)脳損傷部に小血管閉塞を中心とする虚血性病変の発生
    ➡脳血管の内膜損傷➡血管の脆弱化 ……
     ……(時間が経過して)……➡脳血管の破綻。
 (ⅲ)損傷部周辺の脳実質内小血管への過酸化脂質沈着➡血管壁脆弱化
 (ⅳ)頭蓋内圧の減少に伴う脳灌流圧の上昇、血圧の回復(←急速なショックの補正)、あるいは嘔吐や運動不穏などによる血圧の上昇や頭蓋内圧の変動
    ➡一時止血していた損傷血管よりの出血。
 (ⅴ)頭蓋内圧の減少(減圧効果)により、
   ⓐ脳血管が拡張(vasodilatation)➡漏出性出血、あるいは
   ⓑ頭蓋内圧亢進により圧迫止血(tamponade effect)されていた血管が、頭蓋内圧の減少に

より出血し始める。
❸分類
　（ⅰ）原因による分類
　　　ⓐ特発性（自然発生群）
　　　　➡非手術群で、特別な原因がなくて発生するもの（特発性）。
　　　ⓑ外科的治療群
　　　　➡脳外科の手術後に術野と異なる部位に血腫が発生し、かつ術前のCTでその部位に血腫を認めないものをいう。
　（ⅱ）発生部位による分類
　　　ⓐ遅発性硬膜外血腫 delayed epidural hematoma
　　　ⓑ遅発性脳内血腫 delayed intracerebral hematoma
❹予後；不良

2．各頭蓋内血腫

1）遅発性硬膜外血腫 Delayed epidural hematoma
❶定義
　➡受傷後24時間以上を経て、症状が発現してくる硬膜外血腫をいう。
❷頻度
　➡全硬膜外血腫の5～10％。
❸原因・発生機序
　（ⅰ）血腫除去術や脳圧下降薬投与による減圧効果。
　（ⅱ）血圧の回復。
❹出血源
　（ⅰ）静脈性が多い。
　　　☞中硬膜静脈、板間静脈や静脈洞。
　（ⅱ）前頭蓋窩では、動脈性（動脈小枝）。
❺好発年齢
　（ⅰ）9～40歳であるが、若年者に多い（半数は20歳以下）。
　（ⅱ）40歳以上には少ない。
　　　☞高齢者では、硬膜は頭蓋骨内面に強く癒着しているため発生することが少ない。
❻性別；やや男性に多い（男性：女性＝1.5：1）。
❼好発部位
　（ⅰ）前頭蓋窩、頭頂部、側頭部、後頭蓋窩など、さまざまである。
　（ⅱ）通常、前頭部や頭頂・後頭部に多い。
❽症状
　（ⅰ）意識障害
　（ⅱ）頭痛、嘔吐。
　（ⅲ）片麻痺

❾症状発現までの期間➡受傷後 4 日目以降が多い。
❿血腫の性状
　➡凝血塊（solid）のことが多い。
⓫頭蓋内に合併損傷を伴っていることが多い。
⓬頭部エックス線単純撮影
　➡大多数に（90％）、頭蓋骨骨折を認める。
⓭予後に影響を与える因子
　（ⅰ）頭蓋内合併損傷の有無。
　（ⅱ）診断時期

2）遅発性脳内血腫
（1）遅発性大脳内血腫 Delayed intracerebral hematoma
❶頻度
　（ⅰ）頭部外傷入院患者の 4％。
　（ⅱ）重症頭部外傷の 7〜20％。
❷受傷原因
　（ⅰ）転落事故が最も多い。
　（ⅱ）次いで、交通事故。
❸対側損傷（contrecoup injury）によることが多い。
❹好発年齢；比較的高齢者に多い。
❺性別；男性に多い。
❻好発部位；前頭葉、側頭葉。
❼単純エックス線 CT
　➡初回の CT では血腫は認められないが、2 回目以降の CT で血腫が認められる（図 5）。

<初回 CT>　　　　　　　　　　　<2回目の CT>

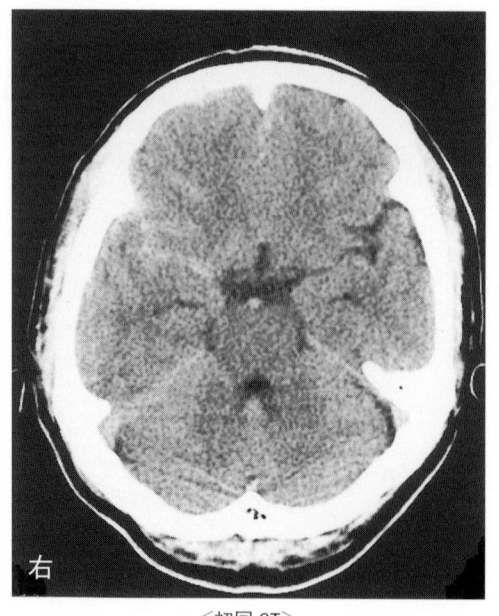

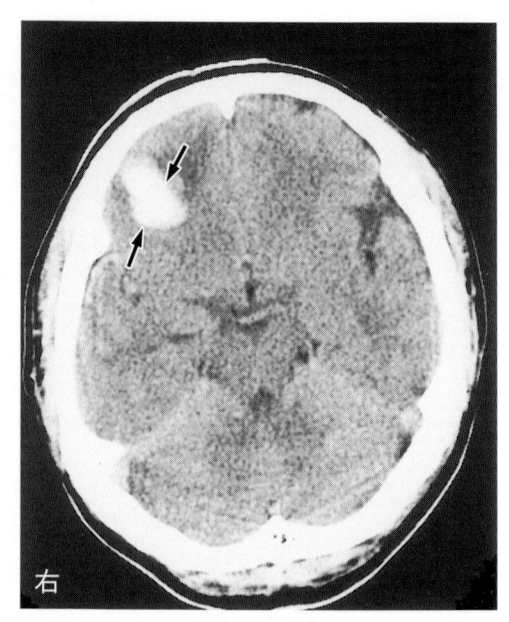

図 5. 遅発性脳内血腫の単純 CT
初回 CT では右前頭葉に脳内血腫は認められないが、2 回目の CT で右前頭葉内血腫(→)を認める。

(2) 遅発性小脳内血腫 Delayed intracerebellar hematoma

❶頻度；少ない。

❷受傷部位

　➡外力は強いことが多い。

　（ⅰ）後頭部

　（ⅱ）後頭骨骨折を伴っていることが多い。

❸好発年齢

　➡若年者に多い（平均年齢；25 歳）。

　　☞遅発性大脳内血腫は高齢者に多い。

❹好発部位

　➡小脳皮質下や小脳虫部（vermis）。

❺予後

　➡不良で、死亡率は 40％。

★応援セミナー

Talk and Died or deteriorated

①定義・概念
　①頭部外傷後ある時間(入院時)は会話可能であったが、その後急激に意識レベルの低下(増悪)、あるいは死亡する症例をいう。
　②通常、入院時 Glasgow coma scale(GCS)の verbal response が 3 点以上の症例が対象である。
②頻度
　①重症頭部外傷の 10〜25%。
　②60 歳以上の急性期頭部外傷の 4.5%(小林ら, 1986)。
③要因(誘因)
　①飲酒による診断の遅れ。
　②低酸素症や低血圧による虚血。
④原因
　①脳内血腫および脳挫傷；20〜42%
　②硬膜下血腫；16〜55%
　③硬膜外血腫；10〜22%
　④その他、びまん性脳腫脹、てんかん(コントロール不良例)、髄膜炎など。
⑤好発年齢
　①60 歳以上に多い。
　②20 歳未満に少ない。
⑥単純エックス線 CT 所見(Lobato ら, 1991)
　①全体
　　１．占拠性病変の中では、脳挫傷や脳内血腫が 42% と最も多い。
　　２．次いで、硬膜外血腫(22%)。
　　３．硬膜下血腫(17%)。
　②年代別
　　１．20 歳以下
　　　・非局所性病変(びまん性脳損傷)；39%
　　　・占拠性病変
　　　　➡硬膜内病変(32%)＞硬膜外血腫(29%)。
　　２．40 歳以上
　　　・非局所性病変；3%
　　　・占拠性病変
　　　　➡硬膜内病変(脳内血腫と脳挫傷、および硬膜下血腫；79%)＞硬膜外血腫(18%)。
⑦**特徴**(柴田ら, 1989)
　①60 歳以上の高齢者に多い。
　②脳内血腫の拡大、あるいは遅発性脳内血腫によるものが多い。
　③増悪(deteriorate)までの時間は、2〜10 時間と短時間であることが多い。
⑧予後(Marshall ら, 1983)
　①全体
　　➡一般に、不良。すなわち、半数は死亡あるいは植物状態。
　②年代別
　　➡高齢者ほど不良。
　　１．0〜29 歳の回復率；71%
　　２．30〜59 歳の回復率；42%
　　３．60 歳以上の回復率；13%
⑨死亡に関与する因子(Marshall ら, 1983)
　①加齢(advanced age)
　　➡60 歳以上では、死亡率が高い。
　②初回 CT における正中構造物の偏位の程度。
　　１．偏位の程度が強くなるほど、死亡率は高くなる。
　　２．15 mm 以上の偏位を呈する症例では、死亡率が高い。
　③硬膜下血腫の存在。

ちょっとお耳を拝借

【Talk and deteriorate と Lucid interval（意識清明期）との相違】

①"Talk and deteriorate" は「病態」に主眼をおいているのに対して、"lucid interval（意識清明期）" は「期間」を問題にしている。

②"Talk and deteriorate" は、Glasgow coma scale（GCS）の verbal score が３点以上を対象とするので、意識レベルが清明でない症例も含まれる。これに対して "lucid interval" では、この期間の意識は清明でなければならない。

③したがって、
  ◇意識清明な症例でその後意識レベルが低下した場合には、意識が清明であった期間は "lucid interval" ということになるし、またこのような状態は "talk and deteriorate" ということになる。
  ◇意識清明でない症例、すなわち GCS の verbal score が３点や４点の症例で、その後悪化した場合には意識清明の時期はなく、"talk and deteriorate" ということになる。

快適空間

★好きなように使ってね！

●滑走性脳挫傷 Gliding contusion

❶概念
　（ⅰ）傍矢状部後方の大脳半球白質の出血性病変をいう。
　（ⅱ）びまん性軸索損傷（DAI）の一型である。
　　　➡実験的には、DAI の症例では、大部分 gliding contusion を伴っている。
　（ⅲ）脳挫傷の特殊型である。

❷発生機序
　（ⅰ）頭が回転するような衝撃が、前頭部や後頭部に加わることにより発生。
　（ⅱ）外傷により脳が滑走した時に（gliding　movement）、脳表と頭蓋骨との間にズレ（shear strain）が生ずる。その結果、くも膜絨毛や架橋静脈 bridging vein（脳表と静脈洞とを連絡する静脈）が牽引され、発生する。
　　　📖くも膜は、パッキオニ顆粒によって硬膜に強く固定されている。

❸原因
　➡交通事故によることが多い（Adams ら，1986）。
　　📖原著（Lindenberg ら，1960）では、転落が多い。

❹打撲部位
　➡前頭部や後頭部。

❺好発年齢➡小児に多く、高齢者には少ない。

❻症状
　（ⅰ）意識障害
　（ⅱ）片麻痺

❼好発部位
　（ⅰ）頭頂部で傍矢状部。
　　　➡挫傷は灰白質には認められず、白質から内部に広がる。
　（ⅱ）しばしば両側性。

❽特徴
　（ⅰ）出血部位は、古典的には境界明瞭であるが、境界不明瞭なことが多い。
　（ⅱ）びまん性軸索損傷に、高率に合併する。
　（ⅲ）大脳半球深部の血腫や、びまん性軸索損傷を伴う。
　（ⅳ）頭蓋骨骨折を認めることは、ほとんどない。
　（ⅴ）意識清明期（lucid interval）は認めない。

❾SPECT（Single photon emission computed tomography；単一フォトン断層撮影）
　➡慢性期には、前頭葉後部の傍矢状部に血流低下像を認める（中塚ら，1995）。

●脳室内出血 Traumatic intraventricular hemorrhage

❶頻度
　（ⅰ）頭部外傷例の0.5～9％。
　（ⅱ）重症頭部外傷例の6～7％。

❷発生機序
　（ⅰ）空洞現象（cavitation）により脳室のひずみや脳室上衣下組織の損傷、およびそれによる血管壁の破綻により脳室内出血が発生するとの説。
　（ⅱ）剪断力（shear strain）により脳室上衣下組織の損傷、およびそれによる血管壁の破綻により脳室内出血が発生するとの説。

❸衝撃方向
　（ⅰ）臨床例➡前後方向
　（ⅱ）実験例➡側頭部打撲

❹分類(林ら, 1988)

Ⅰ型	①片側の側脳室に限局するもの。 ②最も多くみられる。
Ⅱ型	両側の側脳室に出血を認めるもの。
Ⅲ型	①両側の側脳室＋第3脳室、または第4脳室。 ②二番目に多い。
Ⅳ型	①第4脳室に出血を認めるもの。 ②頻度は最も少ない。

❺好発年齢・性別
　➡成人男性に多い。

❻エックス線CT
　（ⅰ）単純CT；脳室内に高吸収域。
　（ⅱ）造影CT；脳室の辺縁（壁）に沿って、不規則、線状に増強されることがある。

❼治療
　（ⅰ）保存的治療
　（ⅱ）外科的治療；脳室ドレナージ

❽予後
　（ⅰ）重症例が多く、予後不良。
　（ⅱ）全脳室に出血を認める症例は、予後不良。

●脳梁損傷 Traumatic callosal injury

❶概念
　（ⅰ）外傷により脳梁が損傷されるものをいう。
　（ⅱ）閉鎖性中心性脳損傷の一型である。
　（ⅲ）画像所見は、びまん性軸索損傷（DAI）の中核をなす。
❷頻度
　➡重症頭部外傷剖検例の16～39％。
❸発生機序
　（ⅰ）大脳鎌縁による脳梁損傷説。
　（ⅱ）脳室内圧の急激な上昇による脳梁損傷説。
　（ⅲ）大脳半球の左右への移動による脳梁損傷説。
　（ⅳ）脳の回転に伴う剪断力による脳梁損傷説。
❹打撲部位（衝撃方向）
　（ⅰ）頭頂部（外力が頭蓋底に向かう）が多く、次いで前後方向の衝撃。
　（ⅱ）側頭部の衝撃で生ずることは稀。
❺損傷部位
　（ⅰ）脳梁膝（genu）から脳梁膨大（splenium）に広く分布するが、膝部から体部に多い。
　（ⅱ）片側性の脳梁出血が多く、かつ衝撃側と同側が多い。
❻他の脳損傷を伴う重篤例が多い。
❼単純エックス線CT（水平断像）(小倉ら，1982)
　（ⅰ）膝部出血
　　ⓐ後方に凸の三日月状の高吸収域。
　　ⓑ両側の側脳室前角に接して存在する。
　（ⅱ）膝部から体部の出血
　　ⓐ亜鈴型の高吸収域。
　　ⓑ両側の側脳室の間の正中にみられる。

●大脳基底核部出血
Traumatic hematoma in the basal ganglia

❶概念
　（ⅰ）外傷により、基底核部に出血をきたすものをいう。
　（ⅱ）閉鎖性中心性脳損傷の一型である。
　（ⅲ）びまん性軸索損傷（DBI）の部分現象である。
　（ⅳ）因みに基底核（basal ganglia）とは、終脳から発生した皮質下の神経核集団である尾状核とレンズ核（被殻と淡蒼球）、扁桃体および前障をいう。

❷頻度
　（ⅰ）頭部外傷で死亡した症例の 8〜10%。
　（ⅱ）CT を施行した頭部外傷例の 3%。

❸原因
　（ⅰ）交通事故が最も多い。
　（ⅱ）次いで、転落事故。

❹分類と特徴(Macpherson ら，1986 より作製)

基底核部単独出血例 (isolated group)	①基底核部のみに出血しているもの。 ②頻度；67% ③2 つの亜型がある。 　①頭蓋内圧が正常のもの。 　②頭蓋内圧亢進を伴うもの。 ④合併血腫例(associated group)より若い人に多い。 ⑤頭蓋内圧亢進を合併する場合には、予後不良。
合併血腫例 (associated group)	①基底核部出血以外に頭蓋内血腫を伴っているもの。 　①脳内血腫を伴うことが最も多い。 　②次いで、硬膜下血腫＞硬膜外血腫の順。 ②頻度；33% ③合併血腫の発生部位 　①脳内血腫および硬膜下血腫➡基底核部出血と同側。 　②硬膜外血腫➡すべて、基底核部出血と反体側。

❺発生機序と特徴
　（ⅰ）通常、回転加速による剪断力で発生。
　　　ⓐ重症例で、予後不良例にみられる。
　　　ⓑびまん性軸索損傷（DAI）と同様の機序。
　　　ⓒ頭蓋骨骨折を認めることは少ない。
　（ⅱ）時に、剪断力ではなく、直線的外力（長軸方向の衝撃）により発生。
　　　ⓐ軽症から中等症例で、予後良好例にみられる。
　　　ⓑ頭蓋骨骨折、脳挫傷や硬膜外血腫を合併する。

❻打撲部位
　（ⅰ）側頭部打撃が多い。
　　　➡骨折を認める場合には側頭部に多く、また骨折は基底核部出血と反体側に認めること

　　　　が多い(Macphersonら, 1986)。
　　(ⅱ)軽症や中等症例では、前頭部あるいは後頭部打撃。
　　(ⅲ)その他、頭頂部打撃➔衝撃は小脳テントの方向。
❼好発年齢(Leeら, 1991)
　　➔10〜69歳に発生する。
　　(ⅰ)20〜29歳に最も多い(33%)。
　　(ⅱ)次いで、30〜39歳(21%)。
❽性別➔男性に多い。
❾出血部位
　　➔レンズ核が最も多い。
❿破綻血管
　　➔中大脳動脈(レンズ核線条体動脈)、前脈絡叢動脈の小枝など。
　　(ⅰ)基底核部への穿通枝は、解剖学的および病理学的に脆弱である。
　　(ⅱ)基底核への穿通枝は冠状面を走行するため、頭蓋の長軸方向に沿っての衝撃に弱く、損傷
　　　　されやすい(Leeら, 1991)。
⓫一般的**特徴**(重症例のまとめ)(木村ら, 1994)
　　➔びまん性白質損傷と類似の経過をとる。すなわち、
　　(ⅰ)意識状態
　　　　ⓐ受傷直後より昏睡状態である。
　　　　ⓑ意識清明期(lucid interval)はみられない。
　　(ⅱ)頭蓋骨骨折を認めることは少ない。
　　(ⅲ)基底核出血は小さいことが多く、重篤な症状を説明しうる程のmass effectは示さない。
　　(ⅳ)時に、除皮質硬直や除脳硬直、脳幹症状を呈する。
　　(ⅴ)慢性期のCTでは、脳萎縮像を呈する。
　　(ⅵ)予後は不良(植物状態、高度の神経脱落症状の残存や死亡)。
⓬成人例と小児例の比較(牧ら, 1981)
　　(ⅰ)成人例
　　　　ⓐ直撃損傷・対側損傷の型をとる。
　　　　ⓑ打撲部位と反体側に損傷を認めることが多い。
　　(ⅱ)小児例
　　　　ⓐ小児では、脳は回転しやすい傾向にあり、回転加速による剪断力で発生することが多い。
　　　　ⓑ一側頭部前半部の打撲では反体側に、一側頭部後半部の打撲では同側に損傷を認めるこ
　　　　　とが多い。
⓭治療
　　(ⅰ)保存的治療⬅血腫量が少ない場合。
　　(ⅱ)手術的治療
　　　　ⓐCT誘導による定位的血腫除去術。
　　　　ⓑ開頭・血腫除去術
⓮予後

（ⅰ）一般に、予後不良。特に、血腫量の多いものでは不良。
（ⅱ）予後良好例*も、稀にある。

> *【予後良好例の特徴】(木村ら, 1994)
> ①交通事故によるものがほとんどである。
> ②打撲創は前頭部あるいは後頭部で、長軸方向の衝撃が示唆される。
> ③意識状態
> 　　◇受傷直後の意識障害は軽度から中等度である。
> 　　◇意識清明期（lucid interval）を認めることが多い。
> ④頭蓋骨骨折を認めることが多い。
> ⑤硬膜外血腫、硬膜下血腫、脳内血腫や脳挫傷を合併していることが多い。

●びまん性軸索損傷(DAI)と非びまん性軸索損傷(non-DAI)との比較

表1．DAI 例と non-DAI 例との比較(Adams ら，1982 より作製)

	DAI	non-DAI
①受傷機転	交通事故が多い。	交通事故に比べて転落事故がやや多い。
②意識清明期(lucid interval)	なし	みられる(44%)。
③頭蓋骨骨折の発生	低い(29%)。	高い(86%)。
④頭蓋内血腫の発生	低い(11%)。	高い(67%)。
⑤脳挫傷	DAI の方が、non-DAI に比べて挫傷の程度は軽い。	
⑥頭蓋内圧亢進の発生	56%(non-DAI に比して頻度は低い)	87%
⑦生存期間(中央値)	12日(DAI の生存期間の方が non-DAI より長い)	3日

ⓐ年齢、性別では、両者に差はない。
ⓑ脳腫脹(brain swelling)の発生は、両者で差はない。

致死的な非穿通性頭部外傷で死亡した症例の、びまん性軸索損傷例(DAI)と非びまん性軸索損傷例(non-DAI)との比較である。

快適空間

★好きなように使ってね！

●小児頭部外傷

1．総説

1）小児の一般的特徴

解剖学的特徴	外傷および症状の特徴
①身体の大きさに比べて頭部が大きく*、かつ運動能力が未熟である。	転倒しやすく、頭を打ちやすい。
②軟部組織　①皮膚が薄く、皮下組織や骨膜も繊細である。	①・些細な外傷で開放創ができやすく、鈍的外傷でも切創に近い創となりやすい。 ・剝皮創が生じやすい。
②帽状腱膜と骨膜、骨膜と頭蓋骨との結合が弱く、剥がれやすい。	②帽状腱膜下血腫や骨膜下血腫（80頁の図15）を生じやすく、大きくなりやすい（→貧血の原因となる）。
③頭蓋骨および縫合　①頭蓋骨が薄い。 ☞乳幼児の頭蓋骨の厚みは2〜4 mmで、成人では5〜10 mm。	①鋭利な物による外傷で容易に頭蓋骨を穿孔する。 ←穿通性外傷を生じやすい（図6）。
②頭蓋骨は弾力に富み、歪みやすい。	②・陥没骨折（ピンポン球骨折）をきたしやすいが、線状骨折や粉砕骨折にはなりにくい。また頭蓋底骨折も少ない。 ・骨折なしに硬膜外血腫が発生する。 ←外傷時に頭蓋骨が陥凹し、それが元に戻る際に硬膜がはがれることが原因。 ・**直撃損傷 coup injury**（65頁）による脳損傷が生じやすい。
③頭蓋骨の厚さは一様でない。	③線状骨折が生じる場合には、稲妻の様にジグザグ状となる。
④頭蓋骨縫合は結合組織によって連結されており、骨性癒合していない。	④・症状発現に要する血液量が多くなり、ショックの原因となる。 ・一方、頭蓋内圧亢進はある程度代償される。 ・縫合離開骨折（85、177頁）が起きやすい。 ➡縫合離開骨折により急性硬膜外血腫が形成されることが比較的多い。 ・縫合が外力の緩衝となり、線状骨折は縫合を越えることが少ない。
⑤血管溝は浅く、中硬膜動脈は骨の中にしっかりと埋没していない。	⑤線状骨折による中硬膜動脈の損傷は少なく、それによる硬膜外血腫は起きにくい。
④硬膜　①硬膜は薄い。また頭蓋骨との癒着が強い（特に縫合部や頭蓋底部で）。	①骨折に際して硬膜損傷が起きやすい。 ・硬膜外血腫が発生しにくい。 ・頭蓋底骨折の際には硬膜も破れ、髄液漏を生じやすい。 ・拡大性頭蓋骨骨折 growing skull fracture（178頁）をきたす。
②硬膜は縫合部でも強く結合している。	②硬膜外血腫が発生しても縫合部を越えて拡がらない。
⑤くも膜下腔　①・1歳以下の乳児では生理的にくも膜下腔が広い。 ➡外傷時頭蓋骨と脳の間で偏位の差が大きくなりやすい。 ・架橋静脈と上矢状静脈洞との癒合が弱い。	①硬膜下血腫を作りやすい。
⑥脳　①脳は軟らかく変形しやすい。	①衝撃による耐性が高い。 ➡対側損傷 contre-coup injury（65頁）の発生頻度は低い。 ☞直撃損傷が多い
②血液脳関門が未完成である。	②脳浮腫をきたしやすい。 ➡けいれんや嘔吐をきたしやすい。
③脳の抑制機構が未発達である。	③けいれんをきたしやすい。
④可塑性が残されている。	④回復する場合には、成人より時期が早い。

特徴

174

| ⑦その他 | ①副鼻腔が未発達である。
➡6歳以上になって発達してくる。
②循環血液量が少ない。
③網膜血管が脆弱である。
④頭蓋内圧に対する緩衝能が大きい。
⑤・自律神経系の機能が未熟である。
　・嘔吐中枢の機能障害がある。 | ①髄液漏に際して、髄膜炎が生じにくい。
②ショックに陥りやすい。
③眼底出血をきたしやすい。
④受傷直後からの意識障害の発現頻度は低い。
⑤嘔吐をきたしやすい。
　➡頭部外傷の重症度には反映しない。
⑥traumatic spreading depression syndrome（外傷性拡延性抑制症候群）を生じる（48頁）。 |

*①脳の重量は生後1年で既に1000g近くあり、成人の脳重量（1200〜1500g）の2/3から5/6に達している。一方、体重は成人の1/7〜1/8である。
　②脳の容積は生後2カ月で50％増加、生後10カ月で100％増加し、1年後では135％増となる。

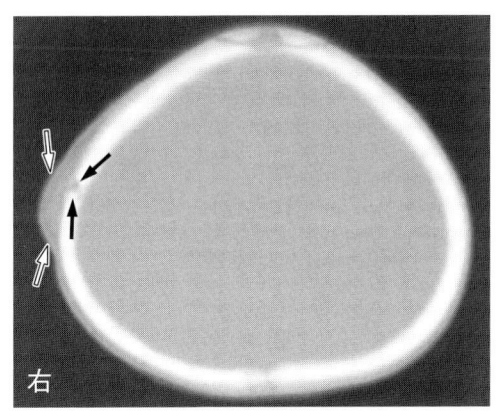

＜Bone window level の単純 CT＞

陳列棚にぶら下がっていたプラスチック製のフックに右頭頂部を当てた。軟部組織の腫脹（⇨）と頭蓋骨の欠損（→）を認める。

＜単純 CT＞

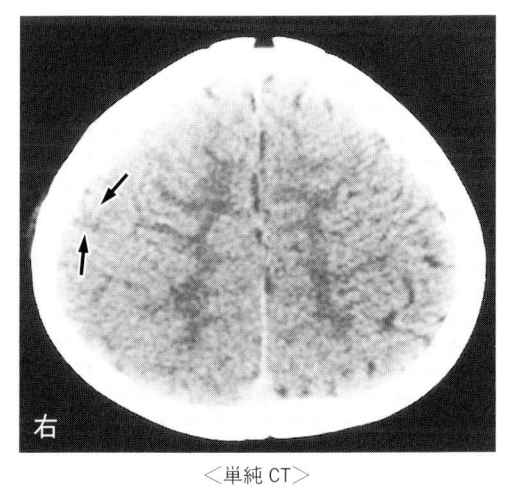

単純 CT では、楔状の低吸収域内に線状の高吸収域があるようにみえるが（→）、明瞭ではない。

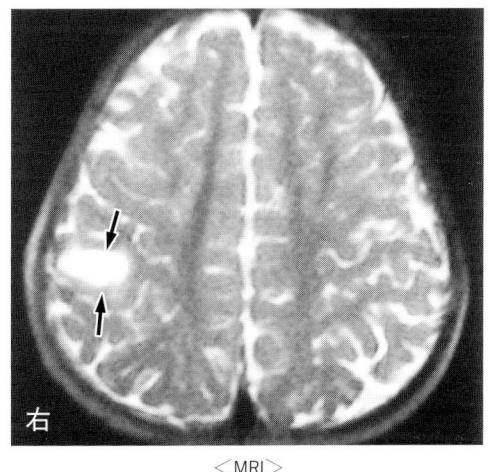

＜MRI＞

単純 CT で明瞭でなかった部分が、T2強調画像で高信号域（→）として明瞭に描出されている。

図 6．幼児における穿通性脳外傷の単純 CT および MRI

2 ）原因（受傷機転）

全体 (増子ら, 1996)	①不慮の事故が最も多い(59%)。 　➡転落が最も多い。 ②次いで、交通事故(37.8%)。 ③分娩外傷；2.5%。
年齢別	①1～3歳(乳幼児)；不慮の事故(転落)が多い。 ②4～6歳(幼児)；交通事故が多い。 　　　　➡自転車での事故が最も多い。

3 ）性別
　➡男児に多い（男児：女児＝2：1）が、成人（男性：女性＝4～6：1）に比べると男女差は少ない。

4 ）症状・徴候
　❶意識障害
　❷嘔吐
　❸けいれん
　❹貧血
　❺眼底出血

2．軟部組織の損傷

❶些細な外傷で開放創ができやすい。
　（ⅰ）開放創よりの出血量が多いと、失血によるショックになりやすい。
　　　　←小児は成人に比べて総血液量が少ないため。
　（ⅱ）開放創の治療
　　　　➡異物の除去と頭皮の形成。
❷皮下血腫、帽状腱膜下血腫や骨膜下血腫(80頁の図15)を生じやすい。
　（ⅰ）CTで軟部組織の膨隆が4mm以上の場合、頭蓋骨骨折を合併しやすい(Kleinmanら, 1992)。
　（ⅱ）帽状腱膜下血腫や骨膜下血腫に対する治療
　　　　ⓐ2～3週間経過をみても吸収しない場合には、穿刺・排液する。
　　　　ⓑ穿刺後、弾性包帯で圧迫する。

3．頭蓋骨骨折 Skull fracture

1 ）陥没骨折 Depressed fracture
　❶陥没骨折の比率が成人に比べて高い。
　❷陥没骨折と線状骨折の割合(林ら, 1995)
　　（ⅰ）生後6カ月～2歳までは、成人と変わらない。
　　（ⅱ）それ以外の年齢では、陥没骨折が成人より多い。

❸1歳未満の乳児・新生児ではピンポン・ボール型 ping-pong ball(山高帽型 derby hat)の陥没骨折となりやすい。
(ⅰ)自然治癒例がある。
(ⅱ)学童期以後になると、成人と同様の粉砕型の陥没骨折となる。
❹手術適応

> (ⅰ)一般に、1 cm 以上の陥没、あるいは骨の厚さと同じ程度に陥没している例。
> (ⅱ)硬膜裂傷のある例。
> (ⅲ)陥没骨折部に一致する局所神経症状や、局所脳波異常を認める例。
> (ⅳ)美容上、問題のある例(外見上耐えられない醜形のある時)。

2) 線状骨折 Linear fracture

❶乳幼児では、縫合が外力の緩衝となり線状骨折は縫合部で停止する。
　←6~8歳の学童期では、縫合を越える骨折の型となる。
❷特徴
　(ⅰ)不規則状、すなわち稲妻型(ジグザグ)となる。
　　〔理由〕
　　　ⓐ小児の頭蓋骨は薄い。
　　　ⓑ指圧痕のため凹凸があり、厚さが一様でない。
　　　ⓒ骨折外力は、骨の薄い方向に向かう性質がある。
　　　ⓓ弾力性が高い。
　(ⅱ)通常、骨折線の幅が 3 mm を越えることはない。
　(ⅲ)円蓋部に沿って走る。
　(ⅳ)好発部位
　　　ⓐ新生児・乳幼児では頭頂部、年長児では前頭部。
　　　ⓑ乳幼児では頭頂部の水平(前後)方向の線状骨折が多く、縫合を越えることはほとんどない。
　　　　　垂直の骨折線がみられる場合は、重症であることが多い。
　(ⅴ)骨折線のエックス線上での消失が早い。
　　➡通常、3~6 カ月以内に消失する。

> エックス線フィルム上で、1 mm 以内の幅の骨折であれば約 3 カ月の間に、それ以上の幅では 5~6 カ月以内に消失する。

❸線状骨折の修復は、骨間隙に硬膜側から線維芽細胞が入り込み骨新生が起こることによる。
　➡したがって、硬膜が健全であることが重要。

3) 縫合離開骨折 Sutural diastatic fracture

❶小児では縫合が骨化していないので、離開骨折をきたしやすい。
❷3歳以上では、頭部エックス線単純撮影で 2 mm 以上の縫合離開があれば骨折と診断される。

❸ラムダ縫合に多い。

4）拡大性頭蓋骨骨折 Growing skull fracture
❶概念
（ⅰ）3歳以下の乳幼児の頭蓋骨骨折に続発する特有な病態。
（ⅱ）すなわち、乳幼児の線状骨折後、時間の経過とともに（受傷後数週から数カ月後、通常、2～3カ月）骨折線が離開・拡大し、頭皮下に拍動性腫瘤を形成する病態をいう。

❷発生頻度
（ⅰ）全頭部外傷の0.05～0.1‰。
（ⅱ）乳幼児頭蓋骨骨折の0.03～0.7‰。

❸外傷機転
（ⅰ）転落が最も多い。
　　2階からの転落のような比較的高いところからのものが多い。
（ⅱ）その他、鉗子分娩、転倒や交通事故。

❹発生機序
（ⅰ）線状骨折に伴い硬膜が断裂する。
　　通常、硬膜損傷を伴っているが、硬膜損傷を伴わない症例もある。
　ⓐくも膜も破損していることが多い。
　ⓑ骨折直下の脳挫傷を伴う。
（ⅱ）硬膜損傷とくも膜下出血により局所的に髄液循環障害が生じ、髄液が貯留する（くも膜嚢胞）。あるいは硬膜およびくも膜の破損により、髄液が骨折間隙を介して骨膜下に貯留する（偽性髄膜瘤*）。
（ⅲ）骨折間隙に、くも膜嚢胞や脳組織（挫傷脳）が陥入する。
（ⅳ）くも膜嚢胞や脱出脳が頭蓋内の圧の拍動を骨折線に伝達し（water hammer effect）、骨折線が拡大していく。

❺発生しやすい因子
（ⅰ）3歳以下、特に1歳以下の乳児の頭蓋骨骨折。
（ⅱ）受傷時の骨折線の幅が4～5mmのもの。
（ⅲ）骨折時の硬膜やくも膜の断裂。

❻分類と特徴

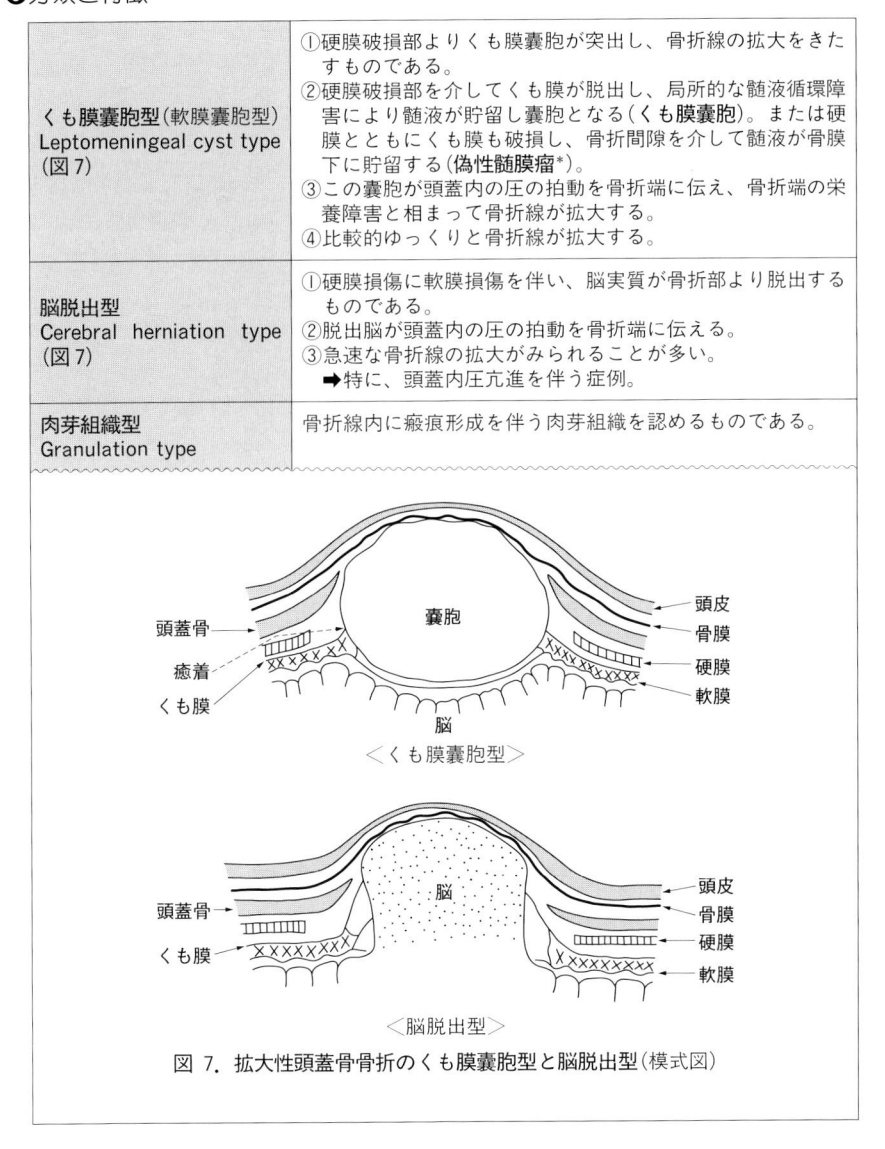

くも膜嚢胞型(軟膜嚢胞型) Leptomeningeal cyst type (図7)	①硬膜破損部よりくも膜嚢胞が突出し、骨折線の拡大をきたすものである。 ②硬膜破損部を介してくも膜が脱出し、局所的な髄液循環障害により髄液が貯留し嚢胞となる(くも膜**嚢胞**)。または硬膜とともにくも膜も破損し、骨折間隙を介して髄液が骨膜下に貯留する(偽性髄膜瘤*)。 ③この嚢胞が頭蓋内の圧の拍動を骨折端に伝え、骨折端の栄養障害と相まって骨折線が拡大する。 ④比較的ゆっくりと骨折線が拡大する。
脳脱出型 Cerebral herniation type (図7)	①硬膜損傷に軟膜損傷を伴い、脳実質が骨折部より脱出するものである。 ②脱出脳が頭蓋内の圧の拍動を骨折端に伝える。 ③急速な骨折線の拡大がみられることが多い。 ➡特に、頭蓋内圧亢進を伴う症例。
肉芽組織型 Granulation type	骨折線内に瘢痕形成を伴う肉芽組織を認めるものである。

図 7. 拡大性頭蓋骨骨折のくも膜嚢胞型と脳脱出型(模式図)

❼好発年齢
　➡ほとんどが3歳以下の乳幼児(山本ら, 1989)。すなわち、
　（i）生後6カ月以内；52%。
　（ii）1歳以下；81%。
　（iii）3歳以下；93%。
❽性別；男児に多い。
❾好発部位；頭頂骨。特にその後半部。

❿症状・徴候
　（ⅰ）てんかん（焦点性てんかん focal epilepsy）
　（ⅱ）知能低下
　（ⅲ）運動麻痺（片麻痺）
　（ⅳ）局所の膨隆
　　　ⓐ拍動性の頭皮腫瘤
　　　　➡波動はあるが、圧縮性はない。
　　　ⓑ腫瘤周辺部（骨欠損辺縁部）には骨隆起がある。

＊【偽性髄膜瘤 Pseudomeningocele】
①頭蓋骨骨折により硬膜およびくも膜が損傷され、髄液が帽状腱膜下や骨膜下に貯留した状態をいう。
②通常の髄膜瘤と異なり、くも膜を被っていないので"偽性"と呼ばれる。
③腫瘤は、頭蓋内圧が亢進すると膨隆する。
　　➡泣いたり下を向いたりすると、増大する。
　　　☞帽状腱膜下血腫や骨膜下血腫との鑑別点。
④波動は認める。
⑤圧縮性がある。
　　⬅頭蓋内腔との交通による。
　　　☞帽状腱膜下血腫や骨膜下血腫との鑑別点。
⑥外傷後比較的早期に発生し、通常自然に消失するが、いつまでも残存すると拡大性頭蓋骨骨折へと発展していく。

⓫骨折線の拡大をきたす期間；3カ月～1年以内。
⓬頭部エックス線単純撮影
　（ⅰ）拡大した骨折線。
　（ⅱ）周辺の頭蓋骨が噴火口状に外方へ翻転。
⓭エックス線 CT および MRI
　（ⅰ）硬膜の断裂状態の観察。
　（ⅱ）骨折線からの脳脱出や頭皮下の囊胞形成の観察。
　（ⅲ）骨折直下の脳挫傷の有無の観察。
　（ⅳ）脳室拡大の有無⬅脳萎縮による。
⓮治療
　（ⅰ）外科的治療
　　　ⓐ手術適応（Thompson ら，1973；山本ら，1989）
　　　　㋐幅4mm以上の骨折。
　　　　㋑頭皮の膨隆。
　　　　㋒神経脱落症状のある症例。
　　　　㋓硬膜破損を認めるもの。

㋔CTで、骨折線直下に脳挫傷を認めるもの。
　　ⓑ手術
　　　㋐骨折縁を確認し、その間にある囊胞や肉芽組織を除去。
　　　㋑健常な硬膜が露出するまで、頭蓋骨を切除する。
　　　㋒硬膜縁を確認し、硬膜と脳(瘢痕組織)との癒着を剥離する。
　　　㋓硬膜形成術および頭蓋形成術を施行する。
（ⅱ）内科的治療➡抗けいれん薬の投与。

★応援セミナー

偽性拡大性頭蓋骨骨折 Pseudogrowing skull fracture(Sekharら, 1980)
①概念
　➡受傷後最初の数週(3〜6週)の間に骨折線は拡大するが、**頭皮腫瘤は認められず**、数カ月後(受傷後1.5〜4カ月)には自然に完全治癒するものをいう。
②発生機序
　㋐硬膜断裂はあるが、くも膜損傷がない場合。
　㋑骨折線の幅が進行性に拡大するには、不十分な大きさの場合。
③発生部位；頭頂骨
④頭部エックス線単純撮影で追跡し、進行性かどうか観察することが大切。

5）頭蓋底骨折
　　➡成人に比べて少ない。
　　　☞成人の発生頻度は25％、小児では10％(中村ら, 1965)。

4．頭蓋内血腫 Intracranial hematoma in children

1）概説
（1）発生頻度
　　➡小児では成人に比べて低い。すなわち、
❶小児
　（ⅰ）交通外傷による頭部外傷の19％に頭蓋内血腫が発生。
　（ⅱ）落下による頭部外傷の42％に頭蓋内血腫が発生。
❷16〜65歳までの成人
　➡落下による頭部外傷の86％に頭蓋内血腫が発生。
❸65歳以上の高齢者
　➡交通外傷による頭部外傷の60％に頭蓋内血腫が発生。

（2）分類
　　➡幼小児の頭蓋内血腫は、以下のように分類される(**表2**)

表 2. 幼小児の頭蓋内血腫の分類(中村, 1986)

血腫第Ⅰ型	①脳挫傷のない急性硬膜下血腫。 ②日常茶飯事の小さな事故で発生する。 ➡畳の上で転倒、あるいはソファーベットからころげ落ちたなど。 ③1歳前後の乳幼児に特有の血腫。 ④出血源；架橋静脈の破綻による。
血腫第Ⅱ型	①急性硬膜外血腫 ②第Ⅰ型よりやや激しい衝撃で発生する。 ➡自動車に接触し転倒、あるいはジャングルジムから落下など。 ③小児の各年齢層にみられる。 ④頭蓋骨骨折を認める。 ⑤成人と比べて意識清明期(101頁)が長い。
血腫第Ⅲ型	①脳挫傷を伴った頭蓋内血腫(硬膜下血腫、脳内血腫や硬膜外血腫)。 ②最も激しい外力で発生する最重症型。 ➡数mの高さから墜落、あるいは自動車にはねられ地面にたたきつけられたなど。 ③小児のどの年齢層にもみられる。 ④成人の最重症頭蓋内血腫と変わりがない。

(3) 症状・徴候
　(ⅰ)意識障害
　(ⅱ)運動麻痺
　(ⅲ)貧血
　　　➡小児、特に乳児では血腫量が循環血液量に比べて大となり、ショック状態に陥ることが多い。
　(ⅳ)嘔吐
　(ⅴ)けいれん
　(ⅵ)眼底出血

2) 各頭蓋内血腫
(1) 急性硬膜外血腫 Acute epidural hematoma
❶頻度
　(ⅰ)成人に比して頻度は少ない。
　　　➡小児頭部外傷入院例の1～3.5%。
　(ⅱ)特に学齢期以前で発生率が低く、新生児では非常にまれである。
❷出血源
　(ⅰ)中硬膜動脈が最も多い。
　(ⅱ)硬膜の静脈、板間静脈や静脈洞➡したがって症状が発現するまでの時間が長い。

　　　　　　　　成人に比べて静脈性出血が多い。 ……… 特徴

❸好発年齢
　➡年長児ほど好発する。
　　☞すなわち
　　　（ⅰ）0～2歳；15％
　　　（ⅱ）3～6歳；20％
　　　（ⅲ）7～15歳；65％(郭, 1990)

❹性別
　➡男児に多い。

❺好発部位
　（ⅰ）血腫が限局している場合
　　　ⓐ側頭部に最も多く、
　　　ⓑ次いで、前頭部。
　（ⅱ）広範囲に亘る場合
　　　ⓐ側頭・頭頂部に最も多い。
　　　ⓑ次いで、側頭・前頭蓋窩と後頭・頭頂部。

❻症状・徴候
　➡縫合が開いている乳幼児では、症状が出現するのに数日間を要することもある。
　（ⅰ）貧血あるいは失血性ショック。
　（ⅱ）片麻痺（40～60％）や瞳孔不同。
　（ⅲ）意識状態
　　　ⓐ**受傷時に意識障害を認めないことが多い**（乳児の85％；小児の60％）。
　　　ⓑ**意識清明期**（lucid interval）は症例の60％が24時間未満である（2、3分～30日）。
　（ⅳ）反復性の嘔吐（50％）。
　（ⅴ）けいれんは少ない（10％）。

❼頭部エックス線単純撮影
　（ⅰ）骨折を伴うことが多いが、頭蓋骨骨折を伴わないこともある（20～40％）。
　　　ⓐ頭蓋骨の弾性の大きい乳幼児では、骨折を伴わない場合が成人より多い。
　　　ⓑ頭蓋骨の変形により硬膜が頭蓋骨から剥離し、硬膜表面にある血管が損傷されて硬膜外血腫が形成される。
　（ⅱ）ときに（8％）、骨折部に硬膜外血腫が存在しないことがある。

❽単純エックス線 CT 所見
　（ⅰ）成人に比べて均一な高吸収域を示さず、低吸収域を混じていることが多い。
　（ⅱ）受傷から初回 CT までの時間と**血腫増大率**(米澤ら, 1992)

　　　ⓐ受傷から初回 CT までの時間が2時間以内の症例
　　　　➡74％に血腫の増大がみられる。
　　　ⓑ初回 CT が2時間以降で、血腫幅が15 mm 以下で均質(homogenous)な症例
　　　　➡その後の血腫増大の可能性は少ない。
　　　ⓒ受傷から初回 CT までの時間が7時間以上経過した症例
　　　　➡その後の血腫の増大はみられない。

❾特徴
　（ⅰ）頭蓋骨骨折がなくても、硬膜外血腫は生じる。
　　　ⓐその頻度は、欧米では20～30％で、成人の10～15％に比べて高い。
　　　ⓑしかし本邦の報告では、8～15％と成人とあまり差がない(渡辺, 1996)。
　（ⅱ）血腫は、頭蓋骨縫合部を越えて拡大することは少ない。
　　　　➡血腫は1つの骨に限局しやすい。
　（ⅲ）単純CTで、低吸収域を混じていることが多い。
　（ⅳ）石灰化をきたすことがある。
　　　　➡石灰化は、硬膜側の血腫被膜に主にみられる。
　（ⅴ）成人と比べて意識清明期を示すものが多い。
　（ⅵ）貧血を示すことが多い（0～2歳：90％）。
❿治療
　（ⅰ）手術適応
　　　ⓐ乳幼児では20 mm以上、年長児では30 mm以上の厚さが手術適応となる。
　　　ⓑ一般に10 mm以下の厚さの時は、保存的治療。
　　　ⓒ小児では、保存的に治療しうる血腫量の限界は50 ml。
　（ⅱ）手術
　　　　➡開頭して血腫除去を行う。
⓫予後
　（ⅰ）手術成績はよい。
　（ⅱ）機能的回復もよい。
　（ⅲ）両側瞳孔散大、無呼吸例でも絶対的予後不良徴候ではない。
　（ⅳ）死亡率；0～10％。
　　　　➡成人に比べて低い。

★応援セミナー

小児に硬膜外血腫が少ない理由
①頭蓋骨が軟らかく骨折を起こしにくい。
②頭蓋骨と硬膜との癒着が強い（若年の小児ほど癒着が強い）。
③頭蓋骨内板の血管溝が未発達なため中硬膜動脈が損傷されにくい。
　➡中硬膜動脈による血管溝は乳幼児では明らかではないが、4～5歳を過ぎると認められるようになる。
④板間静脈の発達が不十分である。

（2）急性硬膜下血腫 Acute subdural hematoma
❶定義
　（ⅰ）小児急性硬膜下血腫（infantile acute subdural hematoma）とは、頭蓋骨骨折および脳挫傷を伴っている小児の急性硬膜下血腫をいうが、
　（ⅱ）意識消失がなく、また脳挫傷も伴わない、軽微な外傷による硬膜下血腫のみをいう場合も

ある(Aokiら，1984)。
❷頻度
　（ⅰ）小児の頭蓋内血腫の中で最も頻度が高い。
　（ⅱ）小児頭部外傷例の5％。
　　　　☞6カ月以下の小児では20％。
❸受傷機転
　（ⅰ）**軽微な外傷**が多い。
　　　ⓐ椅子やベットからの**転落**や**転倒**(座っていて後ろにひっくり返る)など。
　　　　　☝後方への転倒で、矢状方向への外力による受傷。
　　　ⓑ2歳未満に多い。
　（ⅱ）6歳以降では、交通事故が多い。
　（ⅲ）その他、虐待(abuse)。
　　　　➡虐待の時には半球間裂硬膜下血腫が多い。
❹病態
　➡髄液に血液が混じた様な軽症例から、脳表全体に凝血塊をみとめる重症例までさまざま。
❺打撲部位；**後頭部打撲**が多い(80％)。
❻分類
　（ⅰ）成因による分類と特徴(中村ら，1985；中村ら，1986；渡辺，1996より作製)

硬膜下血腫単独型	①最も軽い外力により発生する。 　➡日常茶飯事のような軽い打撲。 ②脳挫傷を伴わず、架橋静脈の断裂により発生。 ③乳幼児に特有なものである。 　☞生後6カ月〜1歳頃に多い。すなわち、ちょうど歩きはじめの頃に一致して最も多い。 ④2亜型がある。 　①clot type(凝血塊型) 　　1．硬膜下腔に主として凝血塊が貯留しているもの。 　　2．このタイプが多い。 　　3．架橋静脈の破綻による。 　　4．患側大脳半球に明らかな脳萎縮を伴う。 　　　←血腫発生と同時に起こる著明な脳腫脹、脳浮腫が原因。 　　5．予後不良➡大なり小なりの後遺症を残す。 　②mixed type(混合型) 　　1．あらかじめ無症状で、硬膜下腔に被包されたfluid collection(液の貯留)があり、外傷時にその被膜内外に出血し、新鮮血と液体が混ざって硬膜下に貯留しているもの。 　　2．予後良好。
脳挫傷合併型	①強い外力により発生する。 　➡交通事故、転落などの激しい外傷。 ②脳挫傷や脳内血腫を合併する。 ③成人の急性硬膜下血腫と同じである。 ④学童、年長児にみられる。

(ⅱ)軽微な外傷による硬膜下血腫の臨床重症度による分類(Aokiら, 1984)

Grade Ⅰ (mild type；軽症型)	①けいれんから回復後、意識は急速に回復し清明となる。また運動障害も伴わない。 ②しかし、嘔吐や易刺激性(irritability)が持続することが多い。
Grade Ⅱ (intermediate type；中間型)	けいれん消失後も意識は傾眠状態で、軽度な片麻痺も伴う。
Grade Ⅲ (fulminant type；劇症型)	①けいれん消失後も重篤な意識障害(混迷から昏睡状態)が持続し、また中等度から重篤な片麻痺を伴うもの。 ②致死的

❼出血源

　(ⅰ)架橋静脈(bridging vein)➔脳の表在静脈と静脈洞とを連絡している静脈をいう。

　(ⅱ)Mittenzweig Vene➔静脈洞から離れた場所で、脳表静脈と硬膜とを結ぶ静脈をいう。

❽好発年齢

　➡ **2歳未満**、特に1歳以下に圧倒的に多い。

　　・2歳未満では、硬膜下血腫の方が硬膜外血腫に比べて2.5倍多い。
　　　また2歳未満の硬膜下血腫は、**脳挫傷を伴なわない**ことが多い。
　　・2〜5歳では、両者の頻度は同じ。
　　・6歳以上では、硬膜外血腫の方が多くなる(銭場ら, 1985)。

❾性別

　➡男児に圧倒的に多い(60〜90％)。

❿症状・所見

症状	所見
(ⅰ)意識障害；程度は軽い。 (ⅱ)けいれん；50〜90％ (ⅲ)反復する嘔吐(40〜60％)。	(ⅰ)意識障害 　➔2/3の例では、受傷後すぐに意識消失をきたさない。 (ⅱ)片麻痺 (ⅲ)眼底出血；高頻度(75％)に認める。 (ⅳ)貧血 (ⅴ)大泉門の膨隆・緊満。

⓫単純エックス線CT所見

　(ⅰ)三日月状の高吸収域。

　　　　小児では、等あるいは低吸収域の部分を含んでいることが多い。

　(ⅱ)血腫と反体側の硬膜下腔・くも膜下腔の拡大を認める。

　　　➡この頭蓋脳不均衡の存在が、軽微な外傷で本症が発症する重要な因子と考えられている。

⓬治療

　(ⅰ)輸血

　　　➡手術前に輸血をする。

　　　　　著明な貧血があっても、頭蓋内圧亢進(→ Cushing反応、13頁)のためショック症状が隠されている。

(ⅱ)手術適応
→ 5 mm 以上の厚さの血腫。
(ⅲ)手術
　ⓐ開頭・血腫除去術
　　→循環血液量の少ない乳幼児では、手術中の頭蓋内圧の急激な低下により心停止をきたすことがある。
　　　☞減圧前に輸血による補正が必要。
　　㋺大開頭、あるいは小開頭による血腫除去。
　　㋩頭蓋内圧が高いときには、内・外減圧術を加える。
　ⓑ大泉門が閉鎖していない場合には、大泉門から穿刺し血腫を吸引する。
❸予後
(ⅰ)神経学的異常を残すことが多い(頻度；50％)。
(ⅱ)死亡率
　ⓐ全体；20〜30％で、成人(70％の死亡率)に比べて良い。
　ⓑ Grade Ⅰ；8％(Aokiら, 1984)

★応援セミナー

Diffuse hemispheric low density(びまん性半球低吸収域)と Gyral high density(脳回高吸収域)

①定義・概念
　→乳幼児急性硬膜下血腫例の血腫側大脳半球に、単純エックス線CTで広範な**低吸収域**(diffuse hemispheric low density)が出現し、その一部の症例には、その経過中(亜急性期)に脳回に一致した帯状の**高吸収域**(gyral high density)が一過性に認められる。このような状態をいう。
　①低吸収域の部分が、亜急性期に高吸収域となる。
　　→高吸収域の部分が、その後急速に萎縮に陥る。
　②放射線学(CT)的に定義された用語である。
②頻度(diffuse hemispheric low density)
　→急性硬膜下血腫の15％。
③発生機序
　①急激な頭蓋内圧亢進(例；静脈還流障害)に伴う脳血流量低下による脳梗塞説、およびその経過中に出現した血流回復による出血性梗塞説。
　②低酸素症(hypoxia)や低血圧による脳障害説。
　　☞けいれん重積、換気障害や術中の血圧低下などによる。
　③小児脳血管の特殊性。
④特徴
　①多くは頭部外傷例で、その外傷は軽微である。
　②低吸収域は、ほとんどが血腫除去術後比較的早期から、時には開頭術前(受傷後早期)から出現する。
　③分娩外傷による硬膜下血腫や、ビタミンK欠乏による乳児頭蓋内出血(主として硬膜下血腫)にも発生することがある。
　④低吸収域は、基底核や視床を回避する。
　⑤高吸収域(芹澤ら, 1990)
　　1．受傷後1週間〜1カ月(2週間目がピーク)に出現する。
　　2．好発部位は、後大脳動脈の灌流域、および前大脳動脈と中大脳動脈の境界域。
　　3．症状の悪化をきたすことは少ない。
　　4．造影CTで、よく増強される。
　⑥この現象は、成人にはみられない。
⑤好発年齢
　→乳幼児に多い。特に、1歳6カ月以下の乳幼児に多い。

⑥脳血管造影
　①主要血管の狭窄像や閉塞像は認められない。
　②軽度の循環遅延を認める。
⑦単純エックス線 CT 所見
　①低吸収域
　　１．虚血巣と考えられている。
　　２．血腫量の少ない症例においても、また脳室偏位の程度が軽い症例にも生ずる。
　　３．受傷後第 3〜4 日目にみられる。
　②高吸収域(gyral high density)（関貫ら，1986）
　　➡以下の点から出血性脳梗塞と考えられている。
　　１．吸収係数はほぼ血腫と一致する。
　　２．高吸収域の出現、消退時期が、通常の脳梗塞における出血性脳梗塞の時期と一致する。
　　３．造影剤による増強効果を認める。
　　４．受傷後第 1 週目〜4 週目の間にみられるが、第 3 週目に最も著明にみられる。
　　５．受傷後 2 カ月以内に消失する。
⑧ MRI
　①diffuse hemispheric low density；T 2 強調画像で白質が高信号域。
　②gyral high density 例では、T 2 強調画像で著明な低信号域(hemosiderin 沈着による)。
⑨脳血流量(cerebral blood flow；CBF)および脳酸素消費量(cerebral metabolic rate of oxygen；$CMRO_2$)
　➡diffuse hemispheric low density 例では、著明な低下を認める。
⑩ SPECT
　①diffuse hemispheric low density 例➡hypoperfusion（低灌流）
　②gyral high density 例➡hyperperfusion（過灌流）
⑪治療
　①脳圧下降薬の投与。
　②Barbiturate の投与。
⑫予後；極めて不良。

(3) 慢性硬膜下血腫 Chronic subdural hematoma

❶概念
　➡硬膜下腔に血性あるいは xanthochromia（キサントクロミー）な液体が貯留し、この貯留液が内・外 2 層の被膜に包まれているのをいう。
❷頻度；稀
❸名称；2 歳以下の乳幼児に多くみられるので、**乳幼児慢性硬膜下血腫**とも呼ばれる。
❹原因
　（ⅰ）外傷
　　　➡小児では、成人と異なり、急性硬膜下血腫が慢性硬膜下血腫へ移行することが多い。
　　　➡(例)分娩時外傷(193 頁)による急性硬膜下血腫が慢性に経過し、慢性硬膜下血腫となる。
　（ⅱ）出血性素因
　（ⅲ）原因不明
❺好発年齢
　（ⅰ）2 歳以下の乳幼児に多い。
　　　　生後 3〜6 カ月にピークがある。
　（ⅱ）3〜14 歳には少ない。
❻性別
　➡性差はないか、やや男児に多い(50〜60％)。
❼好発部位

（ⅰ）硬膜下腔全体であるが、主として前頭・頭頂部。
（ⅱ）**両側性**が多い（60〜85％）。

❽症状・所見

症状	所見
（ⅰ）嘔吐 （ⅱ）けいれん（40〜70％） （ⅲ）不機嫌	（ⅰ）進行性の頭囲拡大。 　➡横径が大きくなる左右非対称性。 （ⅱ）大泉門の膨隆。 （ⅲ）発育障害➡精神運動発達遅延 （ⅳ）眼底出血 　➡急性硬膜下血腫ほど多くない。

❾単純エックス線CT
（ⅰ）三日月型の低吸収域が多い。
（ⅱ）脳室拡大やくも膜下腔の拡大を合併していることがある。

❿MRI
➡有用。
（ⅰ）液の貯留部位がくも膜下腔か硬膜下腔かを、区別できる。
（ⅱ）貯留液の組成を知ることができる。

⓫治療
（ⅰ）手術適応
　➡貯留液が多く、頭蓋内圧亢進を認める症例。
（ⅱ）手術法
　ⓐ大泉門が開存している例では、大泉門の外縁より穿刺し排液する。
　　㋐一度に20 cc以上抜かないこと。
　　㋑内容液は、xanthochromiaの流動液のことが多い。
　ⓑ穿頭血腫洗浄術、あるいはドレナージの留置。
　ⓒ硬膜下腔・腹腔短絡術（subdural peritoneal shunt；S-P shunt）
　　㋐一般に、ⓐやⓑの治療法で改善しない症例に対して施行。
　　　☞例えば、1週間のドレナージで血腫が消失しない場合。
　　㋑短絡管は低圧用を用い、原則として一側に行う。
　ⓓ Reduction cranioplasty（頭蓋縮小術）
　　➡頭蓋・脳不均衡（craniocerebral disproportion）例に対して施行。

> （ⅰ）頭蓋・脳不均衡とは、基礎疾患の治療後に生ずるところの頭蓋腔の容積と脳の容積との間の、著明な不一致の状態をいう。
> （ⅱ）従って頭蓋骨と脳との間には、間隙が残る状態をいう。
> （ⅲ）基礎疾患は、大部分は重症の水頭症による。その他硬膜下血腫。
> （ⅳ）治療は、reduction cranioplasty。

❷予後
（ⅰ）成人のそれより悪い。
（ⅱ）良好例は50〜75％。
❸後遺症；運動麻痺、知能障害やけいれん。

★応援セミナー

学童期慢性硬膜下血腫(小沼, 1996)

①概念；学童期に、主としてくも膜嚢胞に合併する慢性硬膜下血腫をいう。
②発生機序
　①外傷によりくも膜嚢胞内の静脈が破綻し、さらに嚢胞壁が破れ、血性内容液が硬膜下腔に流出・貯留し、慢性硬膜下血腫になるとの説。
　②外傷により嚢胞壁が損傷し、内容液が硬膜下腔に貯留し、被膜を形成し慢性硬膜下血腫になるとの説。
③軽度の頭部外傷後、頭痛・嘔吐などの症状で発見されることが多い。
④好発年齢；10〜15歳前後。
⑤合併するくも膜嚢胞
　①中頭蓋窩くも膜嚢胞に合併することが多い。
　②血腫は嚢胞と同側に合併する。
⑥治療
　①硬膜下血腫に対して、穿頭・洗浄術を施行。
　　➡必要があれば、その後くも膜嚢胞に対して嚢胞・腹腔シャント(cyst-peritoneal shunt；C-P shunt)や開頭・嚢胞被膜切除術を行う。
　②開頭による硬膜下血腫除去術と共に、くも膜嚢胞に対しても手術(嚢胞被膜切除術や開放術)を行う。

ちょっとお耳を拝借

【乳幼児硬膜下液貯留 Infantile subdural fluid collection】
①定義・概念
　①原因疾患のいかんにかかわらず、硬膜とくも膜との間、すなわち硬膜下腔に液体が貯留したものをいう。したがって、1つの病的な状態像である。
　②以下のように区別することもある。
　　1．subdural hygroma；被膜のないもの。また液の性状は、透明か、xanthochromia。
　　2．subdural effusion；被膜形成のあるもの。また液の性状は、血性かxanthochromiaで、炎症によるものをいう。
②原因および発生機序(高橋ら, 1991)
　①頭部外傷
　　➡外傷によりくも膜が破綻し、硬膜下腔に髄液が流入・貯留。
　②感染症(細菌性髄膜炎)、軽度な低酸素脳症や脳の未熟性。
　　1．髄液循環不全のある状態に、くも膜が破れ、硬膜下腔に髄液が流入・貯留。
　　2．水頭症様病態に、乳幼児硬膜下液貯留が併発した状態。
　③重症低酸素脳症
　　1．既往に重症〜中等症の脳損傷を認める。
　　2．脳萎縮により頭蓋・脳不均衡状態が生じ、くも膜が破れ、死腔を埋める形で硬膜下腔に髄液が流入。

③分類(高橋, 2000)
  ①硬膜下腔液貯留主体型
    1．硬膜下腔に貯留している液が脳を圧迫しているが、脳室拡大が明らかでないもの。
    2．頻度；50％で、最も多い。
  ②水頭症様病態併発型
    1．硬膜下腔に液が貯留している以外に、くも膜下腔および脳室の拡大を伴うもの。
    2．頻度；34％
  ③脳萎縮併発型
    1．脳萎縮の結果として硬膜下腔に液が貯留したもの。
    2．頻度；16％と、最も少ない。
④治療
  ①保存的治療
  ②外科的治療
    1．早期に加療を要する症例
      ➡けいれんや不穏症状を呈する症例、頭蓋内圧の高い症例。
    2．手術
      ・硬膜下腔液貯留主体型➡硬膜下・腹腔シャント（subdural peritoneal shunt）
      ・水頭症様病態併発型➡硬膜下・腹腔シャント、または脳室・腹腔シャント（ventriculo-peritoneal shunt）。
⑤予後
  ①外傷を契機とするものでは、比較的良好。
  ②脳萎縮型は特に不良。
⑥本症は何らかの脳の基礎疾患の経過、あるいは結果をみているという認識が必要(高橋, 2000)。

※「硬膜下水腫」や「高度の慢性硬膜下血腫」を基盤として発生する**乳幼児急性増悪型硬膜下血腫**がある(西本ら, 1985)。
  ①急性硬膜下血腫と急性増悪型血腫との鑑別は困難。
  ②発症時に頭囲拡大が存在する症例では、本症を念頭に置く。

【良性くも膜下腔拡大症 Benign enlargement of subarachnoid space】
①概念：くも膜下腔のみに液が貯留している状態をいう。
②発生機序；新生児期から乳児早期の髄液の吸収障害による。
③経過；1〜2歳で自然に吸収される。
④予後；良好。

(4) 急性脳内血腫 Acute intracerebral hematoma

❶定義
　➡明確な定義はないが、外力によって脳実質内に通常、直径1cm以上の血塊を形成したものをいう。

❷受傷原因；交通外傷が多い。

❸分類および特徴

表在性 (皮質・皮質下群)	①大脳皮質およびその直下の白質にかけて発生するもの。 ②外力との関係 　➡直撃損傷と対側損傷が同じ頻度。 ③発生機序 　①外傷による血管損傷。 　②挫傷部に小出血斑形成➡脳血管の調節機構の障害(vasoparalysis)➡小出血斑が融合し血腫形成。 ④頭蓋骨骨折を認めることが多い。
中心性 (中心白質部群)	①脳梁、基底核(170頁)や傍側脳室などに発生するもの。 ②小児に多くみられる。 ③発生機序 　①剪断力(shear strain)による。 　②回転性の外力が灰白質と白質との間に剪断力を発生させる。 ④破綻血管；前大脳動脈の小枝、中大脳動脈(レンズ核線条体動脈)、前脈絡叢動脈の小枝や脳室上衣(ependyma)など。

❹血腫形成までの期間；ほとんどが、受傷後24時間以内に形成される。

❺性別；男児に多い。

❻好発部位
　(ⅰ)表在性；前頭葉と側頭葉。その他、頭頂葉、後頭葉や小脳。
　(ⅱ)中心性；レンズ核およびその近傍。

❼治療
　➡表在性のものは手術による血腫除去であるが、成人に比して血腫は小さく手術適応症例は多くない。

❽予後
　(ⅰ)表在性；成人と比較して明らかに良好。
　(ⅱ)中心性；成人に比してやや良好。

(5) 脳室内出血 Intraventricular hemorrhage

❶好発年齢
　➡新生児、特に未熟児に高頻度にみられる。

❷出血源
　➡外力により脳室壁が変形し、その結果脳室上衣下静脈が破綻。

●分娩時および新生児期頭部外傷
Head injury in birth or neonatal period

1. 概説

❶定義
　（ⅰ）新生児期とは、生後 28 日（4 週）までをいう。
　（ⅱ）周産期（perinatal period）とは、在胎 28 週から生後 7 日までをいう。

❷発生頻度
　（ⅰ）頭蓋内出血の頻度
　　　ⓐ全出産の 1〜2‰。
　　　ⓑ小児頭部外傷例の 6‰。
　（ⅱ）脳損傷の頻度
　　　　➡全出産の 0.2‰。

❸分娩時頭部外傷
　（ⅰ）分娩中、産道を通過する児頭への外的圧迫は 160 mmHg である。
　（ⅱ）種類
　　　ⓐ軟部組織の損傷（産瘤、帽状腱膜下血腫、頭血腫）
　　　ⓑ頭蓋骨骨折
　　　ⓒ頭蓋内出血

頻度	全出産の 1〜2‰。
原因および発生機序	①全体 　①出産（分娩）時外傷 　　ⓐ機械的因子 　②周産期における低〜無酸素状態。 　③出血性素因 ②部位別 　①硬膜下血腫 　　1．出産時外傷による。 　　2．しばしば頭血腫（195 頁）を伴う。 　②一次性くも膜下出血 　　1．分娩時外傷 　　2．分娩時、あるいは子宮内での低酸素 hypoxia。 　③小脳出血 　　➡未熟児では低酸素によるとされている。 　④脳室内出血 　　1．germinal matrix（胚芽層）の存在。 　　2．低酸素 　　3．分娩時外傷
出血源	通常、静脈。
好発部位	①硬膜下血腫が 40〜55％と、最も多い。 ②次いで、くも膜下出血（30％）、脳室内出血（10〜20％）、脳内出血（5〜20％）、硬膜外血腫（0〜2％）の順。

発生しやすい因子 (Craig, 1938)	①硬膜下血腫 　㋐テント裂傷による硬膜下血腫 　　1．初産、2．満期産、3．器械分娩 　㋑テント裂傷を伴わない硬膜下血腫 　　1．初産、2．母親の年齢が30歳未満 ②くも膜下出血 　1．未熟児、2．自然分娩 ③脳室内出血 　1．未熟児、2．自然分娩、3．母親の年齢が30歳未満 ④脳内出血 　1．初産、2．満期産、3．器械的分娩、4．母親の年齢が30歳以上

ⓓ上部脊髄損傷

ⓔ上腕神経叢の損傷

★応援セミナー

子宮内頭蓋骨骨折 Intra-uterine skull fracture (関野, 1981)

①定義
　➡出産の過程ではなく、母体が受けた腹部外傷により子宮内で生じた胎児の頭蓋骨骨折をいう。
②発生機序
　㋐母親の腹部に加わった外力により、児頭が母親の仙骨岬角(sacral promontory)に押しつけられて発生する場合。
　　➡原因として最も多い。
　㋑母親の骨盤の粉砕骨折片により発生する場合。
　㋒母親の骨盤の変形により発生する場合。
　　㋭稀。
③骨折の種類
　➡大部分が**陥没骨折**。
④好発部位
　➡大部分が**前頭部**や**頭頂部**。
⑤治療
　➡早期に、手術により整復を行う。

2．軟部組織の損傷

(頭)産瘤 (Caput succedaneum)	①定義 　➡分娩時の胎児先進部(児頭)に生じる皮膚、あるいは皮下組織内の浮腫性病変をいう。すなわち血液成分、特に血漿が血管外に滲出し、**頭皮内**あるいは**頭皮下組織内**に集まったものである。 ②原因・発生機序 　㋐産道による物理的圧迫。 　㋑子宮内圧と外圧との差による。 ③好発部位 　➡頭頂後部 ④特徴 　㋐胎児先進部に1個しか発生しない。 　㋑通常、出生時に最も大きく、**生後24時間以内に消失する**。 　㋒波動は認めない。

帽状腱膜下血腫 (Subgaleal hematoma)	①定義 　➡帽状腱膜と頭蓋骨骨膜との間に血腫を形成したものをいう(80頁の図15)。 ②原因・誘因 　①吸引分娩によることが最も多い。 　②産道通過の際の頭皮の、"ねじれ"や"ズレ"によっても生じる。 　③凝固障害(coagulopathy) ③出血源 　➡導出静脈(emissary vein)が帽状腱膜下で破綻。 ④特徴 　①出生後、血腫量は次第に増加する。 　　➡出血量が多いため、著明な貧血や出血性ショックをきたすことがある。 　②波動は認める。 　③骨縫合を越える。 　④石灰化を呈することはない。 ⑤治療(対処法) 　①病変が大きい場合には、貧血の有無をチェックする。 　②経皮的に穿刺・吸引しないで、経過観察する。 　　通常、2〜3週間以内に吸収される。
頭血腫 (Cephalohematoma)	①定義 　➡骨膜下、すなわち頭蓋骨膜と頭蓋骨外板との間に生じる血腫をいう(80頁の図15)。 ②頻度 　①新生児の0.4〜2.5％。 　②吸引分娩例の6％。 ③原因➡通常、分娩時外傷による。 ④出血源 　➡骨膜が頭蓋骨外板から剥がれて、導出静脈が骨膜下で断裂して生じる。 ⑤好発部位 　①頭頂部 　②左右別；右側に多い。 ⑥特徴 　①生後数時間〜数日で最大となる。 　②骨縫合や泉門は越えない。 　　➡2つ以上の骨にまたがることはなく、1つの骨の上にのみ存在する。 　③軟らかい腫瘤であるが、帽状腱膜下血腫より硬い。 　　1．腫瘤の中央部近くが陥凹している。 　　2．境界は明瞭である。 　　3．波動は認める。 　　4．頭皮は腫瘤上を自由に動く。 　④20〜25％に、血腫部の頭蓋骨に線状骨折を伴う。 　⑤通常数週間以内に消失するが、吸収に1〜2カ月かかることもある。 　⑥時に、石灰化する。 ⑦治療(対処法) 　①経過観察(2〜3週間) 　②血腫が6週間以上残存している場合には、頭部エックス線単純撮影を行い、石灰化の有無を確認する。 　　➡石灰化していれば、美容的理由で手術適応になる。
(註)帽状腱膜下血腫と骨膜下血腫の両者を含めて頭血腫と呼ぶこともある。	

3．頭蓋骨骨折 Skull fracture

1）概説

❶種類

（ⅰ）陥没骨折が最も多い。

（ⅱ）頭蓋底骨折をきたすことは、まずない。

❷原因
　　（ⅰ）分娩時の骨盤・児頭不均衡。
　　（ⅱ）遷延分娩
❸増悪・助長因子
　　➡鉗子分娩および吸引分娩。
❹発生部位
　　➡外力の最も強く作用した部位や、骨質の菲薄部に生じやすい。

2）線状骨折 Linear fracture
　❶発生頻度；5～25%
　❷好発部位；頭頂部
　❸稀に、拡大性頭蓋骨骨折（growing skull fracture；178頁）となる。

3）陥没骨折 Depressed fracture
　❶ピンポン・ボール型の陥没骨折が多い。
　❷原因および発生機序
　　（ⅰ）児頭が出産の経過中に仙骨の岬角（sacral promontory）、あるいは恥骨に強く圧迫されることによる。
　　（ⅱ）鉗子分娩時の鉗子による圧迫。
　　（ⅲ）妊婦の腹部への鈍的外傷。
　❸陥没の程度が自然に減少、あるいは回復することがある。
　　☞新生児では脳の発達が著しいため。

4）剝離骨折 Peel-off fracture
　❶強い吸引分娩の際にみられる。
　❷急激な吸引力により骨膜が局所的かつ強制的に剝がれ、縫合近傍の頭蓋骨が持ち上げられて外板と内板が別々に剝脱する。
　❸頭血腫とともに硬膜外血腫を伴う。

4．頭蓋内出血 Intracranial hemorrhage

1）概説
　❶頻度
　　（ⅰ）全体
　　　　ⓐ吸引分娩例の0.4%。
　　　　ⓑ剖検例の9～30%。
　　（ⅱ）種類別
　　　　ⓐ硬膜下血腫＞一次性＜も膜下出血＞脳室内出血＞脳内出血＞硬膜外血腫の順とされているが、

ⓔ一次性くも膜下出血が最も多く、次いで脳室内出血＞硬膜下血腫の順、との報告もある。
❷原因
　（ⅰ）全体
　　ⓐ分娩時外傷
　　　㋐出生児体重の重いものほど、頭蓋内出血の頻度が高い。
　　　　　▷特に、出生児体重が3500g以上➡成熟児に多い。
　　　㋑テント裂傷をきたしやすい。
　　ⓑ低酸素 hypoxia
　　　◀分娩時、あるいは子宮内での低酸素。
　　　㋐出生児体重の軽いものほど、頭蓋内出血の頻度が高い。
　　　　　▷特に、出生児体重が2000g以下➡未熟児に多い。
　　　㋑低酸素は、静脈のうっ血（congestion）をきたす。
　　　㋒視床線条体静脈の損傷をきたしやすい。
　（ⅱ）出血別原因

硬膜外血腫（epidural hematoma）	➡通常、分娩時外傷による。
硬膜下血腫（subdural hematoma）	➡分娩時外傷（小脳テント裂傷）が多い。
一次性くも膜下出血 （primary subarachnoid hemorrhage）	①分娩時の外傷と低酸素による。 ②分娩時外傷は成熟児に、低酸素は未熟児の出血の原因として重要。
脳内出血（intracerebral hemorrhage）	➡分娩時の外傷と低酸素。
脳室内出血 （intraventricular hemorrhage）	➡低酸素によることが多い。

❸治療
　（ⅰ）保存的治療
　　ⓐ呼吸管理
　　ⓑ貧血が著明な場合➡輸血
　　ⓒ頭蓋内圧亢進例➡MannitolやGlyceolの投与。
　　ⓓけいれん発作例➡抗けいれん薬の投与。
　（ⅱ）外科的治療
　　　➡血腫による圧迫所見が強い場合には、血腫除去。

2）硬膜外血腫 Epidural hematoma
❶頻度
　➡稀。
　（ⅰ）頭蓋内出血により死亡した新生児剖検例の0～2％。
　（ⅱ）新生児頭蓋内出血全体の0.4％。
❷原因
　➡通常、分娩時外傷によって発生する。すなわち、
　（ⅰ）鉗子分娩や吸引分娩の器械的分娩（instrumental delivery）による。

　　　　　ⓐ原因として、最も多い。
　　　　　ⓑ鉗子分娩と吸引分娩とでは、**鉗子分娩の方が多い**。
　　（ⅱ）自然分娩では、
　　　　　ⓐ**骨盤位分娩が多い**。
　　　　　ⓑ産道通過中の児頭の変形、すなわち
　　　　　　㋐児頭の変形に伴って硬膜が頭蓋骨から剥がれることによる。あるいは
　　　　　　㋑骨縫合部で頭蓋骨（頭頂骨と側頭骨鱗部）が重なり合い、下側にある頭蓋骨（頭頂骨下縁）により中硬膜動脈、またはその他の硬膜血管が損傷される。
❸発生機序
　　（ⅰ）吸引分娩
　　　　　ⓐ頭蓋骨の直達損傷説。
　　　　　ⓑ頭血腫から硬膜外腔への進展説。
　　（ⅱ）鉗子分娩や骨盤位分娩
　　　　　➡産道通過中の児頭の変形、すなわち
　　　　　ⓐ児頭の変形に伴って、硬膜が頭蓋骨から剥がれることによるとの説。
　　　　　ⓑ骨縫合部で頭蓋骨が重なり合い、下側にある頭蓋骨により中硬膜動脈やその他の硬膜血管が損傷されるとの説。
❹好発児・性別
　　➡成熟児に好発し、男児に圧倒的に多い。
❺好発部位
　　（ⅰ）テント上に圧倒的に多い（80％）。
　　（ⅱ）両側性・多発性（bilateral and/or multiple）の頻度➡10％
❻症状
　　（ⅰ）けいれん、（ⅱ）嘔吐、（ⅲ）易刺激性、（ⅳ）呼吸障害
❼**特徴**

> （ⅰ）半数に頭蓋骨骨折を伴っている。
> 　　　⬅半数は、頭蓋骨骨折を伴っていない。
> （ⅱ）症例の50～70％が、液状血腫である。
> （ⅲ）50～80％に、頭血腫を合併している。
> 　　　➡その半数は、硬膜外血腫と交通している。
> （ⅳ）出血源は、静脈。

❽単純エックス線CT
　　➡大多数は高吸収域である。
❾治療
　　➡自然治癒（吸収）例がある。
　　（ⅰ）頭血腫と交通がある場合➡頭血腫の皮下穿刺。
　　（ⅱ）頭血腫と交通がない場合➡穿頭あるいは開頭による血腫除去術。

❿予後➔良好

3）硬膜下血腫 Subdural hematoma
❶頻度
（ⅰ）頭蓋内出血により死亡した新生児剖検例の40～55%。
（ⅱ）致死的な硬膜下血腫の発生頻度は、出生1000に対して0.4人。
❷原因・発生機序
　➡原因としては、**分娩時外傷(小脳テント裂傷)によることが最も多い。**

分娩様式	①鉗子分娩や吸引分娩では、 　➡異常な外力が児頭に加わる機械的原因。 ②骨盤位分娩では、 　①産道通過の際に、児頭より先に胸郭が圧迫される。 　　➡その結果、胸腔内圧上昇による頭蓋内静脈圧の上昇をきたし、架橋静脈(bridging vein)が破綻。 　②occipital osteodiastasis(後頭骨離開)による後頭静脈洞や架橋静脈の損傷。 　　➡後頭蓋窩(テント下)に硬膜下血腫を形成。 　　　・後頭骨の外側部と鱗部(squamous part)との間で離開する。 　　　・骨盤位分娩で児頭牽引に際し、後頭骨下部が母体の恥骨結合部で圧迫されて、重畳・離開が生じ、硬膜下血腫が発生する。 ③自然分娩では、 　➡頭蓋に過度の応形機能が加わることにより、小脳テント付着部付近の架橋静脈が損傷・破綻。
破綻部位	➡小脳テント裂傷によることが最も多い。 ①テント裂傷は、出産時の力学的要因により発生する。 　①産道通過時に頭蓋が生理的応形機能の範囲を越えた時に、小脳テントが破断する。 　　1．テント裂傷の要因はテント側にあるのではなく、産道通過時の外力に起因している。 　　2．生理的限界を超える圧迫が、児頭の前後(矢状)あるいは斜め方向から加わると、テントの断裂や静脈の破綻が生じる。 　②テント裂傷の起こりやすい条件(平川ら, 1979) 　　初産、狭骨盤、骨盤位分娩、器械分娩 ②裂傷の起こりやすい部位は、小脳テント・大脳鎌の付着部とテント自由縁との境界部(いわゆる三角部)である。 ③テント切痕部のGalen大静脈系の小血管の断裂により出血する。 　⇐テント裂傷自体が出血源となるのではない。
破綻血管	①テント切痕部のGalen大静脈系の小血管、Galen大静脈や静脈洞(下矢状静脈洞、横静脈洞、直静脈洞)の破綻。 ②大脳表面や小脳表面に存在する架橋静脈の破綻。
発生しやすい因子 (Volpe, 1977)	①母体側の因子 　①初産婦、②高齢の経産婦、③狭産道 ②胎児側の因子➡児頭が大きいこと。 ③分娩との関係 　①分娩遷延例、②骨盤位分娩、③鉗子分娩

❸分類
（ⅰ）CT上の血腫の局在による分類(表3)

表 3. 分娩時外傷による硬膜下血腫の分類(林ら，1986)

第1型	①天幕切痕近傍限局型、すなわち天幕間および後部大脳半球間裂の硬膜下腔に限局した血腫。 ②頻度；52%
第2型	①大脳半球円蓋部波及型、すなわち大脳半球円蓋部の硬膜下腔まで血腫が広く波及したもの。 ②頻度；10%
第3型	①後頭蓋窩硬膜下血腫型、すなわち天幕間裂より小脳半球上面および後面の硬膜下腔に血腫を認めるもの。 ②頻度；31%
第4型	①脳内血腫形成型、すなわち脳実質内にも血腫を形成したもの。 ②頻度；7%

(ⅱ)後頭蓋窩硬膜下血腫の分類(高木ら，1976；高木ら，1979)

第1型	①脳底部より脳幹周辺の硬膜下腔に血腫が存在するもの。この群には天幕上の硬膜下血腫や脳室内出血を伴うものがある。 ②頻度；40〜50%と、最も頻度が高い。 ③出血源 　①Galen 大静脈、②脈絡叢や上衣下(subependyma)の静脈。
第2型	①小脳テントと小脳上面との間(硬膜下腔)に血腫が存在するもの。 ②頻度；30% ③出血源；小脳テントと小脳上面間に存在する架橋静脈。
第3型	①小脳下面の硬膜下腔に血腫が存在するもの。 ②頻度；15% ③出血源；小脳後面や側面に存在する架橋静脈。
第4型	①小脳全周の硬膜下腔に血腫が存在するもの。 ②頻度；5〜10% ③出血源 　①小脳表面に存在する架橋静脈。 　②直静脈洞や横静脈洞。

❹出産との関係

分娩様式との関係	➡ほとんどが、**異常分娩**により発生する。 ①吸引分娩によることが最も多い(40〜50%)。 ②次いで、頭位自然分娩と骨盤位分娩(各 20〜30%)。 ③鉗子分娩(7%) ④帝王切開(3〜6%)
出産回数との関係	➡出産回数が少ないほど、発生頻度が高い。 　産道の弾力性が関係。 ①初産婦に発生することが最も多い(50〜70%)。 　➡第1子に多い。 ②経産婦(30〜40%)
出生時体重との関係	通常、成熟児(full-term baby)に多い。

❺成熟児に多い。

❻性別

　➡男児に多い(男児：女児＝1.3〜1.7：1)。

❼出血部位

(ⅰ)好発部位
　　ⓐ小脳テント近傍に最も多い。
　　　㋐後頭蓋窩に血腫を形成することが多い。
　　　　←小脳テント遊離縁が破綻することによる。
　　　㋑小脳テントの外側部が破綻すると、中頭蓋窩に血腫を形成する。
　　ⓑ大脳半球の架橋静脈の破綻による場合
　　　㋐上矢状静脈洞に入る架橋静脈の破綻
　　　　➡血腫は円蓋部に形成する。このタイプより次の方が多い。
　　　㋑大脳外側下縁から頭蓋底に存在する架橋静脈の破綻
　　　　①血腫は側頭・後頭葉外側面から下面(すなわち中頭蓋窩)に形成する。
　　　　②円蓋部や傍矢状部より、このタイプが多い。
(ⅱ)出血源と血腫部位(Volpe, 1977)

Source of bleeding (出血源)	Location of hematoma (血腫部位)
straight sinus, vein of Galen, lateral sinus (直静脈洞、Galen静脈、横静脈洞) ←テント裂傷による。	infratentorial＞supratentorial (テント下＞テント上)
inferior sagittal sinus (下矢状静脈洞) ←大脳鎌(通常、大脳鎌とテントとの結合部)の裂傷による。	longitudinal cerebral fissure (脳梁上の大脳半球間裂)
superficial cerebral veins(bridging veins) (大脳半球表面にある架橋静脈)	surface of cerebral convexity(大脳半球円蓋部表面) ➡血腫は、上矢状静脈洞付近よりも側頭葉外側面に認めることが多い。

❽発症時期
(ⅰ)生後1日目が最も多い。
(ⅱ)ほとんどが、生後3日以内。
❾症状・徴候

> (ⅰ)けいれん発作(60%)、(ⅱ)貧血(20%)、(ⅲ)項部硬直、(ⅳ)呼吸異常、(ⅴ)哺乳力の低下、(ⅵ)自発運動の低下、(ⅶ)大泉門の膨隆・緊張、(ⅷ)落陽現象

❿治療方針と治療

治療方針	①天幕間や後部大脳半球間裂に限局している血腫	➡保存的治療が原則。
	②後頭葉や後頭蓋窩の硬膜下血腫量が多く、血腫による圧迫所見が強い場合	➡血腫除去術。
	③脳内血腫を伴う症例	➡緊急による開頭・血腫除去術が原則。
治療	①保存的治療	(ⅰ)呼吸管理➡酸素の投与。 (ⅱ)抗けいれん薬の投与 　(例)Wakobital 坐薬®（ワコビタール）；初回投与量は10〜20 mg/体重kg、維持量は 5 mg/体重 kg。 (ⅲ)脳圧下降薬の投与 　①Mannitol の投与(0.5〜1.0 g/体重 kg) 　②Glyceol の投与(4〜5 mℓ/体重 kg) (ⅳ)貧血の治療 　➡輸血
	②外科的治療	(ⅰ)穿頭術 　➡血腫の性状が流動性のことが多いので、穿頭術が第Ⅰ選択。 　←大泉門より穿刺してもよい(1回の排液量は15 mℓ 以内とする)。 (ⅱ)開頭術

⓫予後
➡大脳半球間裂や大脳円蓋部に限局するものは良い。

★応援セミナー

分娩外傷による硬膜下血腫の特徴(林ら，1988)

損傷部位	原因	血腫の進展様式	臨床所見	好発児(頻度)
テントと大脳鎌の付着部 (天幕上下)	・過剰な頭頂部の molding。 ・鉗子分娩 ・頭部の前後への進展。	・velum interpositum への出血が多い。 ・天幕上に限局すれば比較的小出血にとどまる。	軽度の頭蓋内圧亢進症状を呈する(大泉門の膨隆、不機嫌)。	成熟児に多い(天幕上)。なお天幕下は成熟児、未熟児とも同頻度である。
大脳鎌裂傷 (天幕上)	・顔位、額位分娩 ・頭部の前後方向への変形。	corpus callosum を越えて大脳縦裂に出血。	無症状のことが多い。	稀。
脳表静脈の損傷 〔主に bridging vein の損傷〕 (天幕上)	すべての頭蓋 molding (上方、頭頂部)	一般的な外傷性硬膜下血腫と同様、半球性に拡がる。	・頭蓋内圧亢進は存在。 ・けいれんをきたしやすい。	未熟児は稀である。
Galen 裂傷 (天幕下)	頭頂、前後方向への頭蓋の進展変形	後頭蓋窩を中心に interpositum へ進展する。	致命的であり、脳幹圧迫による急速な意識障害に陥る。	成熟児・未熟児とも同頻度であるが、稀である。
静脈洞周辺の損傷 (天幕下)	骨折(特に occipital bone diastasis による横静脈洞の損傷や頭頂骨の overriding による上矢状洞の損傷)	静脈洞に一致した出血を示す。	横静脈洞の損傷に際しては、後頭蓋窩血腫を形成し上部脳幹症状や意識障害を呈することがあり、十分な注意が必要である。	稀。

4）一次性くも膜下出血 Primary subarachnoid hemorrhage

❶頻度
　➡頭蓋内出血により死亡した新生児剖検例の30％。

❷原因
　（ⅰ）分娩時外傷
　　　➡自然分娩に多い。
　（ⅱ）低酸素➡原因として多い。
　（ⅲ）凝固障害

❸好発児
　（ⅰ）全体
　　　➡一般に、未熟児に多い。
　（ⅱ）原因別
　　　ⓐ分娩時外傷➡成熟児に多い。
　　　ⓑ低酸素➡未熟児に多い。

❹出産回数との関係
　➡半数は、初産婦である。

❺好発部位
　（ⅰ）後頭部〜頭頂部後部（小脳テント縁から大脳鎌に沿って）
　　　➡通常、両側性。
　（ⅱ）側頭部
　　　ⓐ左側に多い（右：左＝1：2）。
　　　ⓑ凝固障害の場合にも、側頭部に多い。

❻発症時期
　➡未熟児では、生後2日目に生じることが多い。

❼出血源
　➡髄膜の微細な血管。通常、静脈。

❽出血の程度と症状

軽微な出血	①このタイプが最も多い（75％）。 ②無症状 ③未熟児に多い。
中等度の出血	➡けいれん 　①けいれんは、生後2日目に多い。 　②満期産児の症状は、けいれんが多い。
大量の出血	①極めて稀で、急速に致死的経過をとる。 ②通常、出産時の外傷に伴う重篤な低酸素症により生じる。

❾単純エックス線 CT
　（ⅰ）高吸収域が、小脳テント縁から大脳鎌に沿って認められる。
　（ⅱ）高吸収域は、数日から1週間で消失する。

❿予後
　（ⅰ）良好
　（ⅱ）時に、水頭症をきたす。

5）脳内出血 Parenchymal hemorrhage
　(1) 概　説
❶頻度
　➡頭蓋内出血により死亡した新生児剖検例の5〜20%。
❷原因および発生機序
　（ⅰ）分娩時外傷
　　　➡産道伸展の悪い場合や、分娩時に器具を使用している例に多い。
　　　ⓐ分娩進行過程に伴う頭蓋骨の生理的重畳（molding）によって、脳が過度に圧迫を受けて生じる。
　　　ⓑ産道通過の際の頭蓋内静脈圧の上昇。
　（ⅱ）低酸素
　（ⅲ）児の自動調節能の未熟性。
❸発生部位
　➡尾状核付近、半卵円中心、小脳。
❹症状

> （ⅰ）けいれん、（ⅱ）異常な泣き声、（ⅲ）嘔吐、（ⅳ）易刺激性、（ⅴ）大泉門の緊張、（ⅵ）呼吸異常

❺治療
　➡開頭・血腫除去術が原則。

　(2) 大脳出血 Intracerebral hemorrhage
❶原因
　（ⅰ）低酸素
　　　➡大脳皮質の出血をきたすことが多い。
　（ⅱ）分娩時外傷
　　　➡大脳皮質下（白質）出血をきたすことが多い。
❷発生部位による分類
　（ⅰ）大脳皮質出血（cerebral cortical hemorrhage）；非常に稀。
　（ⅱ）大脳皮質下（白質）出血（cerebral white matter hemorrhage）
　（ⅲ）基底核部（脳室上衣下）出血

❸出血部位による特徴

大脳皮質出血 Cerebral cortical hemorrhage	①非常に稀。 ②原因；低酸素 hypoxia ③成熟児(満期産児)に好発する。 ④症状 　①異常な泣き声、②嘔吐、③易刺激性、④大泉門の緊張 ⑤単純エックス線 CT 　➡渦巻き状の高吸収域が特徴。 ⑥治療 　①保存的治療が原則。 　②硬膜下血腫を伴う場合には、手術の必要なことがある。
大脳皮質下(白質)出血 Cerebral white matter hemorrhage	①原因；分娩時外傷 ②一般に、未熟児に多い。 ③好発部位；側頭葉 ④症状 　①けいれん、②嘔吐、③片麻痺、④大泉門の緊張 ⑤治療 　➡圧迫所見が強い場合には、開頭・血腫除去術。
基底核部(脳室上衣下)出血	①通常、脳室内出血を伴う。 ②出血源；胚芽層(germinal matrix；208 頁) ③germinal matrix からの出血は、一般に脳室内に穿破するが、何らかの原因により基底核部に波及し、血腫を形成したものである。

(3) 小脳出血 Intracerebellar hemorrhage

❶頻度
　➡未熟児剖検例の 8%。
❷原因・発生機序
　(ⅰ)低酸素
　　ⓐ未熟児に多い。
　　ⓑ低酸素は、呼吸窮迫(respiratory distress)の結果として生ずる。
　(ⅱ)分娩時外傷
　　ⓐ成熟児に多い。
　　ⓑ分娩時に児の後頭下部が母体の恥骨結合部に当たり、後後頭内軟骨結合(posterior intraoccipital synchondrosis)が離開し、後頭骨鱗部下端が内側へ進入することにより生じる。
❸未熟児では、妊娠齢 28 週以前の出生児に好発する。
❹好発部位
　(ⅰ)小脳皮質(cerebellar cortex)に多い。
　(ⅱ)第 4 脳室蓋(roof of the fourth ventricle)
　(ⅲ)顕微鏡的出血は、外顆粒層(external granular layer)および分子層(molecular layer)に多い。
❺合併症
　(ⅰ)小脳の挫傷や後頭蓋窩の硬膜下血腫を伴うことが多い。
　(ⅱ)水頭症を併発することが多い。
　(ⅲ)未熟児の小脳出血では、ほとんどが大脳にも出血している。
❻治療

➡圧迫所見が強い場合には、開頭・血腫除去術。

6）脳室内出血 Intraventricular hemorrhage
（1）概説
❶頻度
　（ⅰ）出生1000に対して1.1人。
　（ⅱ）頭蓋内出血により死亡した新生児剖検例の10〜20％。
　（ⅲ）未熟児全体の13％（因みに、成熟児では2％の発生頻度）。
　　　　ⓐ未熟児で頭蓋内出血を発症した症例の90％は、脳室内出血。
　　　　ⓑ種々の原因で死亡した未熟児剖検例の55〜75％。
❷分類
　（ⅰ）上衣下出血（subependymal germinal matrix hemorrhage）
　　　➡このタイプが多い（65〜90％）。
　（ⅱ）脈絡叢出血（choroid plexus hemorrhage）
❸原因
　（ⅰ）分娩時外傷
　（ⅱ）低酸素
　　　ⓐ通常、呼吸窮迫（respiratory distress）の結果として生ずる。
　　　ⓑ低酸素により、血管内皮細胞が障害される。
　（ⅲ）静脈の血流停止（venous stasis）
❹発症時期
　➡生後2日目および3日目に多い。
❺発生しやすい因子
　（ⅰ）在胎期間が短いほど発生率が高い。
　　　📖妊娠30週以降での発生は稀。
　（ⅱ）低体重出生児（特に1500g以下）ほど発生しやすい。
　（ⅲ）母親の年齢が40歳以上で、かつ初産の場合に発生しやすい。
　（ⅳ）呼吸窮迫症候群（respiratory distress syndrome）の児に発生しやすい。
❻出血源
　➡通常、静脈性。
　（ⅰ）未熟児
　　　ⓐ通常、上衣下胚芽層（subependymal germinal matrix）。
　　　ⓑその他、脈絡叢。
　（ⅱ）成熟児➡脈絡叢
❼性別
　➡男児に多い（男児：女児＝2：1）。
❽予後
　➡出血の程度（重症度）と相関するが、大部分は2〜3週間以内に吸収される。

(2) 上衣下出血 Subependymal (germinal matrix) hemorrhage

❶頻度
→妊娠 32 週以前の出生児、あるいは 1500 g 未満の体重児の 30%。

❷病因
(i) 血流が豊富なこと
→妊娠齢 32 週以前の胎児の上衣下胚芽層 (subependymal germinal layer) および大脳深部の血流は、比較的豊富である。
(ii) 自己調節 (autoregulation) の障害
→中等度に低酸素にさらされた未熟児では、自己調節 (autoregulation) が障害されている。
(iii) germinal matrix (胚芽層) の血管は未熟で、脆弱である。
(iv) 血管内皮細胞の障害
→出生後の呼吸不全および循環不全により低酸素が生ずると、視床線条体静脈に血流停滞 (venous congestion) と血栓形成が起こり、さらには血管内皮細胞障害が加わり、脆弱な血管が破綻する。

❸分類
→出血の程度を、CT 所見により 4 型に分類する (表 4)

表 4. 1500 g 以下の未熟児の脳室内出血 CT 分類 (Papile ら, 1978 ; Burstein ら, 1979)

Grade I	→Subependymal hemorrhage ①脳室上衣下層に限局した出血。 ②CT 上出血像は 1 週間で消失する。 ③水頭症は発生しない。 ④予後は良い。
Grade II	→Intraventricular hemorrhage without ventricular dilatation ①上衣下出血が側脳室内に進展しているが、脳室拡大を伴わないもの。 ②CT 上出血像は 3 週間で消失する。 ③水頭症は発生しない。 ④予後は良い。
Grade III	→Intraventricular hemorrhage with ventricular dilatation ①上衣下出血が側脳室内に進展し、かつ脳室拡大を伴うもの。 ②CT 上出血像は 3 週までに消失する。 ③進行性の水頭症を伴い、その治療が必要。 ④予後は不良。
Grade IV	→Intraventricular hemorrhage with parenchymal hemorrhage ①上衣下出血が側脳室内と脳実質内へ進展したもの。 ②進行性の水頭症を伴う。 ③予後は不良。

❹発症時期
(i) 通常、生後 72 時間以内に出血する。
→1/4 は、生後 6 時間以内に発症する。
(ii) 在胎週数との関係
ⓐ在胎 28 週までは、生後 24 時間以内に出血することが多い。
ⓑ在胎 29 週以降では、生後 12～72 時間に出血することが多い。

❺好発児
　(ⅰ)**未熟児**に好発する。
　(ⅱ)出生時の体重が小さいほど発生しやすい。
　　　➡特に、1500ｇ以下の低体重出生児に好発する。
　(ⅲ)妊娠期間が短いほど発生しやすい。
　　　➡特に、妊娠29週以前では危険率が高い
❻性別
　➡男児に多い(男児：女児＝2：1)。
❼好発部位
　➡germinal matrixの存在する部位なら、どこでも発生する。
　(ⅰ)ほとんどは(90％)、**Monro孔近傍**、すなわち尾状核頭部やthalamocaudate grooveに生ずる。
　　　➡尾状核体部より**尾状核頭部に多い**(体部：頭部＝1：2)。
　(ⅱ)**尾状核体部出血**は在胎28週までの未熟児に、**尾状核頭部出血**は在胎29週以降にみられる。
　(ⅲ)半数は、両側性。
　(ⅳ)左右差はない。
　(ⅴ)20％は、脳室上衣下に限局している。
　　　📖 80％は、脳室上衣を穿破し脳室内へ出血する。
❽予後
　➡全体の死亡率は15％。
❾合併症
　(ⅰ)水頭症
　(ⅱ)grade Ⅲ、Ⅳにおける水頭症の発生頻度は、25％。

★応援セミナー

胚芽層 Germinal matrix

①定義
　➡側脳室周囲、すなわち尾状核頭部および尾状核体部上の脳室上衣下に存在する細胞層をいう。
②分類
　①**白質部上衣下胚芽層**
　　1．大脳白質部に接するgerminal matrixをいう。
　　2．低酸素血症の影響を最も受けやすい。
　②**基底核部上衣下胚芽層**
　　1．尾状核および視床に接するgerminal matrixをいう。
　　2．支配動脈
　　　➡Heubner動脈(ホイブナー)が主で、その他、レンズ核線条体動脈や前脈絡叢動脈からの分枝。
　　3．静脈灌流
　　　➡視床線条体静脈(thalamostriate vein)
　　　　☞視床線条体静脈は、強い角度で方向を変えて内大脳静脈(internal cerebral vein)へ入る。
　　4．最も静脈圧の変動による影響を受けやすい部位。
③頭部単純エックス線CTによる所見
　➡在胎32週頃までは高吸収域として認められる。
　　☞〔理由〕細胞密度が高いため。

④特徴・性質
　①将来大脳を形成する未熟な細胞が密に集合している。
　　←神経芽細胞(neuroblast)や海綿芽細胞(spongioblast)の源である。
　②細胞移動の germinal center として、非常に重要な部位である。
　③尾状核と視床との間の溝(thalamo-caudate groove)のところで、最も大きい。
　④未熟で、脆弱な血管が豊富に存在する。
　　１．この血管は、妊娠 6〜8 カ月の胎児に明瞭に認められる。
　　２．血管壁は平滑筋やコラーゲンに乏しい。
　　３．sinusoid に近い構造で、動静脈の区別が困難である。
　⑤結合組織に乏しい。
　⑥自動調節(autoregulation)が欠如している。
　⑦妊娠 24〜32 週で最大で、側脳室を完全に覆う形で存在している。
　　➡以降次第に退化し、在胎 38 週以降の成熟児ではこの germinal matrix 認められない。

(3) 脈絡叢出血 Choroid plexus hemorrhage

❶頻度
　(ⅰ)新生児頭蓋内出血の 3〜7％で、稀。
　(ⅱ)成熟児脳室内出血の 80％を占める。

❷原因・発生機序
　(ⅰ)分娩時外傷←原因として多い。
　(ⅱ)低酸素
　　➡低酸素により脈絡叢の静脈に血流停滞と血栓形成が起こり、さらには血管内皮細胞障害が加わり、破綻する。
　(ⅲ)深部静脈系の早期静脈還流。

❸成熟児に好発する。

❹好発部位
　➡側脳室後部、すなわち脈絡糸球。

❺上衣下出血との鑑別
　(ⅰ)超音波所見(表 5)で可能。
　(ⅱ)エックス線 CT では、鑑別困難。

表 5．脈絡叢出血の超音波所見 (Reeder ら、1982)

①小結節状の脈絡叢を認める(choroid plexus nodularity)。
②脈絡叢が前後径で 12 mm 以上に拡大(choroid plexus enlargement；greater than 12 mm in anteroposterior diameter)。
③左右の脈絡叢に 5 mm 以上の差を認める(choroid plexus asymmetry between right and left；greater than 5 mm)。
④同側の脳室内に凝血塊を認めるか、側脳室後角の拡大を認める(ipsilateral intraventricular clots or occipital horn dilatation)。

❻予後
　(ⅰ)良い。
　(ⅱ)30％の症例に、短絡術(shunt placement)が必要。

★応援セミナー

ビタミンK欠乏症による新生児頭蓋内出血

①発生頻度
　➡出生4000に対し、母乳栄養児では1700人対1人の割合で発生。
②原因・発生機序
　①新生児は、肝臓が未熟なため凝固因子蛋白の合成能が低く、生下時には体内におけるビタミンKの貯蔵は少ない。
　②産生障害
　　➡ビタミンKの産生には腸内細菌叢が重要な役割をもっている。
　　　注)新生児は腸内細菌叢が発達していないため、ビタミンK生成も少ない。
　　　　　　　↓
　　　　そのため、食事中のビタミンKに依存している。

　③摂取不足
　　1．母乳児に多い。
　　2．ビタミンK含有量の少ない母乳のみの栄養では、出血をきたしやすい(➡ビタミンK含有量の比率は、母乳：人工乳＝1：4)。
　④ビタミンK凝固因子活性は、生後2～3日が最低。
③分類
　①一次性
　　1．母乳以外に原因が見当らないもの。
　　2．一次性が多い(一次性：二次性＝2：1)。
　②二次性
　　➡他に誘因が認められるもの。
④発症年齢
　➡生後1～2カ月に多い。
　➡特に、生後1カ月に多い(60％)。
⑤性別
　➡男児に多い(男児：女児＝2：1)。
⑥季節別
　①夏季に最も多く、寒い時に少ない。
　②60％は、5月～10月の半年間に発生する。
　　注)9月が最も発生頻度が高く、1月、4月が少ない。
⑦頭蓋内出血部位
　①急性～亜急性硬膜下血腫と、くも膜下出血の合併が多い。
　②単独では、硬膜下血腫が最も多い。
⑧症状
　➡突然の嘔吐、けいれん、哺乳力の低下、出血傾向(皮下出血、下血など)。
⑨検査成績
　①ビタミンK依存性凝固因子(第Ⅱ、Ⅶ、Ⅸ、Ⅹ因子)活性の低下。
　②prothrombin(プロトロンビン)時間および partial thromboplastin time(PTT；部分トロンボプラスチン時間)の延長。
　③トロンボテストおよび hepaplastin test の低下。
　④protein induced by Vitamin K absence or antagonists Ⅱ (PIVKA Ⅱ；異常プロトロンビンで、ビタミンK欠乏により生じる異常凝固系蛋白)の出現。
　⑤凝固因子ⅤおよびⅧの活性は低下しない。
　⑥血小板およびフィブリノーゲンは正常。
⑩診断
　①病歴
　②検査成績➡ビタミンK依存性凝固因子(第Ⅱ、Ⅶ、Ⅸ、Ⅹ因子)活性の低下。
　③ビタミンK製剤によく反応する。
　　➡投与により、それ以降の出血傾向は速やかに消失する。
⑪治療
　①ビタミンK製剤(K_1、K_2製剤)の投与
　　1．K_2製剤の方がK_1製剤より速効性である。
　　2．効果は投与30～60分後に発現する。

②輸血
　　③穿頭あるいは開頭による血腫除去術。
⑫予後
　➡不良である。すなわち、
　　①回復例；25〜50％
　　②後遺症例；40〜50％
　　③死亡例；10〜30％
⑬予防
　➡ビタミンＫ製剤の予防的投与。

快適空間

★好きなように使ってね！

●高齢者(老人)の頭部外傷 Head injury in the elderly

1) 定義
　❶高齢者を60歳以上とするもの、65歳以上、あるいは70歳以上とするものと、その境界に明確な定義はない。
　❷一般に、65歳以上を高齢者としている(大内ら, 2002)。

2) 区分
　3期に区分する(大内ら, 2002)。
　❶65〜74歳：前期高齢者(young-old)
　❷75〜89歳：後期高齢者(old-old)
　❸90歳以上：超高齢者(extremely old, or super old)
　　➡ 85歳以上とする考え方もある。

3) 頻度
　❶全頭部外傷の5%。
　❷頭部外傷入院患者の6〜9%。

4) 性別
　➡ 男性に多いが、80歳以上では同率。

5) 一般的特徴

	解剖学的特徴	外傷および症状の特徴
① 頭蓋骨および縫合	①頭蓋骨は弾力性に乏しく、もろい。 ②縫合は骨性癒合している。	①線状骨折や粉砕骨折を生じやすい。 　➡ 陥没骨折は生じにくい。 ②縫合離開骨折は生じにくい。
② 硬膜およびくも膜	①硬膜は頭蓋骨内面と強く癒着している。 ②硬膜は弾力性がなく、もろい。またくも膜も薄くて破れやすい。	①・骨折時、硬膜が断裂しやすい。 　・硬膜外血腫は起きにくい。 　・硬膜下血腫が起こりやすい。 ②頭蓋底骨折では、髄液漏を合併しやすい。

③脳	①脳血管壁が伸展力や剪断力に対して脆弱である。 ②脳は萎縮している。 ➡頭蓋骨と脳との間隙が増大し、外力により脳が動きやすい。 ☞ 頭蓋腔間隙の全頭蓋腔に対する割合は、成人が7.2〜7.5%であるのに対して、高齢者は13〜15%で、成人の2倍に達する(宮崎, 1974)。 ③脳組織が弱く、脳の弾力性も乏しい。 ④脳循環・代謝機能が低下している。	①脳内血腫を生じやすい。 ② ・架橋静脈が破綻しやすい。 ・加速・減速や剪断力による脳挫傷をきたしやすい。 ・頭蓋骨と脳との間隙が増大するため、血腫や脳浮腫が生じても代償作用が大きく、脳圧迫による症状の発現が遅れて出現する。しかし、症状発現後は急激に悪化する。 ③脳挫傷をきたしやすい。 ④ ・脳損傷の影響がでやすい。 ・脳機能の回復が悪く、症状が遷延化する。
④その他	他臓器の予備能や生体防御能が低下している。	・重症化しやすい。 ・合併症(心臓、肺や腎臓)を併発しやすい。 ・予後に重大な影響を与える。

6）受傷原因(小野ら, 1999)

❶全体
　➡転落・転倒事故が最も多い。

❷重症例
　➡交通事故(歩行者や二輪車)が多い。

7）頭蓋骨骨折

❶頻度；20%と低い。
❷線状骨折や粉砕骨折が多い。
❸陥没骨折や縫合離開骨折は少ない。

8）頭蓋内損傷

❶全体
　（ⅰ）急性硬膜下血腫、くも膜下出血や脳挫傷(脳内血腫)の頻度が高い。
　（ⅱ）硬膜外血腫は少ない。
❷各頭蓋内出血

急性硬膜外血腫	➡発生頻度は低い(高齢者頭部外傷の6〜10%)。
急性硬膜下血腫	①高率に発生する。 　①高齢者頭部外傷の30〜50%。 　②重症例の60%。 ②ほとんどの症例で、外傷直後の意識障害は認められない。 　➡意識清明期がみられる。 ③分類・出血源 　①皮質動脈の破綻によるもの。 　②軽微な外傷による脳挫傷に伴うもの。 ④転帰；極めて不良。
くも膜下出血	➡特に重症例で、高率に発生する。
脳室内出血	➡非高齢者と比較して差はない。
※遅発性血腫(163頁)	➡重症頭部外傷の7〜20%に認める。

❸脳損傷
　（ⅰ）脳挫傷は、40歳を超えるとその頻度は増加する。
　（ⅱ）発生機序
　　　➡頭蓋骨と脳との間隙が大きく、頭部打撲により脳が動きやすいので、直達外力や剪断力により脳挫傷が発生する。
　（ⅲ）対側損傷（contrecoup injury）が多い。
　（ⅳ）両側前頭葉に多い。
　（ⅴ）病巣が多発すること（multiple lesion）が多い。
　（ⅵ）びまん性脳腫脹（diffuse cerebral swelling）の発生頻度は低い。

9）予後
　❶転帰不良例が多い。
　　（ⅰ）全体の死亡率は60〜80%。
　　（ⅱ）Glasgow coma scale（GCS）8点以下の重症例では、高齢者は非高齢者と比較して転帰良好例は少なく、死亡率は高い。
　❷加齢とともに死亡率は高くなる。

10）予後不良因子
　❶Glasgow coma scale（GCS）が3〜5点の症例。
　❷急性硬膜下血腫例
　❸脳実質の多発性の出血性病変例。
　❹CTでhemispheric swelling（107頁）を認める症例。
　❺低血圧や低酸素症を惹起する多発外傷例。

●外傷性脳血管障害 Traumatic cerebrovascular accident

1．血管閉塞 Traumatic vascular occlusion

1）概説
❶外傷による血管閉塞症は頸部の内頸動脈に多く発生し、頭蓋内の脳動脈や椎骨・脳底動脈に発生することは少ない。
❷頻度
　（ⅰ）非穿通性外傷による頸動脈閉塞の発生頻度は、頭部外傷の0.2%。
　（ⅱ）外傷性脳梗塞の発生頻度は、0.2〜1.6%。
❸原因
　（ⅰ）頸部への穿通性外傷。
　（ⅱ）頭部、顔面や頸部への鈍的外傷。
❹発生機序
　（ⅰ）動脈の内膜の損傷、あるいは血管攣縮により血栓が形成され、閉塞する。
　　　ⓐ動脈への直達外力、あるいは頭部・頸部の過伸展などの間接的外力による。
　　　ⓑこのタイプの閉塞は、内頸動脈に多い。
　（ⅱ）頸動脈に形成された血栓が、より末梢の動脈を閉塞する。
　　　➡このタイプは、中大脳動脈の閉塞に多くみられる。
　（ⅲ）解離性動脈瘤（dissecting aneurysm）による閉塞。
　　　📖頭部・頸部の過伸展・回転により内膜・中膜が断裂し、解離性動脈瘤が形成され、閉塞する。
❺症状；脳虚血症状

2）頸部の動脈閉塞 Arterial occlusion in the neck
（1）頸動脈閉塞症 Extracranial carotid artery occlusion
❶発生機序
　（ⅰ）穿通性外傷
　　　➡（例）子どもが口に物をくわえて転倒。
　（ⅱ）非穿通性外傷
　　　ⓐ頭部・頸部の過伸展・回転による間接外力により内膜・中膜が断裂し（外膜まで損傷されることは少ない）、解離性動脈瘤あるいは血栓を形成し、閉塞する。
　　　　➡内頸動脈閉塞はこの種の外力により発生することが多い。
　　　ⓑ動脈への直達外力により内膜・中膜の損傷が生じ、血栓形成し、閉塞をきたす。
　　　　➡総頸動脈閉塞はこの種の外力に起因する。
❷受傷原因；交通事故が多い。
❸非穿通性外傷による内頸動脈閉塞症の病型分類 (Fleming ら, 1968)

Type I	①頸部の前外側部への直達外力による。 　➡頸部内頸動脈の血栓形成。 ②最も多いタイプ(50%)。 ③時に、下顎骨折やHorner症候群(33頁)を伴う。
Type II	①頸部への直達外力ではなく、頸部の急激な過伸展、かつ外力と反対側への側屈による。 ②第3頸椎横突起上を走る内頸動脈が牽引伸長され、発生する。 ③25%の頻度でみられる。
Type III	①口腔内の鈍的外傷による。 ②小児に好発する。
Type IV	①頭蓋底骨折に伴うもの。 ②内頸動脈の錐体部(petrous portion)が損傷される。 ③両側性の錐体骨折で、この部の内頸動脈(petrous portion)が両側性に閉塞することがある。

❹閉塞部位
　（ⅰ）頭蓋外（頸部）の内頸動脈の閉塞が最も多い。
　　　➡内頸動脈分岐部より1～3cm遠位部に多い（第1頸椎の横突起直前）。
　　　　ⓐ頸部の過伸展や回転により頸動脈が損傷される。
　　　　　➡解離性動脈瘤は、
　　　　　　・頸部の過屈曲➡第1、第2頸椎レベルに好発。
　　　　　　・頸部の過伸展➡第2、第3頸椎レベルに好発。
　　　　ⓑ高齢者の場合は、アテローム性動脈硬化（atherosclerosis）を伴っているので、頸動脈分岐部に発生することが多い。
　（ⅱ）総頸動脈の閉塞は稀（4～6%）。
❺外傷から発症までの期間
　（ⅰ）受傷直後から症状を呈することは少ない。
　（ⅱ）外傷と症状発現までに潜伏期（無症状期）がある。
　　　　ⓐ外傷後1～24時間で発症するものが最も多い。
　　　　　➡特に8～10時間頃が最も多い。
　　　　ⓑ24時間以上経てから発症するものは、20～30%。
❻好発年齢；大部分が若年者（平均年齢；33歳）。
❼性別；男性に多い。
❽症状
　➡頭蓋内出血の症状に極めて似ている。
　（ⅰ）意識障害
　（ⅱ）支配領域の局所症状
　　　ⓐ片麻痺
　　　ⓑ半身の感覚障害
　（ⅲ）Horner症候群(33頁)
❾脳血管造影➡動脈の閉塞・狭窄像。
❿エックス線CT、MRI

➡支配領域の梗塞巣を認める。
⓫治療
　（ⅰ）保存的治療
　　　ⓐ抗血小板療法
　　　ⓑ抗凝固療法
　　　ⓒ Barbiturate 療法
　（ⅱ）外科的治療
　　　ⓐ血栓内膜除去術
　　　　☝外傷後 6～12 時間以内に診断された症例では、効果がある(景山, 1988)。
　　　ⓑ頸部内頸動脈の遮断と頭蓋外・頭蓋内バイパス術(浅側頭動脈―中大脳動脈吻合術)。
⓬予後
　➡不良(死亡率；40％、重篤な後遺症；40～50％)
⓭予後を左右する因子
　（ⅰ）血栓形成までの時間。
　（ⅱ）Willis 輪による側副血行路の程度。
　（ⅲ）合併する頭蓋内病変。

(2) 椎骨動脈閉塞症 Extracranial vertebral artery occlusion

❶発生機序
　（ⅰ）穿通性外傷
　　　➡(例)子どもが口に物をくわえて転倒。
　（ⅱ）非穿通性外傷
　　　ⓐ頸部の過伸展や強い回転(chiropractic(カイロプラクティック)やアメリカンフットボールなどでの頸椎骨折や環軸脱臼)により椎骨動脈が伸展され、内膜・中膜の損傷が生じる。
　　　ⓑ頭頂部からの強い外力により、直接椎骨動脈が圧迫損傷され、閉塞する。
❷好発年齢
　➡小児や若年者に多い。
　　☝頸椎の可動性と関係がある。
❸性別；男性に多い。
❹好発部位
　➡一般に、第 1、第 2 頸椎周辺に多い。
　（ⅰ）頸椎骨折や脱臼のある例では、第 6 頸椎から第 2 頸椎のどのレベルにも生ずる。
　（ⅱ）環軸脱臼(atlanto-axial dislocation)のある例では、環椎横突孔や後頭顆(occipital condyle)のレベル。
❺症状
　（ⅰ）症状の発現は、対側の椎骨動脈の発達程度による。
　（ⅱ）Wallenberg 症候群(50 頁)
❻発症時期
　➡外傷後 24 時間以内に多く、7～18 時間がほとんど。

217

❼頸椎エックス線単純撮影
➡環軸脱臼(atlanto-axial dislocation)や頸椎骨折を認めることがある。
❽椎骨動脈造影➡動脈の閉塞・狭窄像。
❾治療
(ⅰ)保存的治療
ⓐ抗血小板療法
ⓑ抗凝固療法
(ⅱ)外科的治療
ⓐ血栓除去術
ⓑ頭蓋外・頭蓋内バイパス術(後頭動脈-後下小脳動脈吻合術)。
❿予後；不良(死亡率；17%)

3) 頭蓋内の動脈 Intracranial artery occlusion
(1) 内頸動脈閉塞症 Intracranial internal carotid artery occlusion
❶発生機序
➡急激な頭部打撲で剪断力(shear strain)が働き、内膜断裂や血管攣縮が生じる。
❷潜伏期間➡数時間以内。
❸好発部位
(ⅰ)内頸動脈C2部(床突起上部 supraclinoid portion)
ⓐこの部は可動性があるため。
ⓑ剪断力により損傷される。
(ⅱ)海綿静脈洞部(cavernous portion)および錐体部。
☞頭蓋底骨折に起因する。

(2) 中大脳動脈閉塞症
Ⅰ. 穿通枝の閉塞症
❶小児、特に幼児の軽微な頭部外傷(転倒など)に合併するのが特徴。
❷発生機序
(ⅰ)脳の回転に伴い、中大脳動脈穿通枝が過度に伸展・損傷されるとの説。
⬅小児では成人に比べて脳が回転しやすい。
(ⅱ)灰白質と白質との間に生じる剪断力により穿通枝が攣縮・血栓形成をきたすとの説。
⬅小児では軽度の外傷でも脳が歪みやすい。
(ⅲ)小児の穿通枝の血管構築の特殊性説。
Ⅱ. 主幹動脈の閉塞症
❶機序
(ⅰ)解離性動脈瘤による閉塞。
(ⅱ)頭部の内頸動脈からの塞栓。
⬅最も多い。
(ⅲ)外傷による中大脳動脈への直接損傷➡内膜の損傷➡血流停滞➡血栓形成。

（ⅳ）脳血管攣縮
❷受傷機転
　　➡交通事故、スポーツ外傷や転倒などで、比較的軽微な外傷によることが多い。
❸好発年齢
　　➡通常の中大脳動脈閉塞より若く、45歳以下が多い(67%)。
❹症状
　　（ⅰ）片麻痺
　　（ⅱ）意識障害を伴わない傾向がある。
❺受傷から症状発現までの期間
　　（ⅰ）数時間から2週間。
　　（ⅱ）24時間以内が最も多い(50%)。
❻閉塞部位；大部分が、中大脳動脈水平部(M1)。
❼治療
　　（ⅰ）保存的治療
　　　　ⓐ抗血小板療法
　　　　ⓑ抗凝固療法
　　（ⅱ）外科的治療
　　　　➡頭蓋外・頭蓋内バイパス術（浅側頭動脈－中大脳動脈吻合術）。

（3）前大脳動脈閉塞症(Ishibashi ら，1995)
❶頻度；稀
❷受傷機転；ほとんどが、交通事故。
❸しばしば、1時間～2日の意識清明期(lucid interval)がみられる。
❹閉塞部位と発生機序
　　（ⅰ）A1部➡解離性動脈瘤による閉塞。
　　（ⅱ）大脳鎌近くのA2～A3部➡動脈への直接損傷による血栓。
　　（ⅲ）脳梁周囲動脈(pericallosal artery)のすぐ末梢➡解離性動脈瘤による閉塞。
❺好発年齢；5～83歳
❻性別；性差はない。

4）静脈洞閉塞症 Traumatic occlusion of dural sinus
　❶頻度
　　（ⅰ）外傷によるものは比較的稀。
　　（ⅱ）静脈洞血栓症全体の4%。
　❷発生機序
　　（ⅰ）骨折片や血腫により静脈洞が直接圧迫され、血栓が生じ閉塞される。
　　（ⅱ）穿通性外傷による静脈洞の損傷により血栓が生じ、閉塞される。
　　（ⅲ）時に、穿通性外傷や頭蓋骨骨折がなくても生ずる。
　　　　➡機序は不明であるが、外傷により静脈洞壁内に出血➡内皮細胞の障害➡血栓の形成。

❸好発部位
　（ⅰ）上矢状静脈洞が多い。
　（ⅱ）次いで、横静脈洞、S状静脈洞。
❹症状
　（ⅰ）頭蓋内圧亢進症状
　（ⅱ）片麻痺やけいれん。
❺頭部エックス線単純撮影
　➡通常、静脈洞を交叉する骨折を認める。
❻脳血管造影
　➡静脈相で静脈洞の狭窄像、あるいは閉塞像。
❼エックス線CT
　（ⅰ）単純CT；静脈性出血や出血性梗塞、あるいは脳浮腫の所見。
　（ⅱ）造影CT
　　　➡静脈洞の描出不良。
　　　　☞上矢状静脈洞では、空洞デルタ徴候（empty delta sign）。
❽MRI
　（ⅰ）静脈洞内の血栓を描出でき、有用。
　（ⅱ）所見
　　　➡時期によって異なるが、
　　ⓐ最初の2〜3時間；T1強調画像で等信号〜軽度低信号域、T2強調画像で高信号域。
　　ⓑ血栓が形成された数時間後；T1強調画像で等信号域、T2強調画像で低信号域。
　（ⅲ）磁気共鳴血管撮影（MRA）；静脈洞の閉塞像を描出できることがある。
❾治療
　（ⅰ）保存的治療
　　　ⓐ脳圧下降薬（mannitolやglyceol）の投与。
　　　ⓑ副腎皮質ステロイド薬の投与。
　（ⅱ）外科的治療
　　　ⓐ頭蓋内圧が高い場合には、外減圧術を考慮。
　　　ⓑ陥没骨折による静脈洞閉塞の場合には、陥没骨折の整復術を行わないで保存的に治療する方がよい。
❿予後
　（ⅰ）重症度（閉塞の範囲）による。
　（ⅱ）後遺症の頻度；40％
　　　➡この中の大部分は、上矢状静脈洞例である。

2．動脈瘤 Traumatic aneurysm

1）概説
　❶動脈瘤の種類

➡組織学的に4型に分類される(表6)。
(ⅰ)外傷性の場合、ほとんどが**仮性動脈瘤**(false aneurysm)である。
(ⅱ)時に、解離性動脈瘤(dissecting aneurysm)。

表6．動脈瘤の組織学的分類

真性動脈瘤 True aneurysm	①動脈壁の部分的な断裂により生じるもの。 ②すなわち、内弾性板と中膜、あるいはそのどちらかが損傷されて発生する。
仮性動脈瘤 False aneurysm	①外傷では、このタイプが最も多い(80％)。 ②動脈壁の完全断裂、すなわち全層が損傷され、血腫(結合組織成分)が動脈瘤壁を形成するもの。したがって、正常な動脈壁の構造をもたず、また動脈瘤の頸部(neck)もない。
解離性動脈瘤 Dissecting aneurysm	➡内膜損傷の結果、そこより動脈壁内に血液が流入し、壁内の脆弱部を剝離しながら動脈瘤を形成していくもの。
混合性動脈瘤 Mixed aneurysm	➡真性動脈瘤の破裂により、二次的に仮性動脈瘤が形成されたもの。

❷発生機序
　(ⅰ)動脈壁への直接損傷。
　(ⅱ)剪断力による。
❸動脈が損傷されやすい部位
　(ⅰ)骨折部の近傍では、
　　　ⓐ頭蓋円蓋部骨折➡直下の脳表の細動脈。
　　　ⓑ頭蓋底骨折➡海綿静脈洞部、錐体部(petrous portion)や硬膜貫通部の内頸動脈。
　(ⅱ)脳の急激な変形・移動による剪断力(shear strain)では、
　　　ⓐ血管可動性の変化する部位(移行部)の内頸動脈、すなわち側頭骨錐体部の頸動脈管入口部、硬膜貫通部や後交通動脈分岐直後の内頸動脈。
　　　ⓑ大脳鎌や蝶形骨縁付近の動脈。
❹頭蓋内動脈瘤の好発部位
　(ⅰ)頭蓋底部
　(ⅱ)前大脳動脈末梢部
　(ⅲ)中大脳動脈末梢部
❺各部位の動脈瘤の概説

頸部内頸動脈瘤	①頸部の穿通性外傷により血管が直接損傷され、仮性動脈瘤となる。 ②頸部の過伸展・回転により内膜・中膜が断裂し、解離性動脈瘤となる。
内頸動脈・海綿静脈洞部動脈瘤	①通常、頭蓋底骨折に際してみられる。 ②時に、穿通性外傷による。 ③受傷後、数日あるいは数週、数年してから発現する。 ④症状 　①反復する大量の動脈性の鼻出血 　②海綿静脈洞症候群(36頁) 　③視力障害

脳動脈の末梢部動脈瘤	①頻度 　①成人；全脳動脈瘤の1%。 　②小児；20% ②発生部位 　①前大脳動脈末梢部が最も多い(40%)。 　②次いで、内頸動脈(30%) 　③中大脳動脈末梢部(25%) ③発生機序 　①動脈壁への直接損傷 　　←穿通外傷による骨片や銃弾などによる損傷、大脳鎌・テント縁による損傷。 　②前大脳動脈の末梢部動脈瘤 　　1．大脳鎌による動脈壁への直接損傷。 　　2．または、脳の移動により動脈が牽引されて損傷。 ④発症時期；ほとんどが3週間以内。 ⑤治療；手術➡術中破裂をきたしやすい。

2）各部位の動脈瘤

(1) 頸部の動脈瘤 Traumatic aneurysm in cervical region

❶原因・発生機序

　（ⅰ）穿通性外傷

　　　　➡頸部の穿通性外傷（刺創や銃創など）による血管壁の損傷。

　（ⅱ）非穿通性外傷

　　　　➡頸部の過伸展により動脈の内膜や中膜損傷が生じ、解離性動脈瘤が発生。

❷動脈瘤の種類

　　➡非穿通性外傷では、ほとんどが解離性動脈瘤*。

❸症状

　（ⅰ）拍動性腫瘤

　（ⅱ）腫瘤が大きい場合➡嚥下困難、呼吸困難やHorner症候群（33頁）など。

❹高位に位置することが多い。

❺治療

　（ⅰ）頸部頸動脈結紮術と頭蓋外・頭蓋内バイパス術。

　（ⅱ）頸動脈内膜切除術（carotid endarterectomy；CEA）

　（ⅲ）病変部の切除と端々吻合、あるいはgraft。

　（ⅳ）stentの留置。

> *【頸部の解離性動脈瘤 Dissecting aneurysm in cervical region】
> Ⅰ．概説
> 　①外傷による解離性内頸動脈瘤は、虚血症状で発症することが多い。
> 　②外傷により頭蓋内の内頸動脈に解離性動脈瘤を生ずることは少なく、また、破裂しても膜下出血で発症する硬膜内内頸動脈の解離性動脈瘤の報告は、極めて稀。
> Ⅱ．内頸動脈解離性動脈瘤 Dissecting aneurysm of cervical internal carotid artery
> 　①原因
> 　　　➡交通事故による鈍的外傷が最も多い。

②発生機序
　ⓐ外傷により、内頸動脈が椎体に圧迫され、内膜あるいは中膜の損傷をきたす。
　ⓑ頸部の過伸展（頭部や顔面打撲）により、頸動脈管内で強固に固定されている内頸動脈が牽引され、第1、2頸椎横突起に押しつけられ、内膜断裂や中膜内の出血をきたす。
③好発部位
　ⓐ頸部過屈曲外傷では、第1、2頸椎レベルの内頸動脈に好発する。
　ⓑ頸部過伸展外傷では、第2、3頸椎レベルの内頸動脈に好発する。
④症状
　ⓐ頭痛が最も多い。
　ⓑ次いで、脳虚血による局所症状で、その中では片麻痺が最も多い。
　ⓒその他、血管雑音（bruit）や頸部痛。
　　➡痛みは、ほとんどの症例で、解離部と同側。
⑤脳血管造影所見（図8）
　ⓐ**最も多くみられる所見は、狭窄・閉塞像**である。すなわち、string sign（不規則な、先細りの狭窄像）、tapering occlusion（先細り閉塞）、complete obstruction（完全閉塞像）である。
　ⓑその他、intimal flap（内膜弁；線状の陰影欠損像）、動脈瘤様拡張（aneurysmal dilatation）、double lumen。
　ⓒ経時的観察で、血管の形態が短期間のうちに変化する。
⑥造影エックス線CT所見
　ⓐ解離腔が遅れて増強される。
　ⓑ血栓が存在する場合には、血管内に造影欠損像として描出される。
　ⓒintimal flapがあれば、膜状に増強されない部分として描出される。
⑦MRI
　➡T1強調画像の水平断像で、偏心性の血管腔の狭窄像とその**周囲の三日月型の高信号域**（血腫像）を認める。これをcrescent signという。
　ⓐ**壁内血腫**（intramural hematoma）
　　㋐時期によりその所見は異なるが、亜急性期（7日〜14日）ではT1、T2強調画像で高信号域に描出される。
　　㋑壁内血腫により、血管内腔（flow void）が狭小化する。
　ⓑ intimal flap（内膜弁）。
⑧治療
　ⓐ保存的治療
　　㋐虚血発症例では、まず保存的治療を行う。
　　㋑抗凝固療法や抗血小板療法。
　　　　 脳血管造影で動脈瘤様拡張を認める場合には、抗凝固療法は施行しない。
　　㋒脳圧下降薬の投与。

ⓑ外科的治療
　㋐直達手術
　　①解離性動脈瘤の切除と graft による内頸動脈の再建術。
　　②頸動脈内膜切除術(carotid endarterectomy；CEA)。
　　③内頸動脈結紮術＋頭蓋外・頭蓋内(EC-IC)バイパス。
　㋑血管内手術(intravascular surgery)；コイルによる解離部の閉塞、あるいは stent 留置。

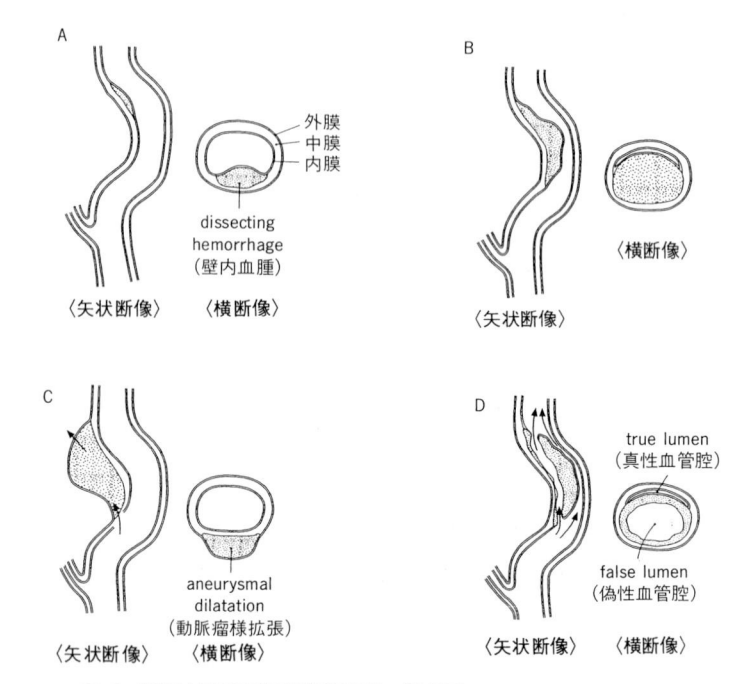

図 8．頸部内頸動脈解離性動脈瘤の模式図(Friedman ら, 1980．一部改変)

A；中膜内・内膜下に血腫が形成され、血管腔を軽度狭窄している。
B；壁内血腫が増大し、血管内腔をほとんど閉塞している。
C；解離が外膜下の方へ進展し、動脈瘤様拡張をきたす。
D；血腫が内膜を破り血管内腔へ穿破すると、偽性血管腔(解離した部分)と真性血管腔(本来の血管腔)とができる。

Ⅲ．椎骨動脈解離性動脈瘤 Dissecting aneurysm of extracranial vertebral artery

①原因
　➡交通事故や chiropractic manipulation による。
②損傷を受けやすい部位
　ⓐ第 6 頸椎横突孔
　　☞この部の椎骨動脈は、頭の過伸展運動で損傷されやすい。
　ⓑ環椎・軸椎関節
　ⓒ環椎・後頭骨関節
　　⬅ⓑ、ⓒ部の椎骨動脈は、頭の過回旋運動で損傷されやすい。
③好発部位

➡椎骨動脈のV2部（第6頸椎横突孔から第1頸椎横突孔まで）の上方4cm、および V3部（第1頸椎横突孔を出てから硬膜を貫くまで）に好発する。
④初発症状
　ⓐ後頸部痛、あるいは後頭部痛が最も多い。
　ⓑ痛みは激しく、片側性のことが多い。
　ⓒ疼痛は、血管解離による血管周囲神経の機械的刺激による。
⑤症状
　➡虚血症状。
　ⓐ通常、後頸部痛（頭痛）発現後数時間か2・3日以内、あるいは数分〜4週間後に出現する。
　ⓑ虚血に最も弱い後頭蓋窩領域は延髄外側と小脳であるが、延髄外側が障害されることが最も多い（Wallenberg症候群；50頁）
　ⓒ症状は、眩暈、霧視、失調性歩行、Horner症候群（33頁）、顔面の異常感覚や感覚低下、眼振など。
⑥脳血管造影
　ⓐ不整な狭窄・閉塞像が多い。
　ⓑその他、動脈瘤様拡張、intimal flap（内膜の不整突出で、そのために鋭的な狭窄像を呈する）など。
　ⓒ経時的観察で、血管の形態が短期間のうちに変化する。
⑦MRI
　ⓐ解離部位の狭小化した血管腔は、無信号域（flow void sign）。
　ⓑ周囲の壁内血腫は、T1、T2強調画像共、高信号域。
⑧治療
　ⓐ保存的治療
　　㋐抗凝固療法や抗血小板療法。
　　㋑脳圧下降薬の投与。
　ⓑ外科的治療
　　㋐直達手術
　　　①近位部親動脈の閉塞。
　　　②解離性動脈瘤の切除とgraftによる血行再建術。
　　㋑血管内手術
　　　①コイルによる解離部や近位部親動脈の閉塞。
　　　②stent留置

(2) 頭部の動脈瘤 Traumatic aneurysm in head

1. 浅側頭動脈瘤 Traumatic superficial temporal artery aneurysm

❶頻度
（ⅰ）頭頸部領域の動脈瘤の0.5〜2％。

（ⅱ）全外傷性動脈瘤の1％以下。
　　（ⅲ）頭皮下の動脈瘤としては、最も発生しやすい。
　　　　☞浅側頭動脈の走行が表在性で、かつ広く分布していることによる。
❷原因
　　➡外傷によることが最も多い（70〜90％）。
　　（ⅰ）大部分は、スポーツ外傷による。
　　（ⅱ）交通事故
❸好発年齢；若年者に多い（平均年齢；25〜30歳）。
❹性別；男性に圧倒的に多い（80〜85％）。
❺発生部位
　　➡前額部、耳前部に発生する。
❻症状
　　（ⅰ）耳前部の無痛性の拍動性腫瘤。
　　　　ⓐ皮下血腫の消退後に、拍動性腫瘤として気づくことが多い。
　　　　ⓑ浅側頭動脈心臓側の圧迫により、拍動および大きさが減弱する。
　　（ⅱ）血管雑音（bruit）
　　　　ⓐ浅側頭動脈心臓側の圧迫により減弱、あるいは消失する。
　　　　ⓑ収縮期雑音である。
　　（ⅲ）頭痛
　　（ⅳ）末梢性顔面神経麻痺
❼発現時期➡受傷後2〜6週間が多い。
❽外頸動脈造影
　　➡動脈瘤が浅側頭動脈にみられる。
❾造影エックス線CT
　　➡腫瘤が増強される。
❿治療
　　（ⅰ）手術により、動脈瘤の近傍で浅側頭動脈を結紮・切断し、動脈瘤を切除する。
　　（ⅱ）血管内手術（塞栓術）

Ⅱ．中硬膜動脈瘤 Traumatic middle meningeal artery aneurysm
❶概説
　　➡中硬膜動脈は棘孔を通過して頭蓋内に入ると、分岐部で組織学的に中膜を欠くが、周囲の硬膜組織により補強されているため、一般に、軽度の頭部外傷では損傷されにくく、頭蓋骨骨折により硬膜が傷された時に発生する。
❷発生機序
　　（ⅰ）骨折による中硬膜動脈の損傷。
　　　　☞ほとんどが、このタイプ。
　　（ⅱ）穿通性外傷による中硬膜動脈の損傷。
❸特徴

（ⅰ）側頭部で、中硬膜動脈と交叉する骨折線。
　（ⅱ）動脈瘤の大部分は、硬膜外面に存在する。
　（ⅲ）受傷後数日、あるいは2～3週間を経てから次第に増強する神経症状。
　　　➡外傷直後の脳挫傷や頭蓋内出血による症状の回復後、動脈瘤の破裂により再び急激な症状の悪化をきたす。
　（ⅳ）硬膜外血腫を合併していることが最も多いが（70％）、時に硬膜下血腫（10％）、脳内血腫（5％）や混合血腫（15％）を合併する。
　　　☝一方、中硬膜動静脈瘻（234頁）では、このような頭蓋内血腫を必ずしも合併しない。
　（ⅴ）比較的重度の頭部外傷に発生することが多い。
❹好発部位
　（ⅰ）側頭部が圧倒的に多い（85％）。
　（ⅱ）後頭部（10％）＞前頭部（5％）
❺動脈瘤発見までの期間
　➡受傷後4日～30日（平均；11日～14日）。
❻頭部エックス線単純撮影
　➡ほとんどの症例に、側頭部の骨折を認める。
❼外頸動脈造影
　（ⅰ）動脈瘤は中硬膜動脈が骨折線と交叉する部分にみられる。
　（ⅱ）動脈瘤は動脈相後期に出現し、静脈相まで造影される。
❽手術
　（ⅰ）血管内手術（コイル塞栓術）
　（ⅱ）開頭し、中硬膜動脈を焼灼・切断し、周囲の硬膜とともに動脈瘤を摘出。

Ⅲ．脳動脈瘤 Traumatic cerebral aneurysm
❶定義
　➡頭部外傷前に脳動脈瘤は存在せず、外傷後に発生する動脈瘤をいう。
❷発生頻度
　（ⅰ）頭部外傷例の0.03～0.1％。
　（ⅱ）全脳動脈瘤の0.15～0.4％。
❸原因

閉鎖（非穿通）性頭部外傷	①頻度；60～70％と、原因として最も多い。 ②自動車事故によることが最も多く、次いで転落事故である。 ③発生機序 　㋐骨折端、大脳鎌下縁、あるいは蝶形骨縁などの骨膨隆部で直接動脈壁が損傷され発生する。 　㋑動脈への剪断力（shear strain）により発生する。すなわち、脳動脈の固定部と可動部との境界（移行）部に、剪断力が作用して発生する。 ④特徴 　㋐来院時の意識障害が高度なことが多い。 　㋑硬膜下血腫や脳挫傷を30～60％に合併する。 　㋒半数に頭蓋骨骨折を伴い、その大部分は動脈瘤の近傍。

穿通性頭部外傷	①発生頻度；15〜25%。 ②銃弾創より**刺創**により発生する方が多い。すなわち、 　③銃弾創により発生する頻度；0.1〜3%。 　⑤鋭利な刃物による刺創で発生する頻度；10%。 ③発生機序；直接、脳動脈壁が損傷されて発生する。 ④急性硬膜下血腫を 30% に、脳内血腫を 80% に伴う。
医原性	10%。

❹打撲・凶器の刺入部位

　（ⅰ）閉鎖性頭部外傷➡前頭部が多い。

　（ⅱ）銃創を除く鋭利な物による刺創(du Trevou ら, 1992)

　　　ⓐ頭頂部に最も多い（42%）。

　　　ⓑ次いで、前頭部、眼窩部、側頭部に多い。

　　　ⓒ左右別では、左側に多い（2/3）。

❺発生機序および部位による分類（表7）

表 7．発生機序および部位による分類(Buckingham ら, 1988)

①穿通外傷性	
②非穿通外傷性	➡半数に頭蓋骨骨折を伴っている。 ①末梢型(peripheral traumatic aneurysm) 　1．distal ACA aneurysm（前大脳動脈末梢部に発生するもの；図9）。 　2．distal cortical artery aneurysm 図 9．外傷性前大脳動脈末梢部動脈瘤の 　　　右脳血管造影側面像 　前大脳動脈末梢部に動脈瘤（→）を認める。 ◆ほとんどが中大脳動脈末梢の皮質枝に発生。 　➡ごく稀に、後大脳動脈に生じる。 ◆頭蓋骨骨折（線状、あるいは陥没骨折）直下の動脈が直接損傷されて生じる。 ◆急性硬膜下血腫を伴っていることが多い。 ②頭蓋底型(skull base traumatic aneurysm) 　1．内頸動脈の海綿静脈洞部、錐体部(petrous portion)や床突起上部(supraclinoid portion)に好発する。 　2．椎骨動脈や脳底動脈に発生することは、極めて稀。

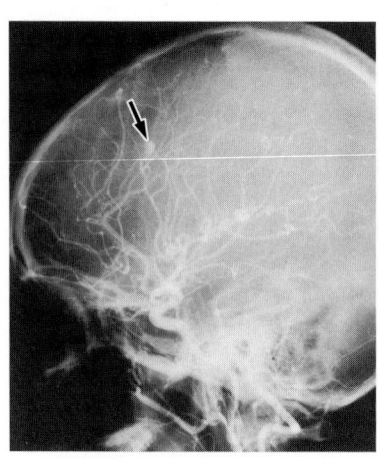

❻各動脈瘤の発生機序とその特徴

前大脳動脈領域	①大脳鎌下への脳の一過性変位により、動脈(pericallosal artery)が**大脳鎌下縁で損傷**され発生する。 ➡側方より外力が加わった時に発生しやすい。 ②剪断力により、動脈が損傷され発生する(前大脳動脈の本幹自体が分枝血管との間で脳に固定されているため、その間で剪断力が生じやすい)。 ➡動脈瘤のdomeが大脳鎌の方ではなく、脳梁側に向いている場合には、この機序が考えられる。 ③**分岐部と関係のない部分に生じる**。 ④硬膜下血腫より**脳内血腫を伴う**方が多い。
中大脳動脈領域	①骨折により、その直下の脳表の細動脈が損傷され発生する(脳内血腫より**硬膜下血腫を合併する**方が多い)。 ②瞬間的な脳実質の移動により、蝶形骨縁で細動脈や中大脳動脈本幹が直接損傷されて発生する。 ③剪断力により動脈が損傷されて発生する。 ※脳動脈分岐部に動脈瘤が発生する場合。
内頸動脈領域	➡海綿静脈洞部、錐体部(petrous portion)や床突起上部(supraclinoid portion)に好発する。 ①海綿静脈洞部や側頭骨錐体部の内頸動脈 ➡頭蓋底骨折や側頭骨骨折により直接損傷され発生する。 ②硬膜貫通部や後交通動脈分岐直後の内頸動脈(supraclinoid portion) １．剪断力により発生する。 ２．骨折を伴わないことが多い。

❼動脈瘤の形成時期➡1～2週間。
❽**破裂(出血)時期**➡外傷後2～3週間以内が最も多い(80%)。
❾好発年齢
　➡若年者に多い(平均年齢；30歳)。
❿性別；男性：女性＝3～4：1で、男性に多い。
⓫好発部位
　(ⅰ)全体
　　ⓐ内頸動脈領域が48%と最も多い。その中では、
　　　㋐海綿静脈洞部；63%と最も多い。
　　　㋑次いで、床突起上部(supraclinoid portion)；31%
　　　㋒錐体部(petrous poriton)；6%
　　ⓑ中大脳動脈領域；26%
　　ⓒ前大脳動脈領域；22%

（ⅱ）発生機序や年齢による好発部位の特徴

発生機序による好発部位	①非穿通性外傷 　㋑頭蓋底型 　　1．ほとんどは、内頸動脈に発生する。 　　　・床突起上部(supraclinoid portion)に最も多い。 　　　・次いで、海綿静脈洞部およびサイフォン部(siphon)。 　　2．その他、稀に椎骨動脈や近位部の前大脳動脈。 　㋺末梢型 　　➡中大脳動脈や前大脳動脈の末梢部に好発する。 ②穿通性外傷 　㋑中大脳動脈と前大脳動脈に圧倒的に多い。 　㋺中でも、末梢部に好発する。
年齢別による好発部位	①15歳以下の小児➡前大脳動脈末梢部に多い。 ②成人➡中大脳動脈末梢部に多い。
末梢型の好発部位	①中大脳動脈領域に58％と最も多い。 　➡この中では、脳表の細動脈が最も多い(77％)。 ②次いで、前大脳動脈領域；37％。 　➡この中では、脳梁周囲動脈(pericallosal artery)が最も多い(32％)。 ③ほとんどは(97％)、分岐部以外から発生する。

❶❷多発性の頻度；14～20％。
❶❸発症形式
　（ⅰ）遅発性のくも膜下出血；43％。
　（ⅱ）偶然発見例；56％。
❶❹症状
　（ⅰ）受傷直後は、ほとんどは(80％)無症状か、軽微な症状である。
　（ⅱ）くも膜下出血や脳内出血(←動脈瘤の破裂)による症状。
　　　☞2/3は動脈瘤の破裂により発症する。
　（ⅲ）非穿通性外傷による内頸動脈瘤の症状(Maurerら，1961)
　　　ⓐ一側の失明(unilateral blindness)。
　　　　➡失明は、動脈瘤と同側。
　　　ⓑ眼窩上壁の骨折(fracture of orbital roof)。
　　　ⓒ大量の鼻出血(massive epistaxis)。
　　　　➡特に遅発性。
　　　ⓓ通常、蝶形骨洞の骨折を伴う。
　　　ⓔ鼻出血は、受傷後1～3カ月頃に生じる。
❶❺診断
　（ⅰ）**先行する外傷**が、通常、**3週間以内**に存在する。
　（ⅱ）穿通性外傷では、異物と血管との位置関係から本症を念頭におく。
　（ⅲ）非穿通性外傷では、早期に診断することは極めて困難であるが、以下の点に留意する。
　　　ⓐ**外傷性動脈瘤を疑う所見**
　　　　㋑軽微な外傷後に硬膜外・下血腫が形成されている場合。
　　　　㋺脳内血腫除去時に原因不明の動脈性出血がある場合。
　　　　㋩激しいくも膜下出血の所見のある場合。

㋑受傷時あるいは遅発性の脳内血腫がある場合。
　ⓑ**前大脳動脈領域の動脈瘤を疑う所見**(笹岡ら, 1997)
　　㋐受傷時のCTで、大脳縦裂に高吸収域を認める時。
　　㋑受傷時のCTで、脳梁出血を認める時。
　ⓒ**頭蓋底部の動脈瘤を疑う所見**
　　㋐遅発性の大量の鼻出血。
　　㋑遅発性の脳神経麻痺。
❶⓰脳血管造影所見
　（ⅰ）動脈瘤は遅い動脈相で造影される(delayed filling)。
　（ⅱ）動脈瘤の造影程度が淡い。
　（ⅲ）動脈瘤が比較的長く描出されている。
　（ⅳ）壁が不整。
　（ⅴ）動脈瘤の頸部(neck)が欠如、あるいは不明瞭。
　（ⅵ）動脈瘤が末梢部にみられる。
　（ⅶ）追跡検査により、動脈瘤の大きさが変化する(増大、縮小や消失)。
❶⓱自然歴

動脈瘤破裂による遅発性出血（鼻出血を含む）	①発生頻度 　㋐全体；36〜87％。 　㋑穿通性外傷；57％。 　㋒非穿通性外傷；67％。発生部位別では、 　　1．頭蓋底型；62％。 　　2．distal ACA aneurysm；87％。 　　3．distal cortical artery aneurysm；36％ ②出血のタイプとその頻度 　㋐穿通性外傷→くも膜下出血、あるいはそれに伴う脳室内出血が最も多い(63％) 　㋑非穿通性外傷 　　1．頭蓋底型→くも膜下出血と鼻出血とが同頻度(39％)で、最も多い。 　　2．前大脳動脈領域 　　　・脳内血腫が最も多い(50％)。 　　　・次いで、脳室内出血および硬膜下血腫(各20％)。 　　3．中大脳動脈領域→ほとんど(88％)が、硬膜下血腫である。 ③死亡率 　㋐全体；30〜50％。 　㋑前大脳動脈末梢部に発生するものは、distal cortical aneurysm(主として中大脳動脈)より死亡率は高い。
動脈瘤の増大	受傷後3週間以内；20％。
消失 （自然治癒）	①頻度；9〜13％。 ②ほとんどは、**脳表の皮質動脈**(cortical branch)に発生したものである。 ③脳血管造影上消失までの期間；外傷後17日〜13カ月(平均；8カ月) ④**自然治癒例の脳血管造影上の特徴**(坪川ら, 1975) 　㋐脳挫傷部に一致する末梢の細動脈に発生しているもの(cortical cerebral aneurysm)、すなわち、脳表に近い動脈瘤。 　㋑動脈瘤の大きさは大豆大以下。 　㋒動脈瘤の形態が不整で、かつ造影度が一様でなく、また動脈瘤の造影が静脈相まで残存しているもの。 　㋓数週間後の脳血管造影で、動脈瘤の造影性が低下しているもの。 　㋔動脈瘤と親動脈(parent artery)とが明確な動脈瘤頸部(neck)で結合していないもの。すなわち、動脈瘤頸部(neck)が明瞭でないもの。

❽治療
　（ⅰ）治療の原則➡早期に発見し、破裂前に外科的処置を行うことである。
　（ⅱ）直達手術
　　　　➡先天性動脈瘤よりもくも膜の癒着が強く、術中破裂をきたしやすい。
　　　ⓐclipping
　　　　☞仮性動脈瘤のことが多いので、clippingは困難か危険であり、特殊なクリップを使用するか、あるいはtrappingやtrapping＋血行再建術を行う方がよい。
　　　ⓑtrapping
　　　ⓒtrapping＋端々吻合やgraftによる血行再建
　　　ⓓwrapping
　（ⅲ）血管内手術
　　　　☞閉鎖性頭部外傷により発生する内頸動脈海綿静脈洞部瘤に対して適応。
❾組織学的所見
　（ⅰ）ほとんど(80%)が、**仮性動脈瘤**である。すなわち、
　（ⅱ）本来の動脈壁の構成成分はなく、動脈瘤壁は結合組織により形成されている。
❿予後および予後を左右する因子
　（ⅰ）予後
　　　　➡一般に、不良。すなわち、
　　　ⓐ全体の死亡率；30〜50%
　　　ⓑ手術死亡率；15〜20%
　　　ⓒ非手術例(保存的治療)の死亡率；41〜55%
　　　　➡前大脳動脈領域より中大脳動脈領域の方が、死亡率は高い。
　　　ⓓ内頸動脈瘤(海綿静脈洞部)が蝶形骨洞内へ破裂した時の死亡率；30〜50%
　（ⅱ）予後を左右する因子
　　　ⓐ頭部外傷の重症度(外傷後の意識状態)。
　　　ⓑくも膜下出血の程度。
　　　ⓒ初回の脳血管造影での脳血管攣縮の有無。
　　　ⓓ多発脳損傷(脳内血腫と脳室内出血の合併、両側大脳半球の損傷など)

【小児の外傷性頭蓋内動脈瘤(Ventureyraら，1994)】
①頻度
　　小児の頭蓋内動脈瘤の14〜39%。
②原因
　　①閉鎖性頭部外傷によることが最も多い(72%)。
　　②次いで、銃創(16%)。
　　③医原性(8%)
　　④穿通性外傷(4%)
③好発年齢(19歳以下)
　　①10〜19歳が56%と最も多い。

②次いで、0〜9歳（44％）。
　④性別
　　男児に多い（男児：女児＝2.8：1）。
　⑤症状
　　①頭蓋内出血（ほとんどがくも膜下出血）；60％と最も多い。
　　②無症状（偶然の発見）；14％
　⑥好発部位
　　①前大脳動脈末梢部；38％
　　②内頚動脈；29％
　　③中大脳動脈末梢部；25％
　　④椎骨・脳底動脈；8％
　⑦診断までの期間；3〜4週間以内。
　⑧予後
　　①手術による生存率；80〜90％
　　②非手術例の死亡率；75％
　　③出血（ほとんどがくも膜下出血）による死亡率；30％
　　④中大脳動脈の皮質枝のものは、他のものより予後はよい。

3．動静脈瘻 Traumatic arterio-venous fistula

　➡頭部外傷により動脈と静脈とが同時に損傷され、動脈より静脈への異常交通をきたしたものをいう。

1）浅側頭動静脈瘻 Traumatic arterio-venous fistula of the superficial temporal artery

❶頻度：極めて稀。
❷症状・徴候
　（ⅰ）患側の耳に「シューシューなどの音が聞こえる」、と訴える。
　　ⓐ連続性雑音である。
　　ⓑこれに対して浅側頭動脈瘤では、収縮期雑音を呈する。
　（ⅱ）局所痛
　（ⅲ）拍動性腫瘤の触知。
❸外頚動脈造影
　（ⅰ）動脈相で浅側頭静脈が造影される。
　（ⅱ）浅側頭動脈と浅側頭静脈との間に短絡（瘻）が認められる。
❹治療
　➡浅側頭動脈を遮断し、動静脈瘻部を切除する。

2）中硬膜動静脈瘻
　　Traumatic arterio-venous fistula of the middle meningeal artery
　❶頻度
　　（ⅰ）頭部外傷の2%と稀。
　　（ⅱ）外頚動脈系の外傷性動静脈瘻の中では、最も発生頻度が高い。次いで、後頭動静脈瘻＞浅側頭動静脈瘻の順。
　❷発生機序
　　（ⅰ）通常、中硬膜動脈、およびそれと併走している中硬膜静脈が、それらを横切る骨折により損傷され、生じる。
　　（ⅱ）時に、硬膜が頭蓋骨内面から剥がれる際に、あるいは硬膜の捻れによって中硬膜血管が損傷され、生じる。
　❸好発年齢
　　（ⅰ）20～80歳
　　（ⅱ）小児には少ない。
　❹性別；男性に圧倒的に多い。
　❺症状
　　（ⅰ）硬膜外血腫を合併していることが多いので、その症状が前景にでる。
　　　　　☞意識障害、片麻痺や瞳孔不同など。
　　（ⅱ）血管雑音（bruit）
　　　　ⓐ耳孔前で雑音が聴取されることがある。
　　　　　　☞中硬膜動脈瘤では、血管雑音は聴取できない。
　　　　ⓑ患側の総頚動脈の圧迫で消失。
　　（ⅲ）頭痛
　　（ⅳ）耳鳴り
　　（ⅴ）眼球突出、眼球結膜の充血などの眼症状。
　　　　　☞海綿静脈洞が流出静脈として関与している場合。
　❻比較的重症例に多く発生する。
　❼頭部エックス線単純撮影
　　➡多くは、中硬膜動脈（中硬膜動脈溝）を横切る頭蓋骨骨折を認める。
　❽外頚動脈造影
　　（ⅰ）所見
　　　　ⓐ「境界明瞭な不整形の嚢状陰影」を呈する場合と、
　　　　ⓑ「動脈相（側面像）で、中硬膜動脈と拡張した静脈とが同時に並んでみられる」場合とがある。

> ①rail road track appearance（tram track appearance）と称される。
> ②この所見は、中硬膜静脈より上矢状静脈洞へ流出する時に多く認められる。

(ⅱ)流入動脈と流出静脈
　　ⓐ**流入動脈**
　　　⑦**中硬膜動脈**が最も多く、中でも**前枝**が多い。
　　　⑦一部、深側頭動脈(deep temporal artery)
　　ⓑ流出静脈
　　　⑦**流出静脈**は、通常1本で、**上矢状静脈洞へ流入するのが最も多い。**
　　　⑦その他、海綿静脈洞、蝶形頭頂静脈洞(sphenoparietal sinus)、翼突筋静脈叢(pterygoid venous plexus)、板間静脈、横静脈洞、上錐体静脈洞(superior petrosal sinus)や皮質静脈(cortical vein)。
　　　ⓒ海綿静脈洞の場合は、その後上眼静脈へ流入することもある。
(ⅲ)**分類**
　　➡血管造影所見より6型に分類される(Freckmannら，1981)。

I	①中硬膜静脈を経由して翼突筋静脈叢へ流出するもの。 ②tram-track appearance を呈する。
II	①蝶形・頭頂静脈洞(spheno-parietal sinus)あるいは中硬膜静脈を経由して上矢状静脈洞へ流出するもの。 ②tram-track appearance を呈する。
III	蝶形・頭頂静脈洞(spheno-parietal sinus)を経由して海綿静脈洞へ流出するもの。
IV	中硬膜静脈および上錐体静脈洞を経由して海綿静脈洞へ流出するもの。
V	板間静脈を経由して流出するもの。
VI	架橋静脈(bridging vein)を経由して上矢状静脈洞へ流出するもの。

❾手術
(ⅰ)開頭し、動静脈瘻を切除。
(ⅱ)血管内手術による瘻の閉鎖(コイルなどの塞栓物質による塞栓術)。

3)頸動脈・海綿静脈洞瘻
Traumatic carotid-cavernous fistula(traumatic CCF)
❶定義
　➡外傷により海綿静脈洞内の内頸動脈が損傷され、海綿静脈洞と直接交通し動静脈瘻を形成するものをいう。
❷頻度
(ⅰ)頭部外傷の0.2～0.3%。
　　➡重症頭部外傷ほど発生頻度が高い。
(ⅱ)頸動脈・海綿静脈洞瘻の75%が外傷性。
❸原因
(ⅰ)前頭打撲による頭蓋底骨折例に多い。
　　➡頭蓋底骨折例の70%は、蝶形骨体部の骨折である。
(ⅱ)経眼窩的穿通性外傷でも発生する。
❹発生機序

　　　　（ⅰ）海綿静脈洞内の内頸動脈が損傷され、動静脈瘻を形成。
　　　　（ⅱ）海綿静脈洞内の内頸動脈損傷により解離性、あるいは仮性動脈瘤が形成
　　　　　　➡動脈瘤の破裂➡CCF
❺好発年齢・性別
　　➡若年男性（20歳代にピーク）に多い。
❻発症時期（太田ら，1972）
　　➡ほとんどが（90％）、受傷後2カ月以内に発症する。
　　（ⅰ）外傷後24時間以内に発症するもの；29％
　　（ⅱ）外傷後1週間以内；16％
　　（ⅲ）外傷後2カ月以内；42％
　　（ⅳ）外傷後2カ月以上経て発症するもの；13％
❼症状
　　（ⅰ）拍動性眼球突出（pulsating exophthalmos）
　　（ⅱ）眼窩部で血管雑音（bruit）　　　　　　　　　　3主徴
　　（ⅲ）眼球結膜充血・浮腫
　　（ⅳ）視力障害
　　（ⅴ）眼球運動障害
　　　　➡動眼神経麻痺（60％）、外転神経麻痺（40％）。
❽脳血管造影
　　（ⅰ）一般的事項
　　　　ⓐ短絡血流量は多い。
　　　　ⓑ流出速度は速い。
　　（ⅱ）所見
　　　　ⓐ動脈相で海綿静脈洞が造影される。
　　　　ⓑ流入動脈；内頸動脈
　　　　ⓒ流出静脈
　　　　　㋐海綿静脈洞
　　　　　㋑海綿静脈洞からの流出は、上眼静脈が最も多い。
❾治療
　　（ⅰ）血管内手術；大腿動脈経由でバルーンを用いて瘻を閉鎖。
　　（ⅱ）直達手術
　　　　ⓐ開頭し、海綿静脈洞を直接穿刺し、コイルを塞栓する。
　　　　ⓑ頸部内頸動脈の閉塞術、あるいは頭蓋外・頭蓋内バイパスの併用。
　　　　ⓒ頸部内頸動脈と頭蓋内内頸動脈とのtrapping、あるいは頭蓋外・頭蓋内バイパスの併用。
❿死亡率；3％

★応援セミナー

外傷性と特発性CCFとの比較		
	外傷性	特発性（硬膜動静脈奇形）
好発年齢	若年者	中年
性別	男性	女性
症状 （3主徴）	①3主徴は明瞭。 ②頭痛は少ない。	①3主徴の程度は軽い。すなわち、眼球突出の程度は軽く、非拍動性のこともある。また、血管雑音のない例もある。 ②頭痛が多い。
瘻の形成	内頸動脈	内頸動脈と外頸動脈。時に椎骨動脈。
動静脈短絡	大きく、短絡血流量は多い。	小さく、短絡血流量は少ない。
自然治癒率	低い（17％）	高い（30〜60％）

4）頸部椎骨動静脈瘻
Traumatic arterio-venous fistula of extracranial vertebral artery

❶頻度；頸部血管損傷例の3〜20％。

❷発生機序
　（ⅰ）穿通性外傷；銃創や刺創など。
　（ⅱ）閉鎖性外傷
　　　➡過伸展外傷、あるいはそれによる頸椎骨折・脱臼により発生する。

❸好発部位
　（ⅰ）椎骨動脈が横突孔を通過するＶ２部が最も多い。
　（ⅱ）次いで、Ｖ３部（第１頸椎横突孔を出てから硬膜を貫くまで）＞Ｖ１部（椎骨動脈起始部、すなわち鎖骨下動脈から分かれてから第６頸椎横突孔に入るまで）の順。

❹症状
　（ⅰ）頸部で雑音が聴取される。
　（ⅱ）椎骨動脈循環不全症状
　（ⅲ）脊髄症状

❺治療
　（ⅰ）椎骨動脈の近位側の閉塞術、あるいはtrapping。
　（ⅱ）血管内手術による瘻、あるいは親動脈（parent artery）の閉塞。

●外傷性脳血管攣縮 Posttraumatic cerebral vasospasm

❶頻度；意識障害を伴う重症例の10％前後。

❷発生機序

 （ⅰ）くも膜下出血説

   ➡通常の脳動脈瘤破裂後のくも膜下出血による脳血管攣縮と、同様の機序によるとの説。

 （ⅱ）脳血管の直接損傷（脳動脈への機械的刺激）、および脳挫傷説

   ➡外傷（例；骨折）による脳動脈壁への機械的刺激により、血管壁の被刺激性が高まり、これにくも膜下出血が存在することにより脳血管攣縮が生じるとの説。

    ☞側頭葉挫傷に脳血管攣縮を合併することが多い。

     ☞挫傷脳由来の血管攣縮物質が髄液中へ放出。

 （ⅲ）視床下部障害説

   ➡くも膜下出血のない症例にもみられ、その機序として視床下部障害関与説。

    ☞くも膜下出血の所見がなく、血管攣縮のみられる頻度は、10～30％。

 （ⅳ）自動調節機構障害説（dysfunction of autoregulation mechanism）

❸出現時期

 （ⅰ）ピークは、受傷後5～7日の間。

 （ⅱ）重症例や予後不良例は、受傷後早期に出現する傾向がある。

❹特徴

 （ⅰ）血管攣縮の期間は、通常、短い（1～9日で、60％は5日以内）とされているが、通常の脳動脈瘤破裂によるのと同様との報告もある。

   ➡くも膜下出血を伴わない例では、血管攣縮の期間は短い。

 （ⅱ）脳虚血症状を呈することは稀。

 （ⅲ）臨床的に増悪を認めることは稀。

❺治療

 （ⅰ）デキストラン製剤の投与。

 （ⅱ）循環血液量の増量療法（intravascular volume expansion）

   ☞頭蓋内圧が高くない時。

 （ⅲ）Barbiturate療法

 （ⅳ）高気圧療法

●スポーツによる頭部外傷 Head injury caused by sports

❶発生頻度
　(ⅰ)全体；頭部外傷の7～8%。
　(ⅱ)個別例
　　ⓐ柔道➔スポーツ外傷の16%。
　　ⓑスキー外傷
　　　㋐スポーツ外傷の29%。
　　　㋑スキー入場者の0.04%(スノーボード外傷は0.2%)。
　　ⓒフットボール➔スポーツ外傷の22%。
　　ⓓボクシング➔スポーツ外傷の1.7%。

❷原因
　➔乗馬(落馬)、柔道、野球、登山。

❸分類 (主として平川ら、1971を参照して作製)

飛来物型	①野球、ゴルフや砲丸投げなど。 ②エネルギーは、小さな面積に集中するので、生じる障害は脳振盪を別にすれば、頭蓋骨骨折、特に陥没骨折である。
転倒型	①柔道、スケート、バレーボールや走り幅飛びなど。 ②たとえ選手が動いていても、立っている場所での転倒であり、単純に「位置のエネルギー」に依存する。 ③運動している場所の状況から、頭蓋骨骨折は考えにくく、また脳振盪を発生させるほどの外力の大きさもない。
墜落型	①乗馬(競馬)、登山や棒高跳びなど。 ②柔道の場合に比して、運動エネルギーが加わる。
衝突型	➔フットボール、サッカーやスキーなど。
殴打型	ボクシング

❹好発年齢；10～40歳の青壮年。

❺性別；男性に多い。

❻各スポーツにより生ずる頭部外傷の**特徴**

飛来物型	野球	①急性硬膜外血腫や脳挫傷を生じることがある。 ②眼窩吹抜け骨折(blow-out fracture)を生じることがある。
	ゴルフ	打撲直下に脳挫傷や脳内血腫が発生することがある。
転倒型	柔道	①打撲の部位は、後頭部が圧倒的に多い(70%)。 ②頭蓋骨骨折を伴うことはない。 ③意識障害はないか、あっても5分までである。 ④**急性硬膜下血腫が多い**。 ⑤通常、脳挫傷を伴わない。 ⑥慢性硬膜下血腫のうち、原因がスポーツ外傷によるものの中では、柔道によることが多い(半数)。
	スケート	①打撲の部位は、後頭部が圧倒的に多い。 ②頭蓋骨骨折を伴うことは少ない(8%)。 ③**外傷後健忘**(posttraumatic amnesia；PTA、124頁)を認める(60%)ことが特徴。 　㋐PTAの長さは、その約半数が10分以内、ほとんどが24時間以内。

墜落型	スケート	②PTA の長さは、後頭部を打撲したものより、顔面を打撲したものの方が長い。 →スピードが出ているため。 ④逆行性健忘(retrograde amnesia、124 頁)は 20%に認める。 ⑤硬膜下血腫が発生することはない。
	落馬(乗馬)	①通常は、障害レースで発生する。 ②衝撃条件がほぼ一定である。 ③顔面や前頭部打撲が多い。 ④意識障害の時間が長い。 ⑤脳挫傷を生じる。 ⑥頭蓋骨骨折や脳内血腫を発生することはない。 ⑦同じ落馬でも、平場での事故でスピードが速かったり、複雑な落馬の仕方では、頸椎あるいは頸髄損傷が発生しうる。
	登山	①些細なものから非常に激しい事故まであり、一律に論じることはできない。 ②距離の長い滑落では、重傷の頭部外傷を生じる。
衝突型	フットボール	①衝撃条件は症例ごとに異なり、一定の障害パターンは予想できない。 ②最も単純な場合は、陥没骨折である。 ③衝撃が激しい場合は、急性頭蓋内血腫や脳挫傷、あるいは頸髄損傷をきたす。
	スノーボード	①頻度 　①閉鎖性頭部外傷の頻度は、スノーボード外傷患者の 7〜19%。 　②エックス線 CT で頭蓋内器質的疾患を認めるのは、スノーボード外傷患者の 4%(中口ら、1997)。 ②上下肢、特に上肢の骨折が主。 ③頭部の打撲部位(中口ら、1997) 　①左側が多い。 　②前頭部か、後頭部かに関しては、両方の報告がある。 ④頭蓋骨骨折は 25%に認める。 　①半数は線状骨折である。 　②次いで、頭蓋底骨折(27%) ⑤頭蓋内出血(図 10) 　①急性硬膜下血腫が最も多い。 　　1．初心者に多い。 　　2．緩斜面で発生する。 　　3．意識清明期がある。 　　4．しばしば脳挫傷や脳腫脹を伴う。 　②慢性硬膜下血腫は 10%前後みられる。 ⑥脊椎・脊髄損傷；10%前後認められる。
殴打型	ボクシング	①急性硬膜下血腫が最も多い。 　①架橋静脈の破綻による。 　②大脳円蓋部に発生しやすい。 　③脳挫傷の合併を比較的多く認める。 　④通常の急性硬膜下血腫より、経過が早い。 ②頭蓋骨骨折は非常に稀。 ③死亡例 　①ほとんどが、キャリアの短い人である。 　②急性硬膜下血腫が最も多い。 　③死亡例には脳内血腫も認められるが、ほとんどが、脳挫傷に合併している。 　　→脳挫傷は、脳表から深部、脳幹に至るまで認められる。

図 10．スノーボードによる脳内血腫の単純 CT
スノーボードで転倒し、右後頭葉内に脳内血腫(→)をきたす。

❼死亡群

→頭部外傷死亡例は、野球、フットボールおよびボクシングに多い。

●てんかんと自動車の運転

❶わが国では、道路交通法上、てんかんは自動車運転免許の絶対的欠格事由となっている。しかし、多くの人は運転しているのが実状である。
❷てんかん学会では「てんかんをもつ人々の自動車運転に関する見解」を報告している(表8)。
❸筆者は、この見解を参考にし、指導している。

表 8．てんかんをもつ人々の自動車運転に関する見解(福島ら, 1992)

①抗てんかん薬を中止し、3年間以上てんかん発作がないものは治癒とみなされ、自動車運転に関する制限は不要である。
②抗てんかん薬治療中の者で、過去3年間以上てんかん発作のない場合には、一定の条件の下に自動車の運転が許可される。この条件の中には、治療の継続、規則的服薬、治療者に対する偽りのない経過報告などの医学的条件が含まれる。
③過去3年間以内にてんかん発作が生じたものには、運転は許可されない。
④抗てんかん薬治療により長期間にわたりてんかん発作が抑制されている場合でも、自動車運転の支障となる副作用が認められる時には、自動車の運転は許可されない。
⑤治療中のてんかん患者は、いかなる場合においても、運転を職業とする自動車運転に従事すべきではない。また、大型車両の運転も避けるべきである。

快適空間

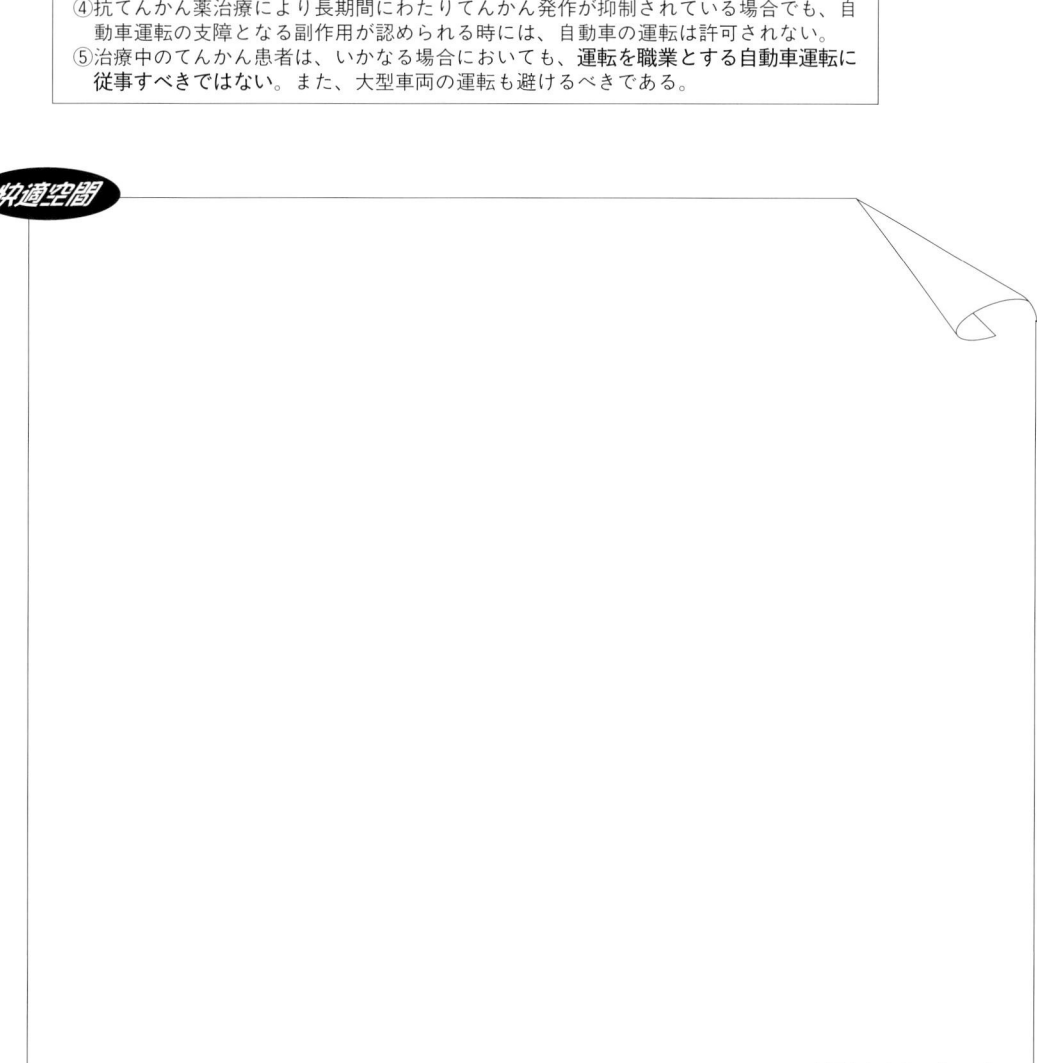

★好きなように使ってね！

●下垂体損傷 Traumatic pituitary injury

❶発生機序
　（ⅰ）頭蓋底骨折、通常、下垂体窩（pituitary fossa）を横断する骨折により、下垂体茎や下垂体が損傷される。
　（ⅱ）頭部外傷により、脳が下垂体窩に対して前後へ移動することにより、下垂体茎が切断（完全、あるいは不完全）、あるいは牽引されることにより生じる。
❷致死的な頭部外傷では、下垂体前葉よりも、通常、後葉に出血を認める。
❸損傷タイプ
　（ⅰ）出血➡後葉（posterior lobe）および下垂体茎（stalk）。
　　　←後葉および下垂体茎への直達外力による。
　（ⅱ）虚血性壊死（梗塞）➡前葉（anterior lobe）
　　　ⓐ前葉梗塞は、下垂体茎の断裂により下垂体門脈系（portal system）が障害されることにより生ずる。
　　　ⓑ前葉梗塞は、自動車事故によることが多い。その他、転落。
　　　ⓒ「頭蓋骨骨折を認めることが多い」との報告と、「頭蓋骨骨折の有無は同頻度」との報告がある。
❹症状
　（ⅰ）意識障害
　（ⅱ）脱力感、食欲不振、性欲の低下、無月経や多尿など。
❺治療；ホルモンの補充療法。

●頭蓋内異物 Intracranial foreign body

❶穿通性脳損傷である。
❷原因と異物の種類
　（ⅰ）戦時；銃創による骨片や金属片。
　（ⅱ）平時
　　　ⓐ交通事故、けんか、転落・転倒など。
　　　ⓑ金属やガラス片が多い。
　　　ⓒ木片は稀であるが、小児では鉛筆が多い。
　　　　➡木片は、有機物であり多孔性のため感染の危険性が高い。
❸受診時の刺入物の状況
　（ⅰ）頭蓋内に刺入物が存在する場合。
　　　ⓐ他端が頭皮上に露出していない場合。
　　　ⓑ他端が頭皮上に露出している場合。
　（ⅱ）既に刺入物が抜去され、頭蓋内に存在しない場合。
❹刺入部位
　（ⅰ）全体➡頭蓋円蓋部（前頭部、側頭部、頭頂部）、頭蓋底部や眼窩部。
　（ⅱ）年齢別
　　　ⓐ**小児では、眼窩部**経由が多い。
　　　ⓑ成人では、前頭骨経由が多い。
　（ⅲ）犯罪の場合には、左側の受傷が多い。
❺好発年齢
　（ⅰ）20歳以下が最も多い（80％）。
　（ⅱ）中でも、10歳以下が60％を占める。
❻性別；男性に多い（男性：女性＝2：1）。
❼症状
　➡刺入物の種類や刺入時の外力などにより異なる。
　（ⅰ）受傷直後から無症状のもの、受傷直後無症状であるがその後症状が出現するものや、受傷直後より意識障害を呈するものなどさまざま。
　（ⅱ）受傷直後から無症状のものが多いとされている。
❽頭部エックス線単純撮影
　（ⅰ）金属片やガラス片などでは、硬化像として描出される。
　（ⅱ）木片は、透亮像として描出されることもあるが、正確な診断は困難である。
❾脳血管造影
　➡静脈洞の損傷、動脈の閉塞や外傷性脳動脈瘤の確認のために必要。
❿エックス線CTおよびMRI
　（ⅰ）受診時、既に刺入物が抜去されている場合の脳損傷の有無については、MRIが有用（175頁の図6）。

(ⅱ)頭蓋内に空気像を認める場合には、穿通性外傷と考えるべきである。
(ⅲ)木片のエックス線CTおよびMRI所見(表9)

表 9. 木片のCTおよびMRI所見(Ishikawaら、2000)

単純CT所見	①急性期(dry wood、すなわち木片が乾燥している時期) →低吸収域 ②慢性期(wet wood、すなわち木片が水分を含む時期) →木の種類により、種々の吸収密度を呈する。
MRI所見	①急性期(dry wood、すなわち木片が乾燥している時期) →T1、T2強調画像共、低信号域。 ②慢性期(wet wood、木片が水分を含む時期) ①T1強調画像で等信号域。 ②T2強調画像で低信号域。

⓫合併損傷
　(ⅰ)上矢状静脈洞損傷、内頸動脈損傷や外傷性動脈瘤の発生。
　(ⅱ)髄膜炎や脳膿瘍(247頁)の発生。
　　　　　↳木片が残存した場合、約半数に脳膿瘍の発生をみる。
⓬治療方針および治療
　(ⅰ)異物は、可及的早期に摘出するのが原則であるが、
　　　ⓐ脳動脈や静脈洞損傷の有無を十分に確認してから抜去すること。決して軽率に頭皮から出ている他端を抜去しないこと。
　　　ⓑ異物が脳深部に存在する時には、残さざるを得ない。
　　　ⓒ弾丸の破片については、残しても感染の危険性が少ないので、簡単に接近でき、かつ神経症状を悪化させることなく摘出できる場合のみ摘出する。
　　　　←木片は、銃弾より感染源になる危険性が高い。
　　　ⓓ異物抜去後に血腫が形成されることがあるので、十分な観察が必要。
　(ⅱ)開頭術により直視下で抜去。
　(ⅲ)脳圧下降薬の投与。
　(ⅳ)抗生物質および抗けいれん薬の投与。
　(ⅴ)破傷風の予防接種。
⓭木片による穿通性脳損傷の死亡率
　(ⅰ)手術群；10%
　(ⅱ)非手術群；62%

●感染症 Infective intracranial complication

1．頭蓋骨骨髄炎 Osteomyelitis of skull

❶定義
　➡頭蓋骨板間層の炎症性変化をいう。
　　📝頭蓋骨では、骨髄に相当する部分が板間層で、静脈系が発達している。
❷原因・発生機序
　（ⅰ）通常、複雑頭蓋骨骨折の場合に生ずる。
　（ⅱ）開放創より頭蓋骨外板が直接感染し、限局性の骨髄炎を生ずる。
❸Pott's puffy tumor
　（ⅰ）前頭骨の骨髄炎に伴って生ずる前頭骨骨膜下膿瘍（前額部軟部組織の腫脹）をいう。
　（ⅱ）原因
　　　ⓐ外傷
　　　　➡元来は、頭部外傷により生じた前頭骨骨膜下膿瘍をいう。
　　　ⓑ前頭洞炎(frontal sinusitis)。時に、篩骨洞炎。
　（ⅲ）前頭骨への感染経路
　　　ⓐ直接感染(direct extension)
　　　ⓑ血行性感染(hematogenous spread)
❹症状・徴候
　（ⅰ）局所の疼痛、圧痛。
　（ⅱ）頭皮の発赤・腫脹。
❺頭部エックス線単純撮影
　➡初期には異常を認めないが、その後虫食い状の脱灰像（骨融解像）を呈する。
　　📝通常、2～3週間でエックス線上に変化が生ずる。
❻単純エックス線 CT；骨融解部に一致して骨欠損像。
❼MRI
　（ⅰ）T1強調画像；骨融解部に一致した部位が、等信号域。
　（ⅱ）T2強調画像；骨融解部に一致した部位が、高信号域。
❽骨シンチグラム；異常集積像を認める。
❾治療
　（ⅰ）保存的治療；抗生物質の投与。
　（ⅱ）手術的治療
　　　ⓐ病的な部分を、健常な骨が露出するまで切除する。
　　　ⓑ不良な肉芽組織を除去する。
　　　ⓒ頭蓋形成術は、3カ月以後に行う。

2．硬膜外膿瘍 Epidural abscess

❶定義；頭蓋骨内板と硬膜との間に膿汁が貯留した状態をいう。
❷頻度；複雑頭蓋骨骨折の 0.05％未満と、非常に稀。
❸原因；ほとんどは、頭蓋骨骨髄炎に合併して発生する。
❹好発年齢・性別；若い成人男性に多い。
❺症状・徴候
　（ⅰ）発熱、圧痛、局所の腫脹。
　（ⅱ）頭蓋内圧亢進症状
❻エックス線 CT；凸レンズ型の低吸収域。
❼鑑別診断
　➡以下の所見を参考に、硬膜下膿瘍と鑑別する。
　（ⅰ）硬膜外膿瘍の方が、症状が軽度。
　（ⅱ）CT 所見➡硬膜下膿瘍では、正中線（大脳鎌）を越えない。
　（ⅲ）MRI 所見
❽治療
　（ⅰ）保存的治療；抗生物質の投与。
　（ⅱ）手術的治療
　　ⓐ開頭術による排膿。
　　ⓑ骨髄炎を合併している場合には、頭蓋骨も切除する。
　　ⓒ頭蓋形成術は、3 カ月以後に行う。

3．硬膜下膿瘍 Subdural abscess

❶定義；硬膜とくも膜との間に膿汁が貯留した状態をいう。
❷頻度
　（ⅰ）頭部外傷の 1％未満。
　（ⅱ）頭蓋内の膿瘍の中では、最も多い。
❸原因
　（ⅰ）穿通性外傷の場合に生ずる。
　（ⅱ）頭蓋骨骨髄炎を伴うことは少ない。
❹好発年齢・性別；若い成人男性に多い。
❺発生部位
　（ⅰ）通常、円蓋部。
　（ⅱ）時に、半球間裂部。
❻症状・徴候
　➡症状は、一般に重篤。
　（ⅰ）発熱
　（ⅱ）頭痛、嘔吐や意識障害などの頭蓋内圧亢進症状。

（ⅲ）けいれん
❼エックス線CT
　　（ⅰ）単純CT
　　　　ⓐ通常、三日月型の低吸収域。
　　　　ⓑ時に、凸レンズ型の低吸収域。
　　（ⅱ）造影CT；被膜が増強される。
❽MRI
　　（ⅰ）T1強調画像；低信号域
　　（ⅱ）T2強調画像；高信号域
　　（ⅲ）造影MRI；被膜が増強される。
❾治療
　　（ⅰ）保存的治療；抗生物質の投与。
　　（ⅱ）手術的治療；開頭術、あるいは穿頭術により排膿。

4．脳膿瘍 Brain abscess

❶定義；脳実質内に膿汁が貯留した状態をいう。
❷頻度
　　（ⅰ）木片が脳内に残存した患者の約半数に、脳膿瘍の発生をみる。
　　（ⅱ）銃創で脳内に残存した骨片による脳膿瘍の発生率は、3％。
❸原因
　　（ⅰ）穿通性脳外傷による直接感染。
　　（ⅱ）骨片、弾丸や木（竹）片などの異物が脳内に遺残し、これを中心に膿瘍が生ずる。
　　　　ⓐ弾丸の場合には、高速度で頭蓋内に進入するので、高熱により滅菌状態にあり、他の異物に比べて膿瘍の原因となることは少ない。
　　　　ⓑ骨片や木片は、金属片に比べて感染率が高い。
　　　　　➡特に、材質が多孔性で有機物である木片は、細菌の培地として最適な条件であり、感染しやすい。
❹発生時期；外傷後3～5週間以内が多い。
❺症状・徴候
　　（ⅰ）頭蓋内圧亢進症状（頭痛、嘔気・嘔吐、意識障害）
　　（ⅱ）局所症状（片麻痺、失語症など）
❻エックス線CT
　　（ⅰ）単純CT；低吸収域およびその周囲が軽度高吸収域（←被膜による）。
　　（ⅱ）造影CT；被膜がリング状に増強される。
❼MRI
　　（ⅰ）膿瘍
　　　　ⓐT1強調画像；低信号域
　　　　ⓑT2強調画像；高信号域

（ⅱ）被膜
　　ⓐT１強調画像；等～高信号域
　　ⓑT２強調画像；低信号域
　　ⓒ造影MRI；リング状に増強される。
❽治療
　（ⅰ）保存的治療；抗生物質の投与。
　（ⅱ）手術的治療
　　ⓐ原則は、異物とともに膿瘍を摘出する。
　　ⓑ膿瘍に対する手術法
　　　㋐穿刺排膿術
　　　　➡まず、本法を選択する。すなわち、開頭あるいは穿頭により、穿刺・排膿術を行う。
　　　㋑被膜外全摘出術
　　　　➡穿刺・排膿術により、改善が得られない場合には、開頭し膿瘍を被膜とともに摘出する（被膜外全摘出法）。
❾死亡率；13％

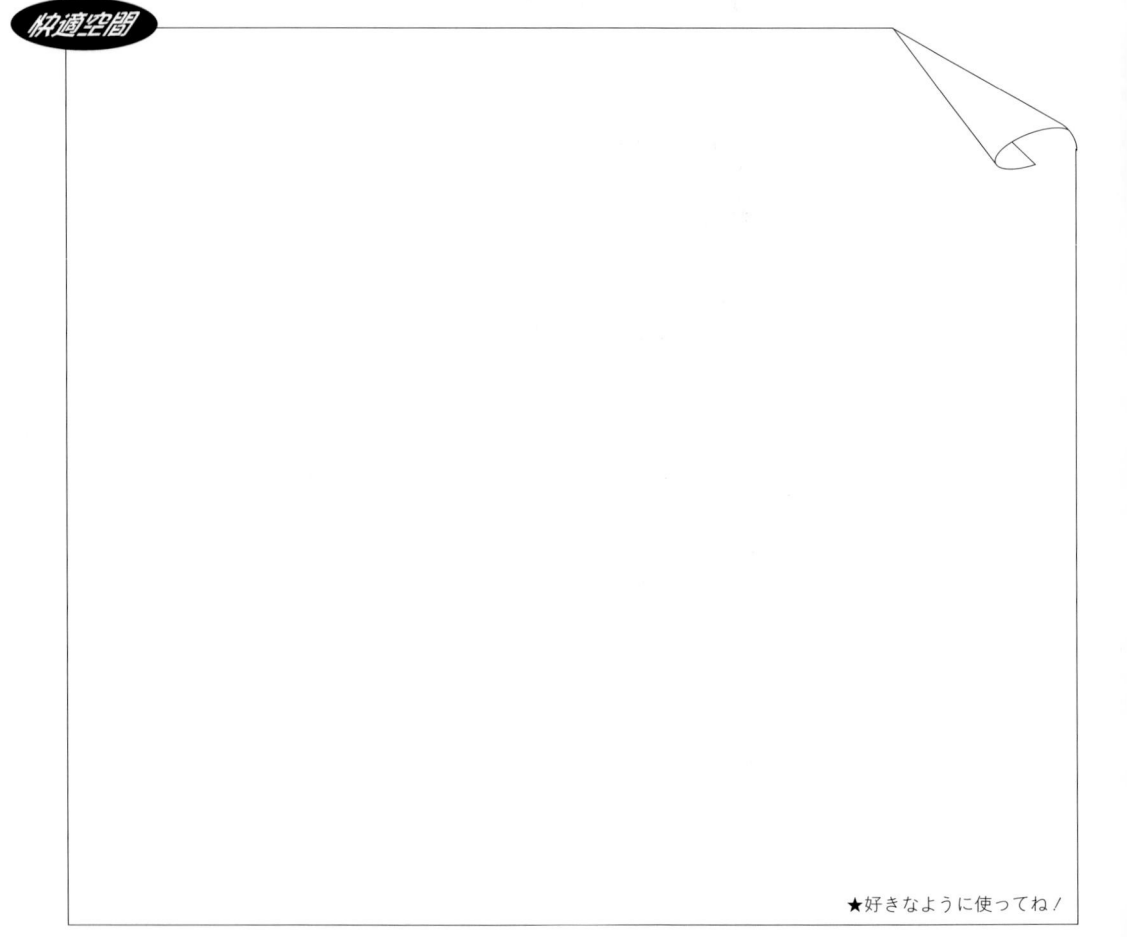

快適空間

★好きなように使ってね！

第4章

便利編

この章は、ベットサイドですぐ役立つようにとの趣旨から設けました。意識障害や転帰の評価法については、元の章に戻らなくてもよいようにとの配慮から再度取り上げるとともに、第1〜3章の重要な項目については、"まとめ"として記載しました。また、新しい事柄についても記載してありますので、期待して読んで下さい。

I. 意識障害評価法

1. グラスゴー昏睡尺度 Glasgow Coma Scale（表1）

表1. Glagow Coma Scale（GCS）(Jennettら，1977)

A．Eye opening （開眼）		B．Best verbal response （発語）		C．Best motor response （運動機能）	
Spontaneous （自発的に）	4	Orientated （見当識良好）	5	Obeys （命令に従う）	6
To speech （音声により）	3	Confused conversation （会話混乱）	4	Localises （痛み刺激部位に手足をもってくる）	5
To pain （疼痛により）	2	Inappropriate words （言語混乱）	3	Withdraws （逃避） Abnormal Flexion （異常屈曲）	4 3
Nil （開眼せず）	1	Incomprehensible sounds （理解不明の声）	2	Extends （四肢伸展反応）	2
		Nil（発語せず）	1	Nil（全く動かさない）	1

> A、B、C 各項の評価の総和をもって意識障害の重症度とする。
> すなわち、
> 　　A＋B＋C＝3〜15。
> 　　Normal（正常）＝15、Deep coma（深昏睡）＝3

2. 日本式昏睡尺度 Japan Coma Scale（表2）

表2. Japan Coma Scale（JCS）(太田，1997)

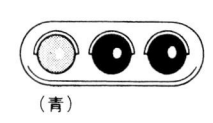

（青）

Ⅰ．刺激しないでも覚醒している状態（1桁で表現）
　　（delirium, confusion, senselessness）
　　1．大体意識清明だが、今1つはっきりしない。
　　2．見当識障害がある。
　　3．自分の名前、生年月日がいえない。

（黄）

Ⅱ．刺激すると覚醒する状態—刺激をやめると眠り込む—
　　（2桁で表現）
　　（stupor, lethargy, hypersomnia, somnolence, drowsiness）
　　10．普通の呼びかけで容易に開眼する。
　　　〔合目的な運動（例えば、右手を握れ、離せ）〕*
　　　　をするし言葉も出るが間違いが多い。
　　20．大きな声または体をゆさぶることにより開眼する。
　　　〔簡単な命令に応ずる。例えば離握手〕*
　　30．痛み刺激を加えつつ呼びかけを繰り返すと辛うじて開眼する。

（赤）

Ⅲ．刺激をしても覚醒しない状態（3桁で表現）
　　（deep coma, coma, semicoma）
　　100．痛み刺激に対し、はらいのけるような動作をする。
　　200．痛み刺激で少し手足を動かしたり、顔をしかめる。
　　300．痛み刺激に反応しない。
　　註　R：Restlessness；I：Incontinence
　　　　A：Akinetic mutism, apallic state
　　例：100-I；20-R

*何らかの理由で開眼できない場合

3．小児の重症度評価

1）Paediatric coma scale (Simpsonら，1982)

	5歳より上 (>5 years)	2歳より 5歳まで (>2～5 years)	1歳より 2歳まで (>1～2 years)	6ヵ月より 12ヵ月まで (>6～12 months)	生後より 6ヵ月まで (birth～6 months)
Eye opening ◆Spontaneously （自発的に）	4	4	4	4	4
◆To speech （呼びかけにより）	3	3	3	3	3
◆To pain （疼痛により）	2	2	2	2	2
◆None （開眼せず）	1	1	1	1	1
Best verbal response （発語） ◆Orientated （指南力）	5	×	×	×	×
◆Words （言葉をしゃべる）	4	4	4	×	×
◆Vocal sounds （雑音を発する）	3	3	3	3	×
◆Cries （泣く）	2	2	2	2	2
◆None （発語せず）	1	1	1	1	1
Best motor response （運動機能） ◆Obeys commands （命令に従う）	5	5	×	×	×
◆Localise pain （疼痛部の認識可能）	4	4	4	4	×
◆Flexion to pain （疼痛刺激に対して屈曲）	3	3	3	3	3
◆Extension to pain （疼痛刺激に対して伸展）	2	2	2	2	2
◆None （全く動かず）	1	1	1	1	1
最高得点（満点）	14	13	12	11	9

〔発語機能に関して〕
　指南力障害の有無は5歳より上の小児では検査できるが，5歳以下の小児では検査することはできない。したがって，1歳より上で5歳以下の幼児では言葉を発すれば4点で満点とし，6ヵ月より12ヵ月までの乳児では，何か音声を発すれば3点で満点とする。

〔運動機能に関して〕
　2歳より上の小児では検者の命令に従って四肢を動かすことができるが，2歳以下の小児では不可能である。したがって，6ヵ月より上で2歳までの乳幼児では疼痛部位を認識できれば4点で満点とし，生後から6ヵ月までの新生児および乳児では疼痛刺激に対して四肢を屈曲することができれば3点で満点とする。

2）Children's Coma Score(CCS) (Raimondiら, 1984)

Ocular response(O) （眼球反応）		Verbal response(V) （言語反応）		Motor response(M) （運動反応）	
pursuit （目で物を追う）	4			flexes & extends （手足を曲げたり、伸ばしたりすることができる）	4
extraocular muscle(EOM) intact, reactive pupils （外眼筋麻痺はなく、対光反射も正常）	3	cries （泣く）	3	withdraw from painful stimuli （痛み刺激に対して逃避運動あり）	3
fixed pupils or EOM impaired （対光反射消失、または外眼筋不全麻痺）	2	spontaneous respirations （自発呼吸）	2	hypertonic （筋緊張亢進）	2
fixed pupils and EOM paralyzed （対光反射消失、かつ外眼筋も麻痺）	1	apneic （無呼吸）	1	flaccid （弛緩）	1

3）乳幼児の日本式昏睡尺度 (坂本, 1978)

Ⅰ．刺激しないでも覚醒している状態 　0．正常 　1．あやすと笑う。但し不十分で声を出して笑わない。　　　　　　　　（ 1） 　2．あやしても笑わないが視線は合う。　　　　　　　　　　　　　　（ 2） 　3．母親と視線が合わない。　　　　　　　　　　　　　　　　　　　（ 3）
Ⅱ．刺激すると覚醒する状態（刺激をやめると眠り込む） 　1．飲み物をみせると飲もうとする。あるいは、乳首をみせればほしがって吸う。（ 10） 　2．呼びかけると開眼して目を向ける。　　　　　　　　　　　　　　（ 20） 　3．呼びかけを繰り返すと辛うじて開眼する。　　　　　　　　　　　（ 30）
Ⅲ．刺激をしても覚醒しない状態 　1．痛み刺激に対し、払いのけるような動作をする。　　　　　　　　（100） 　2．痛み刺激で少し手足を動かしたり顔をしかめたりする。　　　　　（200） 　3．痛み刺激に反応しない。　　　　　　　　　　　　　　　　　　　（300）

II. 機能的重症度評価法

1. Barthel index(Barthel 指数)(表3)

❶ 10項目の評定からなっている。
❷ それぞれの項目について、「独力で行うことができる」、「介助が必要」、および「できない」のいずれであるかを判定する。
❸ 該当する得点を選び、それらを合計する。
❹ 評定されるのは、患者の能力(ability)である。
❺ 最高点は100点である。
❻ 治療を行ってもこの指数に変化がない場合には、リハビリテーションの潜在能力がないと考える。

表3. Barthel index(Mahoneyら, 1965)

	点数 Score		定義 Definition
①食事(食物を切ってもらう必要がある場合には介助) Feeding(if food needs to be cut＝help)	10	自立 (independent)	誰かが食べ物を届く位置に置いてやれば、盆やテーブルから自分自身で食物をとって、食べることができる。補助具が必要な場合はそれを自分でつけなければならず、食物を切ったり、塩やこしょうを使ったり、バターをぬったりなどを自分でできなければならない。これを妥当な時間内に終える。 The patient can feed himself a meal from a tray or table when someone puts the food within his reach. He must put on an assistive device if this is needed, cut up the food, use salt and pepper, spread butter, etc. He must accomplish this in a reasonable time.
	5	介助必要 (with help)	何らかの介助が必要(食物を切ることや、上記の事柄に関して)。 Some help is necessary(with cutting up food, etc., as listed above).
②車椅子からベットへの移動およびその逆(ベット上での起きあがりを含む) Moving from wheelchair to be and return(includes sitting up in bed)	15	自立 (independent)	この活動のすべての過程において自立。患者は車椅子で安全にベットに近づくことができ、車椅子のブレーキをかけ、足台を上げ、安全にベットへ移動し、寝ころび、ベットの脇で座位をとり、必要ならば、安全に車椅子に乗り移れるように車椅子の位置を変え、そして車椅子に戻ることができる。 Independent in all phases of this activity. Patient can safely approach the bed in his wheelchair, lock brakes, lift footrests, move safely to bed, lie down, come to a sitting position on the side of the bed, change the position of the wheelchair, if necessary, to transfer back into it safely, and return to the wheelchair.
	10	介助必要 (with help)	この動作のいずれかの段階で、最小限のなんらかの介助が必要である。あるいは1つ、またはそれ以上の動作を安全に行うためには、患者は注意を喚起されたり、監視されたりする必要がある。 Either some minimal help is needed in some step of this activity or the patient needs to be reminded or supervised for safety of one or more parts of this activity.
	5	介助必要 (with help)	患者は他人の介助なしで座位まで起きあがることができるが、立位になるのに体を引き上げてもらったり、車椅子に乗り移るのにかなりの助けが必要である。 Patient can come to a sitting position without the help of a second person but needs to be lifted out of bed, or if he transfers with a great deal of help.

項目	点	区分	説明
③整容(洗面、整髪、ひげそり、歯磨き) Personal toilet(wash face, comb hair, shave, clean teeth)	5	自立 (independent)	患者は手や顔を洗ったり、髪をとき、歯を磨き、髭をそることができる。患者はどのような種類のかみそりを使ってもよいが、介助なしでかみそりの刃を付けたり、プラグに差し込むことができなければならないし、また、かみそりを引き出しや戸棚から取り出すこともできなければならない。女性の患者は、必要ならば、化粧をしなければならないが、髪を編んだり、整えたりする必要はない。 Patient can wash hands and face, comb hair, clean teeth, and shave. He may use any kind of razor but must put in blade or plug in razor without help as well as get it from drawer or cabinet. Female patients must put on own make-up, if used, but need not braid or style hair.
	0	介助必要 (with help)	
④トイレへの出入り(衣服の始末、拭き、水流しを含む) Getting on and off toilet (handling clothes, wipe, flush)	10	自立 (independent)	患者はトイレへの出入り、着衣の開け締め、衣服が汚れないようにすることができる。そして介助なしでトイレットペーパーを使うことができる。患者は、必要ならば支持のために手すりや他の固定した物を使用してもよい。トイレの代わりに床上便器を使う必要があるならば、患者は椅子の上にそれをおき、空にし、そして洗うことができなければならない。 Patient is able to get on and off toilet, fasten and unfasten clothes, prevent soiling of clothes, and use toilet paper without help. He may use a wall bar or other stable object for support if needed, if it is necessary to use a bed pan instead of a toilet, he must be able to place it on a chair, empty it, and clean it.
	5	介助必要 (with help)	患者は、バランスが悪いために介助が必要であり、また衣服の扱いやトイレットペーパーを使用するのに介助が必要である。 Patient needs help because of imbalance or in handling clothes or in using toilet papaer.
⑤洗体 Bathing self	5	自立 (independent)	患者は、入浴し、シャワーを使い、体を完全に洗うことができる。患者は、これらのことをすべて、他人に付いてもらうことなしに、完全にできなければならない。 Patient may use a bath tub, a shower, or take a complete sponge bath. He must be able to do all the steps involved in whichever method is employed without another person being present.
	0	介助必要 (with help)	
⑥平面歩行(歩行不能の場合は車椅子操作) *歩行不能の場合のみ採点 Walking on level surface(or if unable to walk, propel wheelchair) *score only if unable to walk	15	自立 (independent)	患者は、介助や監視なしで、少なくとも50ヤード歩くことができる。患者は義肢、装具を付けてもよい。そして松葉杖、1本杖やキャスターの付いていない歩行器を使ってもよい。患者は、装具使用の場合には、装具の錠の掛けはずしができなければならず、立位や座位をとることができ、使用する位置で必要な装具を手に入れることができ、また、座位をとる時にはそれらを片づけなければならない(装具の装着は更衣の項で採点する)。 Patient can walk at least 50 yards without help or supervision. He may wear braces or prostheses and use crutches, canes, or a walkerette but not a rolling walker. He must be able to lock and unlock braces if used, assume the standing position and sit down, get the necessary mechanical aides into position for use, and dispose of them when he sits(Putting on and taking off braces is scored under dressing).
	10	介助必要 (with help)	患者は上記のいずれかに関して、介助や監視が必要であるが、ほとんど介助なしで、少なくとも50ヤードを歩くことができる。 Patient needs help or supervision in any of the above but can walk at least 50 yards with a little help.

⑥-a 車椅子操作 Propelling a wheelchair	5		患者は歩行できないが、車椅子を自力で操作することができる。患者は角を曲がったり、回転したり、また車椅子を机、ベットやトイレなどのところへ操縦することができなければならない。患者は少なくとも50ヤード車椅子を進ませることができなければならない。歩行の項で採点した場合には、この項で採点してはならない。 If a patient cannot ambulate but can propel a wheelchair independently. He must be able to go around corners, turn around, maneuver the chair to a table, bed, toilet, etc. He must be able to push a chair at least 50 yards. Do not score this item if the patient gets core for walking.
	0		
⑦階段昇降 Ascend and descend stairs	10	自立 (independent)	患者は、介助や監視なしで、安全に階段を登り、かつ降りることができる。患者は、必要な場合には、手すりや松葉杖、あるいは1本杖を使ってもよいし、使うべきである。患者は、階段の昇降に際して、松葉杖や1本杖を運ぶことができなければならない。 Patient is able to go up and down a flight of stairs safely without help or supervision. He may and should use handrails, canes, or crutches when needed. He must be able to carry canes or crutches as he ascends or descends stairs.
	5	介助必要 (with help)	患者は、上記の項目のいずれかに関して介助や監視が必要である。 Patient needs help with or supervision of any one of the above items.
⑧更衣(靴ひも結び、留め具の使用を含む) Dressing(includes tying shoes, fastening fasteners)	10	自立 (independent)	患者は、すべての衣服を着たり、脱いだり、締めることができる。そして靴ひも(これに替わるものを使う必要がない場合)を結ぶことができる。コルセットや装具が処方されている場合には、動作はそれらの着脱や締めることを含む。ズボン吊り、スポーツ靴や前開きのドレスのような特別は衣類は、必要な場合には使用してもよい。 Patient is able to put on and remove and fasten all clothing, and tie shoe laces(unless it is necessary to use adaptations for this). The activity includes putting on and removing and fastening corset or braces when these are prescribed. Such special clothing as suspenders, loafer shoes, dresses that open down the front may be used when necessary.
	5	介助必要 (with help)	患者は、すべての衣服を着たり、脱いだり、あるいは締めたりするのに介助を要する。患者は、少なくとも半分は自分自身で仕事をしなければならない。患者は適度の所要時間内にこれを成し遂げなければならない。 Patient needs help in putting on and removing or fastening any clothing. He must do at least half the work himself. He must accomplish this in a reasonable time.
			婦人は、ブラジャーやガードルを付ける必要がない場合には、これらの使用に関して採点する必要はない。 Women need not be scored on use of a brassiere or girdle unless these are prescribed garments.
⑨排便コントロール Controlling bowels	10	自立 (independent)	患者は腸のコントロールができ、失敗がない。患者は必要な時に、座薬を使用したり、浣腸したりすることができる(排便訓練を受けた脊髄損傷患者に関して)。 Patient is able to control his bowels and have no accident. He can use a suppository or take an enema when necessary(as for spinal cord injury patients who have had bowel training).
	5	介助必要 (with help)	患者は座薬の使用や浣腸時に介助を必要とするし、また時折、失敗がある。 Patient needs help in using a suppository or taking an enema or has occasional accidents.

⑩排尿コントロール Controlling bladder	10	自立 (independent)	患者は、昼も夜も膀胱をコントロールすることができる。外装具やバッグを使用している脊髄損傷患者は、自力でそれらを装着し、バックを洗ったり空にしたりしなければならない。そして夜も昼も乾燥した状態に保たなければならない。 Patient is able to control his bladder day and night. Spinal cord injury patients who wear an external device and leg bag must put them on independently, clean and empty bag, and stay dry day and night.
	5	介助必要 (with help)	患者は、時々失敗する。また尿器を持ってきてもらうまで、あるいはトイレへ行くまでに間に合わない。また外装具に関して介助を必要とする。 Patient has occasional accidents or cannot wait for the bed pan or get to the toilet in time or needs help with an external device.

2．徒手筋力テストの評価法(表4)

表 4．徒手筋力テストの評価法(長谷川、1993)

5（正常；normal）	年齢、性別および体格からみて、健常側の同名筋と比較して正常と考えられるもの（強い抵抗を与えても、完全に運動できる）。
4（優；good）	正常より弱いが、抵抗に打ち勝って運動できる。
3（良；fair）	重力に抗して関節の全可動域の運動は可能であるが、抵抗を加えるとできないもの。
2（不良；poor）	重力を除去した位置で行えば、全領域の運動が可能なもの。
1（痕跡；trace）	関節の動きはないが、筋肉の収縮は認めるもの。
0（ゼロ；zero）	関節の運動はもちろん、筋肉の収縮も全くみられないもの。

①6段階で評価する。
②すなわち、正常の筋力を5/5とし、低下により4/5、3/5、…、0/5と評価、記録する。

III. 転帰の評価法

1. グラスゴー転帰尺度 Glasgow outcome scale(表5)

表5. Glasgow outcome scale(Jennettら, 1975)

Good recovery (回復良好)	Normal life even though there may be minor neurological and psychological deficits. (正常生活が可能。軽度な神経学的および精神的脱落症状はあってもよい)
Moderate disability (中等度障害)	Disabled but independent (disabilities ; dysphasia, hemiparesis, intellectual and memory deficits, personality change etc). (神経脱落症状や記憶障害などはあるが、日常生活は自力で可能)
Severe disability (重度障害)	Conscious but dependent for daily support. (意識は清明であるが、日常生活は他人の介助が必要)
Persistent vegetative state (植物状態)	Patient who remains unresponsive and speechless for weeks or months until death. (死亡するまで数週間あるいは数カ月間、無反応で発語もない)
Death (死亡)	死亡

2. 日常生活動作(activities of daily living; ADL)(表6)

表6. 日常生活動作による成績評価判定法

ADL I	ほとんど正常に回復したもの(社会復帰)。
ADL II	日常生活はほとんど自力で可能(一部社会復帰可能)。
ADL III	日常生活は可能だが他人の助けを必要とする(社会復帰は困難)。
ADL IV	ねたきり。
ADL V	植物状態。
死亡	

(高血圧性脳出血の外科的治療に関するGrading作製委員会, 1986)

Ⅳ. 治　療

1. Barbiturate 療法

❶実施にあたって必要なモニター
　（ⅰ）血圧
　　　ⓐ90 mmHg 以上に維持。
　　　ⓑ脳灌流圧を 50 mmHg 以上に保った上で頭蓋内圧を下降させることが大切なので、血圧低下の予防（治療）は重要である。
　（ⅱ）心電図
　（ⅲ）中心静脈圧 central venous pressure（CVP）；hypovolemia とならないように。
　（ⅳ）脳波；suppression & burst ＊ がみられる投与量を維持量とする。
　（ⅴ）聴覚脳幹反応（ABR）
　（ⅵ）頭蓋内圧
　　　➡頭蓋内圧 20 mmHg 以下を治療目標とする。
　（ⅶ）炭酸ガス、酸素モニター、あるいは必要に応じて血液ガス分析を行う。

> ＊【Suppression & burst】
> ①suppression とは脳波が著しく抑制された状態（低電位脳波）であり、burst とは theta（θ）波、delta（δ）波や鋭波などの脳波からなる群発波で、数秒間隔で交互に出現する。
> ②suppression & burst の時期は**瞳孔が縮瞳**するので、縮瞳が 1 つの目安である（瞳孔の散大は barbiturate の投与量が多いか、症状の悪化を意味する）。
> ③同量の投与量にもかかわらず suppression の時間が延長する場合は、脳障害が進行している可能性が高い。

❷脳保護作用の機序
　（ⅰ）脳代謝率の低下
　　　➡臨床使用量で、脳代謝率を約 50％低下させることができる。
　（ⅱ）頭蓋内圧下降作用
　　　ⓐ脳浮腫の改善。
　　　ⓑ脳血流量あるいは血液量の減少。
　（ⅲ）脳血流分布の改善
　　　➡健常部位の脳血管を収縮させ、虚血部位へ血流を分布させる。
　（ⅳ）free radical scavenger としての作用
　　　ⓐ脳虚血部位では遊離基（free radical）が増加し、特に酸素の遊離基が脂質を過酸化して細胞膜を破壊する。
　　　ⓑbarbiturate は、この遊離基を処理する作用（scavenger）を持つ。
❸合併症
　（ⅰ）心筋抑制➡血圧低下

(ⅱ) 易感染性；肺炎
(ⅲ) 肝・腎機能障害
(ⅳ) 低K血症；pentobarbital 使用の場合。
(ⅴ) 高Na血症
(ⅵ) 止血・凝固能の低下。

2. 抗てんかん薬

1) 抗てんかん薬の薬物動態値（表7）

表 7. 抗てんかん薬の薬物動態値(國本ら，1997 より抜粋)

商品名（略称）	投与量(mg/kg/day) 成人	投与量(mg/kg/day) 小児	定常状態に達する時間(日) 成人	定常状態に達する時間(日) 小児
フェニトイン(PHT)	3-5	5-8	6-10	6-10
フェノバルビタール(PB)	1.5-2.0	3-4	約28	10-18
プリミドン(PRM)	10-15	10-15	2-4	2-4
カルバマゼピン(CBZ)	10-20	10-20	4-6	4-6
バルプロ酸ナトリウム(VPA)	10-30（最大50）	10-20	2-4	
エトスクシミド(ESM)	10-20	10-20		6-10
ゾニサミド(ZNS)	4-10（最大12）	3-10	14-17	
クロナゼパム(CZP)	0.05-0.2（最大0.25）		4-6	
ニトラゼパム(NZP)	0.1-0.5		3-4	
ジアゼパム(DZP)			4-6	3-5

2) 抗てんかん薬の相互作用

抗てんかん薬は単剤投与が原則であるが、時には多剤投与が必要なことがある。その場合の相互作用は、表8の如くである。

表 8. 抗てんかん薬の相互作用(渡辺, 1987)

投与中の薬剤	追加薬剤とそれによる効果
PB	CBZ →、PHT ↑、VPA ↑
PHT	CBZ ↑、PB →、PRM →、VPA ↓
CBZ	PB ↓、PHT ↓、PRM ↓
PRM	CBZ ↓ (PB)、PHT ↓ (PB)、VPA ↑
VPA	CBZ ↓、PB ↓、PHT ↓、PRM ↓
血中濃度：→不変、↑増加、↓減少、(PB) PRM 由来のPB	
略語は表7を参照。	

V．まとめ

1．脳外傷の生化学的変化(平川, 1996)

脳振盪	脳挫傷部周辺
①脳幹背側部でグルコース代謝の亢進。 ②脳幹背側部で細胞外カリウムの上昇。 ③コリン作動性の過刺激状態。 ④海馬で興奮性アミノ酸の放出。	①ATP の低下。 ②クレアチンリン酸の低下。 ③血清 P の低下。 ④乳酸の蓄積。 ⑤カテコールアミンおよびグルタミンの上昇。 ⑥細胞外 K$^+$ および細胞内 Ca^{++} の高値。

2．頭蓋内圧と頭蓋内圧亢進

❶頭蓋内圧；頭蓋内容物(血液量、髄液量、脳容積)の変化によって上下する。
❷頭蓋内圧亢進時の圧波
　（ⅰ）A 波(plateau)、B 波および C 波がある。
　（ⅱ）A 波は、慢性頭蓋内亢進例にみられることが多い。
❸頭蓋内圧亢進による病態
　（ⅰ）脳循環障害の発生
　（ⅱ）脳浮腫の発生
　（ⅲ）脳ヘルニアの発生

3．脳ヘルニア

❶**中心性ヘルニア**では、障害が**間脳から**始まる。
❷**鉤ヘルニア**では、**動眼神経が最初に障害**される。

4．血液脳関門 Blood-brain barrier(BBB)を欠く組織

❶脳室周囲器官群(circumventricular organ)は、血液脳関門を欠く。
❷脳室周囲器官群

> （ⅰ）交連下器官(subcommisural organ)、（ⅱ）脳弓下器官(subfornical organ)、（ⅲ）終板器官、（ⅳ）松果体(pineal body)、（ⅴ）神経下垂体(下垂体後葉)、（ⅵ）下垂体漏斗部(infundibulum)、（ⅶ）正中隆起(median eminence)、（ⅷ）灰白結節(tuber cinereum)、（ⅸ）下丘陥凹器官、（ⅹ）傍室器官(paraventricular organ)、（ⅺ）最後野(area postrema)、（ⅻ）脈絡叢結合組織。

5．植物状態

❶自力での移動不能。
❷自力での摂食不能。
❸糞尿は失禁状態。
❹目で物を追うことはできるが、認識はできない。
❺「手を握れ」、「口を開けろ」などの簡単な命令に応じることもあるが、それ以上の意志の疎通はできない。
❻声は出すが、意味のある発語はない。
❼以上の6項目を満たす状態が、3カ月以上経過した場合。

6．脳死 Brain death

❶定義；脳幹を含めた全脳の機能の不可逆的喪失、すなわち回復不可能な脳機能の喪失した状態をいう。
❷脳死と判定するための**必須項目（判定基準）**
　（ⅰ）深昏睡（JCS；300、GCS；3）
　（ⅱ）両側瞳孔径4 mm以上、瞳孔固定。
　（ⅲ）脳幹反射の消失
　　　ⓐ対光反射の消失、ⓑ角膜反射の消失、ⓒ毛様脊髄反射の消失、ⓓ眼球頭反射の消失、
　　　ⓔ前庭反射の消失、ⓕ咽頭反射の消失、ⓖ咳反射の消失
　（ⅳ）平坦脳波
❸観察時間
　➡第1回目の脳死判定が終了した時点から**6時間以上を経過した時点**で、第2回目の脳死判定を開始する。
❹脳死の判定時刻；第2回目の脳死判定終了時をもって脳死と判定する。
❺除外例
　（ⅰ）脳死と類似した状態になりうる症例
　　　ⓐ急性薬物中毒
　　　ⓑ低体温、直腸温、食道温の深部温が32℃以下。
　　　ⓒ代謝・内分泌障害
　（ⅱ）15歳未満の小児；臓器の移植に関する法律施行規則では医学的観点から6歳未満の者を除外しているが、法的な本人の意思確認の観点からは15歳未満の者の法的脳死判定は行わない。
　（ⅲ）知的障害者など、本人の意思表示が有効でないと思われる症例。

> ※ Lazarus（ラザロ）徴候とは、人工呼吸器をはずした後にみられる上肢の自動運動（脊髄由来）をいう。この運動は下肢にはみられない。

7．症候群

1）Battered child syndrome（被虐待児症候群）
❶手などによる頭部や顔面への殴打によることが多い。
❷加害者は、両親のことが多い。
❸3歳以下、特に2歳以下の乳幼児に多い。
❹症状・徴候
　（ⅰ）意識障害が最も多い。
　（ⅱ）次いで、眼底出血、運動障害、けいれんの順である。
❺長管骨骨折を認める。
❻頭蓋骨骨折の特徴
　（ⅰ）線状骨折が多い。
　（ⅱ）両側性、多発性が多い。
　（ⅲ）縫合線を越える。
❼頭蓋内病変では、硬膜下血腫が最も多い。
❽硬膜下血腫の特徴
　（ⅰ）急性例、重症例が多い。
　（ⅱ）両側性が大部分である。
　（ⅲ）半球間裂硬膜下血腫も特徴。
❾後遺症を残すものが多い。
　← Tin ear syndrome（一側の外耳への鈍的外傷により、外耳と同側の脳浮腫および眼底出血を
　　きたす症候群；47頁）において、小児虐待の既往を認めることがある。

2）Shaken baby syndrome（乳児振動症候群）
❶頭部、顔面、頸部の軟部組織や骨に外傷を認めることはない。
❷2歳以下、特に6カ月以下の乳児に好発する。
❸硬膜下出血、くも膜下出血や眼底出血を認める。
❹長管骨骨折を認める。
❺頸髄損傷の所見を認めることもある。

3）播種性血管内凝固症候群（disseminated intravascular coagulation；DIC）の診断基準（表9）

表9．DICの診断基準（坂田，1999）

	得点
Ⅰ．基礎疾患	
あり	1
なし	0
Ⅱ．臨床症状	
1）出血症状（注1）	
あり	1
なし	0
2）臓器症状	
あり	1
なし	0
Ⅲ．検査成績	
1）血清FDP値（μg/ml）	
40≦	3
20≦　　＜40	2
10≦　　＜20	1
10＞	0
2）血小板数（×10³/μl）（注1）	
50≧	3
80≧　　＞50	2
120≧　＞80	1
120＜	0
3）血漿フィブリノゲン濃度（mg/dl）	
100≧	2
150≧　＞100	1
150＜	0
4）プロトロンビン時間	
時間比（正常対照値で割った値）	
1.67≦	2
1.25≦　＜1.67	1
1.25＞	0
Ⅳ．判定（注2）	
1）7点以上　　　DIC	
6点　　　　　　DICの疑い（注3）	
5点以下　　　　DICの可能性少ない	
2）白血病その他注1に該当する疾患	
4点以上　　　DIC	
3点　　　　　DICの疑い（注3）	
2点以下　　　DICの可能性少ない	
Ⅴ．診断のための補助的検査成績，所見	
1）可溶性フィブリンモノマー陽性	
2）D-Dダイマーの高値	
3）トロンビン-アンチトロンビンⅢ複合体の高値	
4）プラスミン-α_2プラスミンインヒビタ複合の高値	
5）病態の進展に伴う得点の増加傾向の出現，特に数日内での血小板数あるいはフィブリノゲンの急激な減少傾向ないしFDPの急激な増加傾向の出現	
6）抗凝固療法による改善	
Ⅵ．注1：白血病および類縁疾患，再生不良性貧血，抗腫瘍薬投与後など骨髄巨核球減少が顕著で，高度の血小板減少をみる場合は，血小板数および出血症状の項は0点とし，判定はⅣ-2）に従う	
注2．基礎疾患が肝疾患の場合は以下のとおりとする	
a．肝硬変および肝硬変に近い病態の慢性肝炎（組織上小葉改築傾向を認める慢性肝炎）の場合には，総得点から3点減点した上で，Ⅳ-1）の判定基準にしたがう	
b．劇症肝炎および上記を除く肝疾患の場合は，本診断基準をそのまま適用する	
注3：DICの疑われる患者で，Ⅴ診断のための補助的検査成績，所見のうち2項目以上満たせばDICと判定する	
Ⅶ．除外規定	
1）本診断基準は新生児，産科領域のDICの診断には適用しない	
2）本診断基準は劇症肝炎のDICの診断には適用しない	

4）非ケトン性高浸透圧性糖尿病性昏睡の検査所見

❶著明な高血糖（600 mg/dl 以上）。
❷著明な高浸透圧血漿（350 mOsm/kg 以上）。
❸高度な脱水。
❹ケトーシスやアシドーシスはないかあつても軽度。

5）Horner 症候群の3症状

❶病側の縮瞳（瞳孔散大筋の麻痺）；軽度
❷病側の眼瞼下垂（上瞼板筋の麻痺）または眼裂狭小（上および下瞼板筋の麻痺）。
　➡本症候群の眼瞼下垂は動眼神経麻痺時の完全麻痺と異なり、瞳孔の上縁にわずかにかかる程度である。
❸病側の眼球陥凹。

6）抗利尿ホルモン分泌異常症候群（SIADH）
（1）診断基準
❶血漿浸透圧の低下。
❷低 Na 血症（←他の原因による低 Na 血症を除外することが必要）
❸尿中の Na 高値。
❹尿浸透圧＞血清浸透圧
❺臨床的な脱水症状なし。
❻腎機能は正常。
❼飲水制限で症状改善。

（2）治療
❶水制限
❷本症候群でみられるけいれん発作に対して、抗けいれん薬は無効である。

7）Punch-drunk syndrome（殴打酩酊症候群＝Boxer's syndrome）(太田, 2000)
❶ボクサーにみられる慢性外傷性脳症（chronic traumatic encephalopathy）の重症型。
❷症状
　➡歩行障害や痴呆は認めるが、「**排尿障害がない**」のが特徴。
❸危険因子
　（ⅰ）ボクシング歴の期間とともに、本症候群の危険性が上昇する。
　（ⅱ）20 以上の試合数。
　（ⅲ）ノックアウトされ難いボクサー。
　（ⅳ）プロボクサー

8）脂肪塞栓症候群の診断
❶錯乱
❷呼吸困難
❸皮膚の点状出血。
❹低酸素症（hypoxia）
　➡動脈血液ガス所見で、酸素分圧の低下（PaO_2＜70 mmHg）。
❺血清リパーゼの増加。
❻胸部エックス線撮影➡綿毛状陰影（snow storm shadow）

9）神経原性肺水腫の治療
❶人工呼吸器（PEEP）使用による低酸素血症の是正。
❷dobutamine 投与による肺動脈楔入圧の低下および心収縮能の増強。
　➡ dobutamine が第一選択。
❸血漿循環適正のために、利尿剤（例；フルセマイド）、副腎皮質ステロイド薬、モルヒネ、α-blocker、低分子デキストラン、ジギタリスなどを使用する。

❹頭蓋内圧のコントロール
（ⅰ）高浸透圧薬の投与。
（ⅱ）過換気療法
（ⅲ）Barbiturate の投与。

快適空間

★好きなように使ってね！

8. 各疾患

1) 外傷性脳神経損傷

❶障害される脳神経
　（ⅰ）嗅神経が最も損傷を受けやすい。
　（ⅱ）次いで、聴覚障害(聴神経損傷、中耳および内耳障害を含む)＞顔面神経損傷＞視神経損傷
　　（視交叉を含む）＞三叉神経損傷＞外転神経損傷≧動眼神経損傷の順(Hughes, 1964)。

❷原因；通常、頭蓋底骨折により生じる。

❸小児では頭蓋底骨折を起こしにくいので、外傷性脳神経障害は少ない。

❹各脳神経損傷と特徴

嗅神経損傷	ⓐ外傷性脳神経損傷のうち、侵される頻度が最も高い。 ⓑ前頭部打撲によることが多い。 ⓒ重症頭部外傷に多く、また通常、1週間以上の外傷後健忘(PTA)を伴う。 ⓓ完全嗅覚脱失例が多く、かつ両側性が多い。
視神経損傷	ⓐ視神経管内で障害されることが最も多い。 ⓑオートバイ事故によることが多い。 ⓒ眼窩上外側縁の打撲によることが圧倒的に多い。 　➡穿通性外傷よりも、閉鎖性頭部外傷によることが多い。 ⓓ視神経管開放術 　①適応症例 　　・視力が光覚弁以上の症例。 　　　※受傷直後より完全盲の症例は、適応外。 　　・視力が進行性に悪化する例。 　②手術時期 　　➡受傷後1〜2週間以内。 ⓔ自然回復する場合には、外傷後数日で回復し始め、ほぼ5〜6週間までに回復する。
動眼神経、滑車神経、および外転神経損傷	ⓐ眼運動神経の中では、外転神経の損傷が最も多い。 ⓑ動眼神経損傷 　①前頭部や後頭部打撲で生ずる。 　②一側性麻痺、不完全麻痺が多い。 　③単独損傷は稀。 ⓒ滑車神経損傷 　①単独損傷は稀で、ほとんどは動眼神経麻痺を合併する。 　②両側性の麻痺は、通常、重症頭部外傷に合併する。
三叉神経損傷	第1枝である前頭神経(眼窩上神経 supraorbital nerve や滑車上神経 supratrochlear nerve)が障害されることが多い。
顔面神経損傷	ⓐ即発性の顔面神経麻痺 　①受傷直後から発生。 　②骨折による直接の顔面神経損傷によることが多い。 　③錐体骨横骨折に多い。 ⓑ遅発性の顔面神経麻痺 　①顔面神経の出血・浮腫による。 　②錐体骨縦骨折に多い。 　③予後は良好。
聴神経障害	ⓐ錐体骨骨折により生ずる。 ⓑ顔面神経との合併損傷が多い。
舌咽神経、迷走神経、副神経、および舌下神経損傷	ⓐこれらの脳神経損傷は極めて稀。 ⓑ後頭蓋窩(頸静脈孔付近)骨折に際してみられる。

2 ）錐体骨骨折
 （1）縦骨折
  ❶錐体骨骨折の 80％を占め、最も多い。
  ❷側頭骨鱗状部に外力（頭蓋の横方向からの外傷）が加わり生じる。
  ❸半数に髄液耳漏をきたす。
  ❹顔面神経麻痺は少ない（20％）。
   （ⅰ）遅発性のことが多い。
   （ⅱ）自然に回復することが多い。
  ❺伝音系難聴をきたす。

 （2）横（垂直）骨折
  ❶外力の強さは縦骨折より大きい力が必要で、そのため縦骨折より重症例が多い。
  ❷後頭・乳突部や前頭部に外力が加わり生じる。
  ❸髄液耳漏は稀。
  ❹顔面神経麻痺は半数にみられる。
   （ⅰ）即発性が多い。
   （ⅱ）永続的
  ❺感音系難聴、眩暈をきたす。

3 ）眼窩吹抜け骨折 Blow-out fracture
 ❶眼窩部に、眼窩径より大きい物体が当たることにより、眼窩下壁や内側壁に破裂骨折をきたすのをいう。
 ❷眼窩下壁に骨折を認めることが多い。
  ➡骨折部に嵌頓するのは、下斜筋や下直筋。
 ❸治療；通常、2～3週間保存的治療を行う。

4 ）両側性硬膜外血腫
 ❶前後方向からの外力により発生する。
 ❷出血源は、静脈性のことが多い。
 ❸手術優先順位
  （ⅰ）血腫量に差がある場合➡血腫の大きい側より。
  （ⅱ）血腫量に差がない場合➡優位半球側より。

5 ）硬膜下血腫
 （1）半球間裂硬膜下血腫
 ❶後頭部打撲によることが多い。
 ❷症状の発現形式
  （ⅰ）小児および高齢者では、発症が急激でないことが多い。
  （ⅱ）青年では、通常の円蓋部硬膜下血腫と同様で、急激発症。

❸血腫の部位は、大部分は片側性で、脳梁の上の頭頂・後頭部。
❹頭蓋骨骨折を伴うことは少ない。

(2) 急性硬膜下血腫の急速消失例
❶好発年齢
　➡若年者に多いが、高齢者にも発生する。
❷血腫消失までの期間
　➡3日以内で、半数は6時間以内に消失する。
❸若年者と高齢者との比較

	若年者	高齢者
脳腫脹	認める。	ないか、軽微。
単純CT所見	①高吸収域。	髄液を混じた混合吸収域。
	②薄い硬膜下血腫。	厚い。
	③midline shift が強い。	midline shift が軽微。

(3) 急性硬膜下血腫の予後不良因子
❶受傷機転➡オートバイ事故
❷年齢➡65歳以上
❸入院時の意識状態➡Glasgow coma scale(GCS)が3あるいは4。
❹術後の頭蓋内圧➡45 mmHg以上

(4) 特発性硬膜下血腫
❶出血源は、脳表の皮質動脈。
❷好発部位は、シルビウス裂近傍。

6) 慢性硬膜下血腫
(1) 慢性硬膜下血腫の再発に影響を与える因子
❶脳の再膨隆が、最も重要な因子。
❷脳の再膨隆を阻害する因子
　(ⅰ)厚い血腫被膜。
　(ⅱ)年齢(高齢者)
　(ⅲ)血腫腔内の残存空気量。
　(ⅳ)脳梗塞の既往歴のある例や抗凝固薬服用患者。

(2) 器質化あるいは石灰化慢性硬膜下血腫
❶石灰化慢性硬膜下血腫のうち、大脳表面が"胸に鎧をつけた状態(armored heart)"と同程度に石灰化で覆われた慢性硬膜下血腫を、"armored brain(鎧をきた脳)"という(Ludwigら、1983)。
❷好発年齢は、通常の慢性硬膜下血腫より若年層。

（3）くも膜嚢胞と慢性硬膜下血腫との合併
❶好発年齢
　➡16〜28歳で、通常の慢性硬膜下血腫よりかなり若年である。
❷性別；ほとんどが、男性である。
❸血腫の部位
　➡ほとんどが、くも膜嚢胞と同側に発生する。
❹治療
　（ⅰ）「慢性硬膜下血腫の洗浄のみでよい」、
　（ⅱ）「両者（くも膜嚢胞と慢性硬膜下血腫）を同時に除去すべき」、との両者の意見がある。

7）遅発性頭蓋内出血
　❶遅発性硬膜外血腫
　　（ⅰ）出血源は、静脈性のことが多い。
　　（ⅱ）若年者に多く（半数は20歳以下）、40歳以上には少ない。
　❷遅発性大脳内出血
　　（ⅰ）受傷原因は、転落事故が最も多い。
　　（ⅱ）対側損傷（contrecoup injury）によることが多い。
　　（ⅲ）比較的高齢者で、男性に多い。
　　　　⬅小脳の遅発性出血では、若年者に多い。

8）分娩時頭部外傷
　（1）頭血腫（cephalohematoma）―軟部組織の損傷―
❶骨膜下血腫である。
❷血腫は、縫合や泉門を越えない。

　（2）頭蓋骨骨折
　　➡陥没骨折が多い。

　（3）頭蓋内出血
❶硬膜外血腫
　➡鉗子分娩や骨盤位分娩によることが多い。
❷硬膜下血腫
　（ⅰ）頭蓋内出血の中で、発生頻度が最も高い。
　（ⅱ）テント裂傷によることが最も多い。
　（ⅲ）出血源は静脈性が多い。
　（ⅳ）発生しやすい因子
　　　ⓐテント裂傷による硬膜下血腫
　　　　①初産、②満期産、③器械分娩
　　　ⓑテント裂傷を伴わない硬膜下血腫

①初産、②母親の年齢が 30 歳未満。
❸（脳室）上衣下出血
　（ⅰ）出血源は、脳室周囲に存在する germinal matrix で、通常、静脈性である。
　（ⅱ）未熟児、男児に多い。
　　　📖脈絡叢出血は成熟児に好発する。
　（ⅲ）Monro 孔近傍に好発する。
　（ⅳ）尾状核頭部に多く認められる。
　（ⅴ）高齢出産および初産の場合に発生しやすい。

9）びまん性（DBI）と非びまん性軸索損傷（non-DBI）との比較 (Adamsら，1982 より作製)

	DAI	non-DAI
①受傷機転	交通事故が多い。	交通事故に比べて転落事故がやや多い。
②意識清明期（lucid interval）	なし	みられる（44％）
③頭蓋骨骨折の発生	低い（29％）	高い（86％）
④頭蓋内血腫の発生	低い（11％）	高い（67％）
⑤脳挫傷	DAI の方が、non-DAI に比べて挫傷の程度は軽い。	
⑥頭蓋内圧亢進の発生	56％（non-DAI に比して頻度は低い）	87％
⑦生存期間（中央値）	12 日（DAI の生存期間の方が non-DAI より長い）。	3 日
ⓐ年齢、性別では、両者に差はない。ⓑ脳腫脹（brain swelling）の発生は、両者で差はない。		

10）小児頭部外傷

（1）一般的特徴
❶脳の重量は生後 1 年で、成人の脳重量の 2/3 から 5/6 に達している（体重は成人の 1/7〜1/8）。
❷脳の容積は生後 2 カ月で 50％増加、生後 10 カ月で 100％増加し、1 年後では 135％増となる。
❸帽状腱膜下血腫や骨膜下血腫を生じやすく、大きくなりやすい。
❹鋭利な物による外傷で容易に頭蓋骨を穿孔する（←穿通性外傷を生じやすい）。
❺線状骨折の形は、稲妻の様なジグザグ状となる。
❻陥没骨折（ピンポン球骨折）をきたしやすいが、線状骨折や粉砕骨折にはなりにくい。また頭蓋底骨折も少ない。
❼直撃損傷が多い。
　➡対側損傷 contrecoup injury（65 頁）の発生頻度は低い。
❽骨折に際して硬膜損傷が起きやすい。
　➡頭蓋底骨折の際には硬膜も破れ、髄液漏を生じやすい。
❾縫合離開骨折が起きやすい。

⓾線状骨折による中硬膜動脈の損傷は少なく、それによる硬膜外血腫は起きにくい。
　➡骨折なしに硬膜外血腫が発生する。
⓫硬膜下血腫を作りやすい。
⓬脳浮腫をきたしやすい。
⓭ショックに陥りやすい。
⓮眼底出血をきたしやすい。
⓯受傷直後からの意識障害の発現頻度は低い。

(2) 拡大性頭蓋骨骨折(Growing skull fracture)の発生しやすい因子
❶3歳以下、特に1歳以下の乳幼児の頭蓋骨骨折。
❷受傷時の骨折線の幅が4～5 mmのもの。
❸骨折時の硬膜やくも膜の断裂。

(3) 急性硬膜下血腫 Acute subdural hematoma
❶小児の頭蓋内血腫の中で最も頻度が高い。
❷2歳未満、特に1歳以下に圧倒的に多い。
❸2歳未満の乳幼児では、軽微な外傷により発生することが多い。
　⬅6歳以降では、交通事故によることが多い。
❹2歳未満の硬膜下血腫は、脳挫傷を伴わないことが多い。
❺後頭部打撲が多い。

(4) 慢性硬膜下血腫 Chronic subdural hematoma
❶2歳以下の乳幼児に多い(ピークは生後3～6カ月)。
❷両側性が多い。
❸単純CT
　(ⅰ)低吸収域のことが多い。
　(ⅱ)脳室拡大やくも膜下腔の拡大を伴っている。

11) 高齢者頭部外傷
❶受傷原因としては、全体では転落・転倒事故が最も多く、重症例では交通事故(歩行者や二輪車)が多い。
❷線状骨折や粉砕骨折が起きやすい。
　⬅陥没骨折は生じにくい。縫合離開骨折は生じにくい。
❸硬膜下血腫が起こりすい。硬膜外血腫は起きにくい。
❹頭蓋底骨折では、髄液漏を合併しやすい。
❺脳内血腫を生じやすい。
❻脳挫傷をきたしやすい。
　(ⅰ)対側損傷(contrecoup injury)が多い。
　(ⅱ)両側前頭葉に多い。

（ⅲ）病巣が多発すること(multiple lesion)が多い。
❼びまん性脳腫脹(diffuse cerebral swelling)の発生頻度は低い。
❽脳機能の回復が悪く、症状が遷延化する。
❾予後
　（ⅰ）転帰不良例が多く、加齢とともに死亡率は高くなる。
　（ⅱ）予後不良因子
　　　ⓐGlasgow coma scale(GCS)が3〜5点の症例。
　　　ⓑ急性硬膜下血腫例
　　　ⓒ脳実質の多発性の出血性病変例。
　　　ⓓCTでhemispheric swellingを認める症例。
　　　ⓔ低血圧や低酸素症を惹起する多発外傷例。

12) Talk and Deteriorate
❶好発年齢；60歳以上に多い。
❷単純エックス線CT所見(Lobatoら, 1991)
　（ⅰ）全体
　　　ⓐ占拠性病変の中では、脳挫傷や脳内血腫が最も多い。
　　　ⓑ次いで、硬膜外血腫＞硬膜下血腫。
　（ⅱ）年代別
　　　ⓐ20歳以下
　　　　➡びまん性脳損傷（39％）＞硬膜内病変（32％）
　　　ⓑ40歳以上
　　　　➡硬膜内病変（脳内血腫と脳挫傷、および硬膜下血腫；79％）＞硬膜外血腫（18％）
❸特徴(柴田ら, 1989)
　（ⅰ）60歳以上の高齢者に多い。
　（ⅱ）脳内血腫の拡大、あるいは遅発性脳内血腫によるものが多い。
　（ⅲ）増悪(deteriorate)までの時間は、2〜10時間と短時間であることが多い。
❹予後
　（ⅰ）一般に、予後不良。
　（ⅱ）高齢者ほど不良。
❺死亡に関与する因子(Marshallら, 1983)
　（ⅰ）加齢(advanced age)➡60歳以上では、死亡率が高い。
　（ⅱ）初回CTにおける正中構造物の偏位の程度。
　　　ⓐ偏位の程度が強くなるほど、死亡率は高くなる。
　　　ⓑ15 mm以上の偏位を呈する症例では、死亡率が高い。
　（ⅲ）硬膜下血腫の存在。

13) 外傷性くも膜下出血
❶重症例ほど、発生頻度は増加する。

❷側頭部や後頭部打撲例に多い。
❸半数に、打撲部位の頭蓋骨に骨折を認める。

【単独性外傷性くも膜下出血の特徴】
①概念
　ⓘ脳挫傷やびまん性軸索損傷（DAI）などを伴わずに、一次的（単独）にくも膜下出血をきたしているものをいう。
　ⓘⓘ通常、脳底槽（basal cistern）に厚いくも膜下出血を認める。
②受傷原因
　ⓘ暴行によることが最も多い。
　ⓘⓘ転落や交通事故によることは稀。
③誘因；アルコールの飲用。
④破綻血管；椎骨動脈の破綻によることが最も多い。
⑤好発年齢・性別；若年者（20〜30歳）、男性に多い。
⑥受傷時より意識障害を認め、予後は極めて不良。

14）外傷性脳血管攣縮
　❶重症例ほどその発生頻度は高い。
　❷くも膜下出血のない症例にもみられる（10〜30％）。
　❸血管攣縮の期間は、通常、短いことが多い。

15）外傷性血管障害
　（1）血管閉塞
　❶頸部の内頸動脈に好発する。
　　（ⅰ）発症時期は、外傷後24時間以内、特に8〜10時間頃が最も多い。
　　（ⅱ）分岐部より1〜3 cm上方（遠位部）に認めることが多い。
　❷頸部の椎骨動脈閉塞は、一般に第1、2頸椎周辺に好発するが、頸椎骨折や脱臼のある例では第6頸椎から第2頸椎のどのレベルにも発生する。
　❸頭蓋内の内頸動脈閉塞の好発部位は、C2部（床突起上部 supraclinoid portion）。

　（2）脳動脈瘤
　❶ほとんどが仮性動脈瘤である。
　❷閉鎖性頭部外傷によることが多い。
　　（ⅰ）交通事故によることが多い。
　　（ⅱ）半数に頭蓋骨骨折を伴っている。
　❸穿通性外傷では、銃弾創より刺創により発生する方が多い。
　❹若年者に好発する。
　❺好発部位

（ⅰ）全体

　　ⓐ内頸動脈領域が最も多い。

　　　➡海綿静脈洞部が最も多い。

　　ⓑ次いで、中大脳動脈領域＞前大脳動脈領域の順。

（ⅱ）年齢別

　　ⓐ15歳以下の小児では、前大脳動脈末梢部に多い。

　　ⓑ成人では、中大脳動脈末梢部に多い。

（ⅲ）末梢型では、中大脳動脈領域に多い。

❻破裂時期は、外傷後2～3週間以内が最も多い。

❼動脈瘤の形成時期は、1～2週間。

❽術中破裂しやすい。

❾脳血管造影所見

> （ⅰ）動脈瘤は遅い動脈相で造影される(delayed filling)。
> （ⅱ）動脈瘤の造影程度が淡い。
> （ⅲ）動脈瘤が比較的長く描出されている。
> （ⅳ）壁が不整。
> （ⅴ）動脈瘤の頸部(neck)が欠如、あるいは不明瞭。
> （ⅵ）動脈瘤が末梢部にみられる。
> （ⅶ）追跡検査により、動脈瘤の大きさが変化する。

❿自然消失

　➡頻度は約10％で、ほとんどは脳表の皮質動脈に発生したもの。

（3）頸動脈・海綿静脈洞瘻（CCF）

❶ほとんどが、外傷後2カ月以内に発症する。

❷重症頭部外傷ほど発生頻度が高い。

❸前頭部打撲による頭蓋底骨折例に多い。

❹外傷性と特発性との比較

	外傷性	特発性（硬膜動静脈奇形）
好発年齢	若年者	中年
性別	男性	女性
症状 （3主徴）	①3主徴は明瞭。 ②頭痛は少ない。	①3主徴の程度は軽い。すなわち、眼球突出の程度は軽く、非拍動性のこともある。また、血管雑音のない例もある。 ②頭痛が多い。
瘻の形成	内頸動脈	内頸動脈と外頸動脈。ときに椎骨動脈。
動静脈短絡	大きく、短絡血流量は多い。	小さく、短絡血流量は少ない。
自然治癒率	低い(17％)	高い(30～60％)

16）スポーツによる頭部外傷

野球	①急性硬膜外血腫や脳挫傷を生ずることがある。 ②眼窩吹抜け骨折(blow-out fracture)を生ずることがある。
ゴルフ	➡打撲直下に脳挫傷や脳内血腫が発生することがある。
柔道	①打撲の部位は、後頭部が圧倒的に多い。 ②頭蓋骨骨折を伴うことはない。 ③急性硬膜下血腫が多い。通常、脳挫傷を伴わない。
スケート	①打撲の部位は、後頭部が圧倒的に多い。 ②頭蓋骨骨折を伴うことは少ない。 ③外傷後健忘(posttraumatic amnesia；PTA)を認めることが特徴。 　①PTAの長さは、その約半数が10分以内、ほとんどが24時間以内。 　②PTAの長さは、後頭部を打撲したものより、顔面を打撲したものの方が長い。 ④硬膜下血腫が発生することはない。
落馬	①意識障害の時間が長い。 ②脳挫傷を生ずる。 ③頭蓋骨骨折や脳内血腫を発生することはない。 ④複雑な落馬の仕方では、頸椎あるいは頸髄損傷が発生しうる。
フットボール	➡衝撃が激しい場合は、急性頭蓋内血腫や脳挫傷、あるいは頸髄損傷をきたす。
スノーボード	①頭蓋骨骨折は25%に認めるが、その半数は線状骨折である。 ②頭蓋内出血では、急性硬膜下血腫が最も多い。 　急性硬膜下血腫は、 　①初心者に多い。 　②緩斜面で発生する。 　③意識清明期がある。 　④しばしば脳挫傷や脳腫脹を伴う。
ボクシング	①急性硬膜下血腫が最も多い。 ②頭蓋骨骨折は非常に稀。 ③死亡例 　①ほとんどが、キャリアの短い人である。 　②硬膜下血腫や脳内出血を認める。 　③ほとんどが、脳挫傷を合併している。

【参考文献】

頭部外傷に必要な臨床解剖

(1) De Grood MPAM：Skull fractures (Vinken PJ and Bruyn GW：Handbook of Clinical Neurology Vol. 23), pp 387-402, North-Holland Publishing Company, Amsterdam, 1975.
(2) Di Chiro G, Fisher RL, Nelson KB：The jugular foramen. J Neurosurg 21：447-460, 1964.
(3) 金子丑之助：日本人体解剖学第1巻. 357-373頁, 南山堂, 東京, 1974.
(4) 勝田俊郎, 松島俊夫, 福井仁士, ほか：頸静脈孔の微小外科解剖[河瀬斌(編)：顕微鏡下手術のための脳神経外科解剖X；頭蓋底手術のための髄膜構造と発生], 103-111頁, サイメッド・パブリケーションズ, 東京, 1998.
(5) Kristiansen K：The scalp (Rowbotham GF：Acute injuries of the head), pp 301-304, Livingstone, Edinburgh and London, 1964.
(6) Kveton JF, Cooper MH：Microsurgical anatomy of the jugular foramen region. Am J Otol 9：109-112, 1988.
(7) 松野眞雄, 詠田眞治, 井上亨, ほか：頸静脈孔とその近傍部の微小外科解剖[宜保浩彦(編)：顕微鏡下手術のための脳神経外科解剖V；穿通枝と頭蓋底の外科解剖], 159-166頁, サイメッド・パブリケーションズ, 東京, 1993.
(8) 大西建治, 永井健司, 森野道晴, ほか：頸静脈孔に対する経錐体到達法[吉本智信(編)：顕微鏡下手術のための脳神経外科解剖VIII；基本外科解剖と応用外科解剖], 107-117頁, サイメッド・パブリケーションズ, 東京, 1996.
(9) Plauché WC：Fetal cranial injuries related to delivery with the Malmström vacuum extractor. Obstet Gynecol 53：750-757, 1979.
(10) Rhoton AL Jr, Buza R：Microsurgical anatomy of the jugular foramen. J Neurosurg 42：541-550, 1975.
(11) 菅原康志, 波利井清紀：頭部外傷の形成外科的治療. Clinical Neuroscience 13：74-76, 1995.
(12) 吉川文雄：人体系統解剖学, 99-139頁, 南山堂, 東京, 1984.

頭部外傷に必要な病態生理

(1) Cohen AR, Wilson J：Magnetic resonance imaging of Kernohan's notch. Neurosurgery 27：205-207, 1990.
(2) Ersahin Y, Mutluer S, Çagli S, et al：Cerebellar mutism：Report of seven cases and review of the literature. Neurosurgery 38：60-66, 1996.
(3) Fishman RA：Brain edema. N Eng J Med 293：706-711, 1975.
(4) 藤島正敏：脳血管障害を伴った高血圧. 日内会誌 79：65-70, 1990.
(5) Hockaday JM, Potts F, Epstein E, et al：Electroencephalographic changes in acute cerebral anoxia from cardiac or respiratory arrest. Electroenceph clin Neurophysiol 18：575-586, 1965.
(6) 堀智勝, 竹信敦充：IICP. Increased intracranial pressure：頭蓋内圧亢進. Brain Nursing 6：139, 1990.
(7) 今津修, 浅野伍朗：間脳と血液脳関門. Clinical Neuroscience 12：1104-1106, 1994.
(8) 石黒健夫, 玉川進, 小川秀道：脳死症例における瞳孔径の変化. 精神神経学雑誌 94：864-873, 1992.
(9) 伊藤梅男：血液脳関門. Clinical Neuroscience 11：1207-1211, 1993.
(10) 亀山元信：脳血流量(CBF)と脳灌流圧(cerebral perfusion pressure, CPP), $PaCO_2$およびPaO_2の関係[佐藤修(監修), 大井静夫(編著)：神経疾患データブック], 66頁, 中外医学社, 東京, 1996.
(11) Kaufmann GE, Clark K：Continuous simultaneous monitoring of intraventricular and cervical subarachnoid cerebrospinal fluid pressure to indicate development of cerebral or tonsillar herniation. J Neurosurg 33：145-150, 1970.
(12) Kernohan JW, Woltman HW：Incisura of the crus due to contralateral brain tumor. Arch Neurol Psychiat 21：274-287, 1929.
(13) Kransney JA, Koehler RC：Heart rate and rhythm and intracranial pressure. Am J Physiol 230：1695-1700, 1976.
(14) 久山秀幸：脳浮腫の病理学. Clinical Neuroscience 11：1212-1215, 1993.
(15) 厚生省科学研究費特別事業「脳死判定手順に関する研究班」(編著)：法的脳死判定マニュアル, 日本医事新報社, 東京, 1999.
(16) 前原忠行, 勝俣康史：神経放射線学的検査. Clinical Neuroscience 11：1226-1232, 1993.
(17) 前川剛志, 定光大海, 立石彰男：脳死判定の現場から；無呼吸テスト. 臨床神経 33：1331-1333, 1993.
(18) 牧豊：補助診断法[小林登, 多田啓也, 藪内百治(責任編集)：新小児医学大系第32巻A 小児脳神経外科学I], 19-72頁, 中山書店, 東京, 1982.
(19) 増子昭彦, 佐藤修：脳ヘルニア. Clinical Neuroscience 11：1221-1225, 1993.
(20) 松永高志, 古川哲雄：髄液の組成と異常. Clinical Neuroscience 11：864-866, 1993.
(21) 水谷智彦：脳ヘルニア. Clinical Neuroscience 5：980-981, 1987.
(22) 中井康光：終板器官[橋本一成, 山本寅男(編集)：人体組織学8 神経], 277-287頁, 朝倉書店, 東京, 1984.
(23) 中沢省三：わが国の植物状態患者の動態. 医学のあゆみ 135：556-558, 1985.
(24) 成富博章：Autoregulation. Clinical Neuroscience 2：1082-1085, 1984.
(25) 大井静夫：小児の頭蓋内圧[佐藤修(監修), 大井静夫(編著)：神経疾患データブック], 471頁, 中外医学社, 東京, 1996.
(26) 太田富雄：頭蓋内圧亢進と脳ヘルニア[太田富雄(編著)：脳神経外科学], 129-170頁, 金芳堂, 東京, 1997.
(27) 大友英一：Akinetic mutism. Clinical Neuroscience 7：1248, 1989.
(28) Plum F, Posner JB：The diagnosis of stupor and coma, Davis, Philadelphia, 1986.

(29)Pollack IF, Polinko P, Albright AL, et al : Mutism and pseudobulbar symptoms after resection of posterior fossa tumors in children : Incidence and pathophysiology. Neurosurgery 37 : 885-893, 1995.
(30)Ropper AH : Unusual spontaneous movements in brain-dead patients. Neurology(Cleveland)34 : 1089-1092, 1984.
(31)Schafer JA, Caronna JJ : Duration of apnea needed to confirm brain death. Neurology 28 : 661-666, 1978.
(32)島崎修次(代表)：臓器提供施設マニュアル．「脳死体からの多臓器の摘出に関する研究」平成11年度報告書, ヤマト企画, 東京, 1999.
(33)高柳哲也：髄液の性状．Clinical Neuroscience 8 : 837-839, 1990.
(34)Thompson RK, Malina S : Dynamic axial brain-stem distortion as a mechanism explaining the cardio-respiratory changes in increased intracranial pressure. J Neurosurg 16 : 664-375, 1959.
(35)徳富孝志, 重森 稔：脳室内圧測定と意義．Clinical Neuroscience 11 : 880-881, 1993.
(36)坪川孝志(編著)：頭蓋内環境と調節機構(現代の脳神経外科学), 49-64頁, 金原出版, 東京, 1994.
(37)坪川孝志：脳神経外科疾患の特異な病態 [戸谷重雄(編)：脳神経外科学], 42-51頁, 南山堂, 東京, 1996.
(38)坪川孝志, 川又達朗：脳浮腫の概念．Clinical Neuroscience 11 : 1198-1202, 1993.
(39)堤 晴彦：頭蓋内圧．Clinical Neuroscience 3 : 108-109, 1985.
(40)浦崎永一郎, 福村昭信, 伊藤義広, ほか：ラザロ徴候と呼吸様運動を示した脳死患者についての考察．脳神経 40 : 1111-1116, 1988.
(41)Urasaki E, Tokimura T, Kumai J, et al : Preserved spinal dorsal horn potentials in a brain-dead patient with Lazarus' sign. J Neurosurg 76 : 710-713, 1992.
(42)山田晋也, 佐藤 修：脳血液髄液関門．Clinical Neuroscience 11 : 860-863, 1993.
(43)山田 徹：脳死判定における脳波の役割．脳波と筋電図 27 : 318-325, 1999.
(44)山鳥 崇：上衣細胞 [橋本一成, 山本寅男(編集)：人体組織学 8 神経], 141-149頁, 朝倉書店, 東京, 1984.
(45)横山徹夫, 植村研一, 龍 浩志：脳死診断に不可欠の無呼吸テストについて．脳神経 39 : 959-963, 1987.
(46)吉田真三, 米川泰弘：頭蓋内圧亢進の画像診断．Clinical Neuroscience 6 : 110-1103, 1988.

脳外傷の病理と代謝

(1)平川公義：脳振盪 [戸谷重雄(編)：脳神経外科学], 261-262頁, 南山堂, 東京, 1996.
(2)平川公義：脳循環代謝 [戸谷重雄(編)：脳神経外科学], 271-272頁, 南山堂, 東京, 1996.
(3)景山直樹：脳外傷の病理 [景山直樹(編)：脳神経外科学], 243-246頁, 金原出版, 東京, 1988.

頭部外傷に関連する症候群

(1)Aoki N, Masuzawa H : Subdural hematomas in abused children : Report of six cases from Japan. Neurosurgery 18 : 475-477, 1986.
(2)青墳章代, 小島重幸, 古本英晴, ほか：空手家にみられた punch drunk syndrome ; MRI, RI cisternography の特徴と発症機序の検討．臨床神経 30 : 1243-1246, 1990.
(3)荒木淑郎：Foix 症候群(Cavernous sinus 症候群)．日本臨床 35 : 60-61, 1977.
(4) Caffey J : On the theory and practice of shaking infants. Am J Dis Child 124 : 161-169, 1972.
(5) Dolinskas CA, Zimmerman RA, Bilaniuk LT : A sign of subarachnoid bleeding on cranial computed tomograms of pediatric head trauma patients. Radiology 126 : 409-411, 1978.
(6) Duhaime AC, Gennarelli TA, Thibault LE, et al : The shaken baby syndrome. A clinical, pathological, and biomechanical study. J Neurosurg 66 : 409-415, 1987.
(7) Gilliland MGF, Folberg R : Shaken babies-Some have no impact injuries. J Forensic Sci 41 : 114-116, 1996.
(8) Hahn YS, Raimondi AJ, McLone DG, et al : Traumatic mechanisms of head injury in child abuse. Child's Brain 10 : 229-241, 1983.
(9) Hanigan WC, Peterson RA, Njus G : Tin ear syndrome : Rotational acceleration in pediatric head injuries. Pediatrics 80 : 618-622, 1987.
(10)原 一, 若杉吉弘：Horner 症候群．日本臨床(別冊)領域別症候群シリーズ 26(神経症候群 I) : 90-91, 1999.
(11)原田憲一：Korsakoff 症候群．日本臨床 45 : 1183, 1987.
(12)平山恵造：Horner(ホルネル)症候群．脳神経 27 : 785, 1975.
(13)平山恵造：Wallenberg(ワァレンベルク)症候群．脳神経 27 : 63, 1975.
(14)池田久男, 山崎りつ：健忘症候群(Korsacoff 症候群)．Clinical Neuroscience 5 : 200-201, 1987.
(15)井藤英喜：高滲透圧性非ケトン性昏睡とその治療．Geriatric Medicine 12 : 815-822, 1974.
(16)Jefferson G : The saccular aneurysms of the internal carotid artery in the cavernous sinus. Br J Surg 26 : 267-302, 1938.
(17)波多野和夫：失外套症候群と無動無言症．日本医師会生涯教育シリーズ 55 : 81-82, 2001.
(18)Hobbs CJ : Head injuries. BMJ 298 : 1169-1170, 1989.
(19)程塚 明, 竹林誠治, 中井啓文, ほか：治療に難渋した sinking skin flap 症候群の 1 例．脳外 28 : 245-249, 2000.
(20)石塚典生：解剖学的な面から．Clinical Neuroscience 16 : 130-134, 1998.
(21)伊藤昌弘, 脇本博子, 内山 晃, ほか：Whiplash shaken infant syndrome の 1 例．日本小児科学会雑誌 97 : 1266-1271, 1993.

●参考文献

(22)川野信之, 森井誠二, 大和田隆, ほか：脳神経外科における脂肪塞栓症候群. 脳外 7：765-771, 1979.
(23)木村　充, 坂本敬三：Child abuse による硬膜下血腫. Clinical Neuroscience 6：424-426, 1988.
(24)北川達也：延髄外側症候群(Wallenberg 症候群) [現代医療編集委員会：症候群], 83-85頁, 現代医療社, 東京 1979.
(25)北原孝雄：脂肪塞栓症候群, 救急医学 21：724-725, 1997.
(26)小林一夫, 平井秀幸, 松下紀彦, ほか：脳性肺水腫の1例. 脳外 8：481-487, 1980.
(27)Kundsen F, Jensen HP, Petersen PL：Neurogenic pulmonary edema：Treatment with dobutamine. Neurosurgery 29：269-270, 1991.
(28)増子昭彦, 大井静雄：battered child syndrome 被虐待児症候群 [重森　稔, 片山容一, 小林士郎(編)：小児頭部外傷], 143-149頁, 医学書院, 東京, 1996.
(29)益澤秀明, 青木信彦, 佐藤仁一, ほか：若年者にみられる良性頭部外傷後脳症群. 文献的考察からの提言. Neurol Med Chir(Tokyo) 23：880-884, 1983.
(30)益沢秀明, 早川　勲, 斎藤寿一, ほか：ADH 分泌異常症候群；脳腫瘍術後発生した自験例を中心として. 脳神経 21：1383-1392, 1969.
(31)Meservy CJ, Towbin R, McLaurin RL, et al：Radiographic characteristics of skull fractures resulting from child abuse. AJNR 8：455-457, 1987.
(32)Morris JGL, Lee J, Lim CL：Facial sweating in Horner's syndrome. Brain 107：751-758, 1984.
(33)成田有吾, 葛原茂樹：記憶障害の臨床的分類と神経病理. Clinical Neuroscience 11：1268-1271, 1992.
(34)仁木宏明：記憶のしくみと脳の構造. Clinical Neuroscience 2：146-152, 1984.
(35)西村敏彦, 清水　隆, 今永浩寿, ほか：脳神経外科における高浸透圧性非ケトン性糖尿病昏睡の2治験例. 脳外 5：1165-1170, 1977.
(36)西野克寛, 古和田正悦, 今野拓夫, ほか：脳動脈瘤破裂による急性肺水腫の一治験例. 脳卒中 3：403-408, 1981.
(37)小田真理：神経原性肺水腫(neurogenic pulmonary edema)の治療 [佐藤　修(監修), 大井静夫(編著)：神経疾患データブック], 112頁, 中外医学社, 東京, 1996.
(38)小川紀雄：通過症候群―意識障害との鑑別―. 内科 66：454-456, 1990.
(39)Oka H, Kako M, Matsushima M, et al；Traumatic spreading depression syndrome. Review of a particular type of head injury in 37 patients. Brain 100：287-298, 1977.
(40)太田富雄(編著)：脳神経外科学, 190頁, 1131-1132頁, 金芳堂, 京都, 1997.
(41)太田富雄(監訳)：グリーンバーグ脳神経外科ハンドブック, 850-851頁, 906-907頁, 金芳堂, 京都, 2000.
(42)大野新治：Horner 症候群 [若倉雅登(編集)：新図説臨床眼科講座第8巻. 神経眼科], 92-95頁, メジカルビュー社, 東京, 1999.
(43)坂本静樹, 片山泰朗：Horner 症候群. 日本臨床(別冊)領域別症候群シリーズ 26(神経症候群 I)：50-52, 1999.
(44)坂本辰夫, 干川芳弘, 松本道祐, ほか：偶発した shaken baby syndrome の1例. 脳外誌 9：691-695, 2000.
(45)阪本敏久, 澤田祐介, 行岡哲男, ほか：脂肪塞栓症. CT所見を中心として. Neurol Med Chir(Tokyo) 22：927-931, 1982.
(46)坂田洋一：播種性血管内凝固 disseminated intravascular coagulation(DIC) [高久史麿, 尾形悦郎(監修)：新臨床内科学], 1080-1083頁, 医学書院, 東京, 1999.
(47)里見和夫, 木下良敏：脳梁離断症候群, 神経内科 34：436-444, 1991.
(48)里見和夫, 木下良敏, 後藤紘司, ほか："自分の手"徴候を示した脳梁損傷の2症例. 臨床神経 29：626-632, 1989.
(49)Sevitt S：Reaction to injuries and burns, pp 188-217, William Heineman Med Books, London, 1974(川野ら[22])より引用).
(50)重森　稔, 緒方武幸, 白浜盛久, ほか：重症頭部外傷による Neurogenic pulmonary edema. 症例報告と発生機序に関する考察. 脳外 9：331-335, 1981.
(51)下田雅美, 山田晋也, 篠田正樹, ほか：非ケトン性高浸透圧性糖尿病性昏睡の治療方針. Low-dose Dopamine 療法の応用. Neurol Med Chir(Tokyo) 29：890-894, 1989.
(52)志村俊郎, 中沢省三, 髙橋　弘, ほか：Battered child syndrome を呈した8剖検例の神経病理学的研究. 脳外 22：23-28, 1994.
(53)新川修司, 野倉宏晃, 宇野俊郎, ほか：破裂脳動脈瘤に伴った中枢性肺水腫9例の検討. Neurol Med Chir(Tokyo) 28：157-163, 1988.
(54)篠原幸人：一過性全健忘症候群. Clinical Neuroscience 2：191-195, 1984.
(55)Silverstein A：Significance of cerebral fat embolism. Neurology 2：292-310, 1952.
(56)杉下守弘：脳梁症候群 [島薗安雄, 保崎秀夫(編集主幹), 大橋博司(編集企画)：精神科 Mook No.1 失語・失行・失認], 176-187頁, 金原出版, 東京, 1983
(57)橘　滋国, 宮坂佳男, 斎藤武志, ほか：ADH 分泌異常症例の診断と治療；定量的診断法の確立とその臨床的意義について. 脳神経 29：741-749, 1977.
(58)髙橋　智, 東儀英夫：一過性全健忘. Clinical Neuroscience 10：1290-1292, 1992.
(59)田崎義昭, 斎藤佳雄：通過症候群 [田崎義昭, 斎藤佳雄(著)：ベッドサイドの神経の診かた], 127頁, 南山堂, 東京, 1994.
(60)徳田隆彦：外傷性痴呆；Boxer's brain を中心に. 脳神経 45：1109-1118, 1993.
(61)坪川孝志：通過症候群 [戸谷重雄(編)：脳神経外科学], 57-58頁, 南山堂, 東京, 1996.

(62)月岡一馬：クラッシュ症候群［石原　晋(編著)：実践外傷初療学］，255-259頁，永井書店，大阪，2000．
(63)鶴田登代志：脂肪塞栓症候群とその対策．日整会誌 51：629-637，1977．
(64)内山伸治，吉野公明，大家他憲雄，ほか：Alien hand signを呈した左前大脳閉塞症の1例．神経内科 18：396-399，1983．
(65)植村研一：脳神経外科医からみた記憶障害．Clinical Neuroscience 2：196-199，1984．
(66)上野淳司，金　　弘：Neurogenic pulmonary edema．神経内科 32：130-137，1990．
(67)若山吉弘：Wallenberg症候群．日本臨床(別冊)領域別症候群シリーズ(神経症候群I)26：88-89，1999．
(68)渡辺　徹，関口賢太郎，井上　明，ほか：急性期くも膜下出血例における神経原性肺水腫の検討．脳外 20：417-422，1992．
(69)渡辺義郎：折檻による頭部外傷 battered child［高倉公朋(監修)，山浦　晶(編)：頭部外傷］，126-127頁，篠原出版，東京，1996．
(70)山田兼雄，桝井志保，伊藤浩信，ほか：DICの診断と最近の治療．小児科臨床 43：957-963，1990．
(71)山之内　博：非ケトン性高浸透圧性脳症．神経内科 11：103-107，1979．
(72)Yamaura A, Makino H：Neurological deficits in the presence of the sinking skin flap following decompressive craniectomy. Neurol Med Chir (Tokyo) Part I. 17：43-53, 1977.
(73)山浦　晶，佐藤政教，目黒琴生，ほか：外減圧開頭術後の諸問題．頭蓋形成術に関して．脳外 5：345-353，1977．
(74)吉田哲雄：無動無言症と失外套症候群．Clinical Neuroscience 11：72-74，1993．
(75)Zimmerman RA, Bilaniuk L, Bruce D, et al：Computed tomography of craniocerebral injury in the abused child. Radiology 130：687-690, 1979.

Posttraumatic amnesia (PTA)

(1) Ahmed S, Bierley R, Sheikh JI, et al：Post-traumatic amnesia after closed head injury：a review of the literature and some suggestions for further research. Brain Injury 14：765-780, 2000.
(2) van Zomeren AH, Saan RJ：Psychological and social sequelae of severe head injury (Vinken PJ, Bruyn GW and Klawans HL：Handbook of Clinical Neurology Vol. 57), pp 397-420, Elsevier Science Publishers, Amsterdam, 1990.

エントランス

(1) Boyd CR, Tolson MA, Copes WS：Evaluating trauma care：TRISS method. J Trauma 27：370-378, 1987.
(2) Bruce DA, Raphaely RC, Goldberg AI, et al：Pathophysiology, treatment and outcome following severe head injury in children. Child's Brain 5：174-191, 1979.
(3) Feldman Z, Kanter MJ, Robertson CS, et al：Effect of head elevation on intracranial pressure, cerebral perfusion pressure, and cerebral blood flow in head-injured patients. J Neurosurg 76：207-211, 1992.
(4) Gennarelli TA：Emergency department management of head injuries. Emerg Med Clin North Amer 2：749-760, 1984.
(5) Gennarelli TA, Thibault LE, Adams JH, et al：Diffuse axonal injury and traumatic coma in the primate. Ann Neurol 12：564-574, 1982.
(6) Gross AG：A new theory on the dynamics of brain concussion and brain injury. J Neurosurg 15：548-561, 1958.
(7)林　成之：脳低温療法［端　和夫，上出延治(監修)：脳卒中臨床マニュアル］，129-143頁，シュプリンガー・フェアラーク東京，東京，1998．
(8)林　成之：脳低温療法［松谷雅生，田村　晃(編)：脳神経外科周術期管理のすべて］，295-305頁，メジカルビュー，東京，2000．
(9)平井俊策：脳幹梗塞．日本臨床(別冊)領域別症候群シリーズ 26(神経症候群I)：138-141，1999．
(10)平山晃康，片山容一：抗脳浮腫療法［矢崎義雄(監修)：脳血管障害の治療］，35-45頁，現代医療社，東京，1999．
(11)本郷一博：脳浮腫治療剤の比較［佐藤　修(監修)，大井静夫(編著)：神経疾患データブック］，102頁，中外医学社，東京，1996．
(12)今田　拓：ADLの数量化［土屋弘吉，今田　拓，大川嗣雄(編)：日常生活活動(動作)；評価と訓練の実際］，14-19頁，医歯薬出版，東京，1999．
(13)Ishige N, Pitts LH, Pogliani L, et al：Effects of hypoxia on traumatic brain injury in rats：Part 2. Changes in high energy phosphate metabolism. Neurosurgery 20：854-858, 1987.
(14)Jennett B, Bond M：Assessment of outcome after severe brain damage. A practical scale. Lancet I：480-484, 1975.
(15)Jennett B, Teasdale G：Aspects of coma after severe head injury. Lancet I：878-881, 1977.
(16)郭　隆璟：視て学ぶ脳神経外科学，425-433頁，診断と治療社，東京，1990．
(17)鎌倉矩子：いろいろな評価の方式［伊藤利之，鎌倉矩子(編)：ADLとその周辺．評価・指導・介護の実際］，13-30頁，医学書院，東京，1998．
(18)鎌田政雄：図説骨X線撮影法，金原出版，東京，1985．
(19)片岡喜由，林　成之(編)：脳低温療法の基礎と臨床，総合医学社，東京，1998．
(20)片山容一：病態の特殊性［重森　稔，片山容一，小林士郎(編)：小児頭部外傷］，18-24頁，医学書院，東京，1996．
(21)片山容一，坪川孝志：外傷性脳内血腫の三型：臨床的特徴と治療方針における相異．日本災害医学学会誌 33：483-495，1985．
(22)北見公一，手戸一郎，土田博美，ほか：幼児急性頭蓋内血腫における低酸素血症の影響について．脳外 16：1511-1515，1988．
(23)高血圧性脳出血の外科的治療に関するGrading作製委員会：高血圧性脳出血の外科的治療に関するGrading作製委員会からの報告［半田　肇，佐野圭司(監修)，端　和夫，斉藤　勇(編集)：高血圧性脳内血腫の外科治療．第4回 The Mt. Fuji Workshop on CVD 講演集］，153頁，小玉株式会社出版部，東京，1986．

●参考文献

(24)畔　政和，大橋陽子：マンニトール[落合亮一(監訳)：脳神経外科と麻酔ハンドブック]，285頁，医学書院MYW，東京，1997．
(25)桑原武夫，藤津和彦：呼吸異常(図説脳神経外科学)，76-77頁，南山堂，東京，1984．
(26)Mahoney FI, Barthel DW：Functional evaluation：The Barthel index. Maryland St Med J 14：61-65, 1965.
(27)Marshall LF, Marshall SB, Klauber MR, et al：A new classification of head injury based on computerized tomography. J Neurosurg 75：S 14-S 20, 1991.
(28)森村尚登：外傷の分類と重症度評価[石原　晋(編著)：実践外傷初療学]，9-24頁，永井書店，大阪，2000．
(29)中川敦寛，佐藤清貴，吉本高志：軽度低体温下開頭術における全身・脳血行動態．脳外 28：529-533, 2000．
(30)中村紀夫(編著)：開放性損傷・閉鎖性損傷の用語について(頭部外傷)，123-126頁，文光堂，東京，1986．
(31)日本神経外傷学会(編)：重症頭部外傷治療・管理のガイドライン，13-15頁，35-36頁，医学書院，東京，2001．
(32)小川敬壽(編)：図説単純X線撮影法，2-13頁，金原出版，東京，1999．
(33)太田富雄(編著)：意識についての生理学と病理解剖学(脳神経外科学)，174-185頁，金芳堂，京都，1997．
(34)太田富雄(編著)：頭部外傷の発生機序(脳神経外科学)，1006-1009頁，金芳堂，京都，1997．
(35)太田富雄(監訳)：頸静脈モニタリング(グリーンバーグ脳神経外科ハンドブック)，866頁，金芳堂，京都，2000．
(36)太田富雄(監訳)：頭蓋内圧亢進の治療法(グリーンバーグ脳神経外科ハンドブック)，866-874頁，金芳堂，京都，2000．
(37)Ommaya AK, Corrao P, Letcher FS：Head injury in the chimpanzee. Part I：Biodynamics of traumatic unconsciousness. J Neurosurg 39：152-166, 1973.
(38)大脇　明：頭蓋内圧亢進時の薬物療法[落合亮一(監訳)：脳神経外科と麻酔ハンドブック]，220頁，医学書院MYW，東京，1997．
(39)Plum F, Posner JB：Respiration(The diagnosis of stupor and coma), pp 32-41, Davis, Philadelphia, 1986.
(40)Raimondi AJ, Hirschauer J：Head injury in the infant and toddler. Child's Brain 11：12-35, 1984.
(41)Robertson CS, Gopinath SP, Goodman JC, et al：SjO_2 monitoring in head-injured patients. J Neurotrauma 12：891-896, 1995.
(42)Rosner MJ, Coley IB：Cerebral perfusion pressure, intracranial pressure, and head elevation. J Neurosurg 65：636-641, 1986.
(43)坂本吉正：脳内出血．小児外科/小児内科　昭和53年別冊：166-170, 1978．
(44)関野宏明：脳脊髄外傷の力学．Clinical Neuroscience 13：24-27, 1995．
(45)重森　稔，落合　智，徳富孝志：画像診断．Clinical Neuroscience 13：37-40, 1995．
(46)Simpson D, Reilly P：Paediatric coma scale. Lancet 2：450, 1982.
(47)多田信平：眼窩類上皮嚢胞．臨放 24：421-422, 1979．
(48)徳富孝志，重森　稔，森本一弥：頭部外傷総論[松谷雅生，田村　晃(編)：脳神経外科周術期管理のすべて]，214-222頁，メジカルビュー，東京，2000．
(49)植村研一：頭蓋骨骨折[喜多村孝一，石井昌三(編)：あすへの外科展望②]，64-80頁，金原出版，東京，1972．
(50)Wolf AL, Levi L, Marmarou A, et al：Effect of THAM upon outcome in severe head injury：a randomized prospective clinical trial. J Neurosurg 78：54-59, 1993.
(51)渡辺　博：脳損傷，脳浮腫[佐野圭司(編集企画)：外科Mook 11. 頭部外傷]，136-150頁，金原出版，東京，1981．
(52)渡辺義郎：神経放射線学的検査法[重森　稔，片山容一，小林士郎(編)：小児頭部外傷]，52-67頁，医学書院，東京，1996．

軟部組織の損傷

(1)藤井千穂：開放創の処置のファーストエイド[杉本　侃(編)：救急処置の基本手技]，65頁，永井書店，大阪，1998．

頭蓋骨骨折

(1) Arseni C, Ciurea AV：Clinicotherapeutic aspects in the growing skull fracture. A review of the literature. Child's Brain 8：161-172, 1981.
(2) De Grood MPAM：Skull fractures(Vinken PJ and Bruyn GW：Handbook of Clinical Neurology Vol. 23), pp 387-402, North-Holland Publishing, Amsterdam, 1975.
(3)夫　由彦，小宮山雅樹，永田安徳，ほか：外傷性髄液漏のMR所見と手術適応について．脳外 21：319-323, 1993．
(4) Gadd CW, Hahum AM：Head and facial bone impact tolerances. Proc Autom Safety Seminar, Milford, 1968(De Grood[2]より引用)．
(5)橋場輝芳：頭蓋底骨折をこう取扱っている．災害医学 12：1302-1308, 1969．
(6)林　拓郎，若本寛起，島本佳憲，ほか：頭蓋底骨折に伴った両耳側半盲の1例．脳外 25：1021-1025, 1997．
(7)平川公義：頭蓋骨骨折[戸谷重雄(編)：脳神経外科学]，273-279頁，南山堂，東京，1996．
(8)堀田卓宏，児玉安紀，勇木　清，ほか：外傷性脳内脳気症の2例．脳外 22：259-263, 1994．
(9) Hoya K, Kirino T：Traumatic trochlear nerve palsy following minor occipital impact—Four case reports—. Neurol Med Chir(Tokyo) 40：358-360, 2000.
(10) Hughes B：The results of injury to special parts of the brain and skull(Rowbotham GF：Acute injuries of the head), pp 408-433, Livingstone, Edinburgh and London, 1964.
(11) Imai K：Intracerebral pneumocephalus following front-basal trauma：Case report. Jpn J Neurosurg(Tokyo) 11：293-298, 2002.
(12)景山直樹，中島孝之，高原衍彦：災害医学 12：1309-1320, 1969．
(13)金谷春之，米山幸作：最近経験した頭蓋底骨折．災害医学 12：1329-1335, 1969．

(14)喜多村孝一：頭蓋底骨折とは何か．災害医学 12：1265-1272, 1969.
(15)Kleinman PK, Spevak MR：Soft tissue swelling and acute skull fractures. J Pediatr 121：737-739, 1992.
(16)Komiyama M, Yasui T, Yagura H, et al：Magnetic resonance imaging of traumatic pneumocephalus—Case report—. Neurol Med Chir (Tokyo) 28：677-680, 1988.1
(17)工藤達之, 吉井信夫：脳神経の損傷［木本誠二（監修）：現代外科学大系 26 C 脳・脊髄 III］, 22-24 頁, 中山書店, 東京, 1974.
(18)倉本進賢：頭蓋底骨折とその診断の進め方．災害医学 12：1294-1301, 1969.
(19)Markham JW：The clinical features of pneumocephalus based upon a survey of 284 cases with report of 11 additional cases. Acta Neurochir 16：1-78, 1957.
(20)真柳佳昭：Extracerebral injury［中村紀夫, 久留 裕（編）：救急のための頭部・脳疾患の放射線診断］, 1-15 頁, 朝倉書店, 東京, 1986.
(21)三輪哲郎：頭蓋底骨折, 髄液漏, 気腫［天児民和（監修）：外傷外科全書第 3 巻頭部］, 297-311 頁, 南江堂, 東京, 1972.
(22)三輪哲郎：閉鎖性頭蓋骨骨折（佐野圭司編集企画：外科 Mook 11, 頭部外傷), 81-101 頁, 金原出版, 東京, 1981.
(23)宮崎真佐男, 田中 裕, 岡田昌彦, ほか：外傷性両側顔面神経麻痺．神経内科 24：165-168, 1986.
(24)中村紀夫, 小林 茂, 平川公義, ほか：小児の頭部外傷と頭蓋内血腫の特徴．第 I 報頭部外傷全般．脳神経 17：667-676, 1965.
(25)中村孝雄, 山浦 晶：外傷性髄液鼻漏の手術．Clinical Neuroscience 9：338-339, 1991.
(26)日本神経外傷学会編：外傷性髄液漏（重症頭部外傷治療・管理のガイドライン), 47-49 頁, 医学書院, 東京, 2001.
(27)西本 詮, 柳生康徳：最近の頭蓋底骨折の症例．災害医学 12：1321-1328, 1969.
(28)小沼武英：合併症・後遺症［重森 稔, 片山容一, 小林士郎（編）：小児頭部外傷], 193-212 頁, 医学書院, 東京, 1996.
(29)Osborn AG, Daubes JH, Wing SD, et al：Intracranial air on computerized tomography. J Neurosurg 48：355-359, 1978.
(30)高瀬 学, 真田孝裕, 渡辺 攻, ほか：髄液耳漏を示した中脳水道閉塞症の 1 例．Neurol Med Chir (Tokyo) 27：550-553, 1987.
(31)寺尾 亨, 沼本知彦, 奥田芳志, ほか：頭部外傷後に出現した脳気脳症の 1 例．脳外誌 10：173-178, 2001.
(32)徳野達也, 中沢和智, 吉田真三, ほか：一次性外傷性動眼神経麻痺：自験 10 例の検討．脳外 23：497-501, 1995.
(33)冨田洋司, 野添正彦, 玉木紀彦：頭蓋骨骨折．Clinical Neuroscience 13：44-45, 1995.
(34)内門久明, 倉本晃一, 宮城知也, ほか：両側外転・顔面神経麻痺をきたした crushing head injury の 1 症例．脳神経 50：1029-1033, 1998.
(35)渡辺義郎：頭部外傷の発生機序と実験頭部外傷［高倉公朋（監修）, 山浦 晶（編）：頭部外傷], 7-17 頁, 篠原出版, 東京, 1996.
(36)山口克彦, 西坂利行, 比嘉恒治, ほか：外傷性気脳症（脳内, 脳室内）における気体と髄液鼻漏の関係．脳外 5：423-428, 1977.
(37)米本英明：耳鼻科よりみた頭蓋底骨折．災害医学 12：1280-1287, 1969.

眼窩吹抜け骨折

(1)石瀬 淳, 伊藤治英, 木村 信, ほか：眼窩内側壁 blow out fracture. Tantalum mesh による整復．脳外 12：101-106, 1984.
(2)日本神経外傷学会（編）：眼窩底破裂（吹き抜け）骨折（重症頭部外傷治療・管理のガイドライン), 51-52 頁, 医学書院, 東京, 2001.
(3) Smith B, Regan WF Jr：Blow-out fracture of the orbit. Mechanism and correction of internal orbital fracture. Am J Ophthal 44：733-739, 1957.
(4) Zizmor J, Smith B, Fasano C, et al：Roentgen diagnosis of blow-out fractures of the orbit. Am J Roentgenol Rad Therap Nucl Med 87：1009-1018, 1962.

頭蓋内血腫

(1) Gennarelli TA, Spielman GM, Langfitt TW, et al；Influence of the type of intracranial lesion on outcome from severe head injury. J Neurosurg 56：26-32, 1982.
(2) Marshall LF, Marshall SB, Klauber MR, et al：The diagnosis of head injury requires a classification based on computed axial tomography. J Neurotrauma 9 (Suppl 1)：S 287-S 292, 1992.
(3) McKissock W：Subdural hamatoma. A review of 389 cases. Lancet 1：1965-1969, 1960.
(4)谷 定泰, 山内康雄, 河村悌夫, ほか：外傷性頭蓋内血腫に対する減圧開頭手術中に形成された反体側急性硬膜外血腫の 3 症例．Neurol Med Chir (Tokyo) 23：152-156, 1983.

硬膜外血腫

(1) Adams JH, Doyle D, Ford I, et al：Brain damage in fatal non-missile head injury in relation to age and type of injury. Scot Me J 34：399-401, 1989.
(2) Aoki N：Air in acute epidural hematomas. J Neurosurg 65：555-556, 1986.
(3) Aoki N：Rapid resolution of acute epidural hematoma. Report of two cases. J Neurosurg 68：149-151, 1988.
(4)伴野純嘉, 田中靖通, 小林計理, ほか：石灰化硬膜上血腫の手術経験例．手術 24：503-511, 1970.
(5) Barlow P, Kohi YM：Acute simultaneous bilateral extradural hematoma. Surg Neurol 23：411-413, 1985.
(6) Borzone M, Rivano C, Altomonte M, et al：Acute traumatic vertex epidural haematomas surgically treated. Acta Neurochir (Wien) 93：55-60, 1988.
(7) Cossu M, Arcuri T, Cagetti B, et al：Gas bubbles within acute intracranial epidural haematomas. Acta Neurochir (Wien) 102：22-24,

●参考文献

1990.
(8) Dharker SR, Bhargava N : Bilateral epidural haematoma. Acta Neurochir (Wien) 110 : 29-32, 1991.
(9) Frank E, Berger TS, Tew JM Jr : Bilateral epidural hematomas. Surg Neurol 17 : 218-222, 1982.
(10) Görgülü A, Çobanoğlu S, Armanğan S, et al : Bilateral epidural hematoma. Neurosurg Rev 23 : 30-33, 2000.
(11) Guha A, Perrin RG, Grossman H, et al : Vertebral epidural hematomas. Neurosurgery 25 : 824-828, 1989.
(12) Gupta SK, Tandon SC, Mohanty S, et al : Bilateral traumatic extradural haematomas : report of 12 cases with a review of the literature. Clin Neurol Neurosurg 94 : 127-131, 1992.
(13) 長谷川 譲, 阿部俊昭 : 外傷性急性硬膜外血腫. 日本臨床(別冊)領域別症候群シリーズ26(神経症候群I) : 404-407, 1999.
(14) Hirsh LF : Chronic epidural hematomas. Neurosurgery 6 : 508-512, 1980.
(15) 池田尚人, 増岡 徹, 澤部吉春, ほか : Vertex epidrual hematoma の2例. 脳外誌 10 : 116-119, 2001.
(16) Iwakuma T, Brunngraber CV : Extradural ossification following an extradural hematoma. Case report. J Neurosurg 41 : 104-106, 1974.
(17) 金森政之, 関 薫, 北原正和 : 約2週間の経過で増大した小児の硬膜外血腫の1例. 脳外 25 : 1137-1142, 1997.
(18) 川田佳克, 国本雅公, 佐古和廣, ほか : 骨化した小児硬膜外血腫の2例. 脳外 22 : 51-54, 1994.
(19) Kuroiwa T, Tanabe H, Takatsuka H, et al : Rapid spontaneous resolution of acute extradural and subdural hematomas. Case report. J Neurosurg 78 : 126-128, 1993.
(20) Kurosu A, Amano K, Kubo O, et al : Clivus epidural hematoma. Case report. J Neurosurg 72 : 660-662, 1990.
(21) 桑山直也, 杉田京一, 園部 真, ほか : 特発性両側性硬膜外血腫の1例. 脳外 12 : 1535-1538, 1984.
(22) 益澤秀明, 佐藤仁一, 神谷 博, ほか : 硬膜外血腫および骨膜下血腫の被膜形成. 慢性硬膜下血腫被膜とのつながり. Neurol Med Chir (Tokyo) 22 : 995-1001, 1982.
(23) McKissock W, Taylor JC, Bloom WH, et al : Extradural hamatoma. Observations on 125 cases. Lancet 2 : 167-172, 1960.
(24) Miller DJ, Steinmetz M, McCutcheon IE : Vertex epidural hematoma : Surgical versus conservative management : Two case reports and review of the literature. Neurosurgery 45 : 621-625, 1999.
(25) Mizushima H, Kobayashi N, Sawabe Y, et al : Epidural hematoma of the clivus. Case report. J Neurosurg 88 : 590-593, 1998.
(26) Nagane M, Oyama H, Shibui S, et al : Ossified and calcified epidural hematoma incidentally found 40 years after head injury : Case report. Surg Neurol 42 : 65-69, 1994.
(27) 日本神経外傷学会(編) : 急性硬膜外血腫(重症頭部外傷治療・管理のガイドライン), 44頁, 医学書院, 東京, 2001.
(28) 新田泰三, 畑下鎮男, 古賀信憲, ほか : 石灰化硬膜外血腫の1例. 脳放 29 : 603-605, 1984.
(29) 大神正一郎, 米増祐吉 : 硬膜外血腫. Clinical Neuroscience 6 : 8-9, 1988.
(30) 太田富雄監訳 : 硬膜外血腫(グリーンバーグ脳神経外科ハンドブック), 883-886頁, 金芳堂, 京都, 2000.
(31) Orrison WW, Rogde S, Kinard RE, et al : Clivus epidural hematoma : A case report. Neurosurgery 18 : 194-196, 1986.
(32) Pozzati E, Frank F, Frank G, et al : Subacute and chronic extradural hematomas. A study of 30 cases. J Trauma 20 : 795-799, 1980.
(33) Ramesh VG, Sivakumar S : Extradural hematoma at the vertex : A case report. Surg Neurol 43 : 138-139, 1995.
(34) Rappaport ZH, Shaked I, Tadmor R : Delayed epidural hematoma demonstrated by computed tomography : Case report. Neurosurgery 10 : 487-489, 1982.
(35) Pomeranz S, Wald U, Zagzag D, et al : Chronic epidural hematoma of the vertex : Problems in detection with computed tomography. Surg Neurol 22 : 409-411, 1984.
(36) Pozzati E, Tognetti F : Spontaneous healing of extradural hematomas : Report of four cases. Neurosurgery 14 : 724-727, 1984.
(37) 坂井 昇, 山森積雄, 種村廣巳, ほか : 石灰化硬膜外血腫. 頭部外傷後16年を経過した1例. 脳外 5 : 163-167, 1977.
(38) 重森 稔, 徳富孝志 : 急性硬膜外血腫 [高倉公朋(監修) : 脳・脊髄の外傷], 39-42頁, 現代医療社, 東京, 1995.
(39) 周藤 高, 橘田要一, 吉田利之, ほか : Air in epidural hematoma 例の検討. 脳神経 49 : 977-981, 1997.
(40) Steudel W-I, Hacker H : Prognosis, incidence and management of acute traumatic intracranial pneumocephalus. A retrospective analysis of 49 cases. Acta Neurochir 80 : 93-99, 1986.
(41) 杉浦 誠, 的場愛子, 森 伸彦, ほか : 硬膜外血腫120例の臨床的検討. 脳外 16 : 259-265, 1988.
(42) 谷川達也 : 急性硬膜外血腫・急性硬膜下血腫. Clinical Neuroscience 13 : 46-48, 1995.
(43) 戸谷重雄, 市来崎 潔 : 硬膜外血腫 [佐野圭司(編集企画) : 外科 Mook 11 頭部外傷], 102-114頁, 金原出版, 東京, 1981.
(44) 渡辺英寿, 早川 勲, 土田富穂, ほか : 少量の硬膜外血腫の手術適応 ; CT所見を中心として. 神経外傷 1 : 211-216, 1978.
(45) Watanabe T, Nakahara K, Miki Y, et al : Chronic expanding epidural haematoma. Case report. Acta Neurochir (Wien) 132 : 150-153, 1995.
(46) 渡辺義郎 : 急性硬膜外血腫 [高倉公朋(監修), 山浦 晶(編集) : 頭部外傷], 95-99頁, 篠原出版, 東京, 1996.
(47) Viljoen JJ, Wessels LS : Subacute and chronic extradural haematomas. South Afr J Surg 28 : 133-137, 1990.
(48) 横山和弘, 下村隆英, 二階堂雄次, ほか : 急性硬膜外血腫の増大予測に関する検討. 神経外傷 10 : 103-111, 1987.
(49) Zimmerman RA, Bilaniuk LT : Computed tomographic staging of traumatic epidural bleeding. Radiology 144 : 809-812, 1982.
(50) Zuccarello M, Fiore DL, Pardatscher, et al : Chronic extradural haematomas. Acta Neurochir (Wien) 67 : 57-66, 1983.

(51)Zuccarello M, Fiore DL, Trincia G, et al：Epidural haematoma at the vertex. Acta Neurochir 66：195-206, 1982.

硬膜下血腫

(1)阿部　正, 今泉陽一, 武笠晃丈, ほか：急速に消退した急性硬膜下血腫；3例報告. 脳外誌 8：675-679, 1999.
(2) Aoki N：Interhemispheric subdural hematoma (letter to the editor). J Neurosurg 61：1159, 1984.
(3) Aoki N, Tsutsumi K：Symptomatic subacute subdural haematoma following spontaneous acute subdural haematoma. Acta Neurochir (Wien) 102：149-151, 1990.
(4) Bartels RHMA, Verhagen WIM, Prick MJ-J, et al：Interhemispheric subdural hematoma in adults：Case reports and a review of the literature. Neurosurgery 36：1210-1214, 1995.
(5) Borzone M, Altomonte M, Baldini M, et al：Typical interhemispheric subdural haematomas and falx syndrome：four cases and a review of the literature. Zentralbl Neurochir 56：51-60, 1995.
(6) Bosma JJD, Miles JB, Shaw MDM：Spontaneous chronic subdural haematoma in young adults. Report of three cases and review of the literature. Acta Neurochir (Wien) 142：1307-1310, 2000.
(7)藤岡正導, 濱田潤一郎, 賀来素之, ほか：CT scan 上急速に自然消失した急性硬膜下血腫の 2 例. Neurol Med Chir (Tokyo) 30：827-831, 1990.
(8) Fruin AH, Juhl GL, Taylon C：Interhemispheric subdural hemaotma. Case report. J Neurosurg 60：1300-1302, 1984.
(9)長谷川　洋, 尾藤昭二, 藤原正昭, ほか：皮質動脈断裂による硬膜下血腫. 脳外 10：839-846, 1982.
(10)林　龍男, 楠野幸次, 青木道夫, ほか：学童期小児に発現した特発性頭蓋内出血の 4 例. 小児の脳神経 4：33-39, 1979.
(11) Hesselbrock R, Sawaya R, Means ED：Acute spontaneous subdural hematoma. Surg Neurol 21：363-366, 1984.
(12)泉原昭文, 織田哲至, 鶴谷　徹, ほか：急性硬膜下血腫非手術例の自然経過：CT による急性・亜急性期の血腫の経時的変化の検討. 脳外 25：307-314, 1997.
(13)常喜達裕, 橋本卓雄, 赤池光司, ほか：CT scan 上急速に自然消失した急性硬膜下血腫の 2 例. 脳外 20：915-919, 1992.
(14) Kato N, Tsunoda T, Matsumura A, et al：Rapid spontaneous resolution of acute subdural hematoma occurs by redistribution—Two case reports—. Neurol Med Chir (Tokyo) 41：140-143, 2001.
(15)木村英仁, 野垣秀和, 澤　秀樹, ほか：急速な縮小をみた重症急性硬膜下血腫の超高齢者の 1 例. 脳外誌 9：561-564, 2000.
(16) Lau LSW, Pike JW：The computed tomographic findings of peritentorial subdural hemorrhage. Radiology 146：699-701, 1983.
(17) Lobato RD, Sarabia R, Cordobes F, et al：Posttraumatic cerebral hemispheric swelling. Analysis of 55 cases studied with computerized tomography. J Neurosurg 68：417-423, 1988.
(18) Marconi F, Fiori L, Parenti G, et al：Acute spontaneous subdural haematoma. Description of four clinical cases. J Neurosurg Sci 35：97-102, 1991.
(19) Matsumoto K, Houri T, Yamaki T, et al：Traumatic acute subdural hematoma localized on the superior surface of the tentorium cerebelli—Two case reports—. Neurol Med Chir (Tokyo) 36：377-379, 1996.
(20) McDermott M, Fleming JFR, Vanderlinden RG, et al：Spontaneous arterial subdural hematoma. Neurosurgery 14：13-18, 1984.
(21) Mizushima H, Hanakawa K, Kobayashi N, et al：Acute subdural hematoma due to near-drowning—Case report—. Neurol Med Chir (Tokyo) 39：752-755, 1999.
(22)森永一生, 松本行弘, 林　征志, ほか：亜急性硬膜下血腫；CT, MRI 所見から発生機序の再考. 脳神経 45：969-972, 1993.
(23)森永一生, 松本行弘, 大宮信行, ほか：亜急性硬膜下血腫；自験例 4 症例と文献の報告. 脳神経 42：131-136, 1990.
(24)森永一生, 大宮信行, 大川原修二：保存的治療を行った急性硬膜下血腫の臨床経過. 日外傷研会誌 7：308-313, 1993.
(25) Nagao T, Aoki N, Mizutani H, et al：Acute subdural hematoma with rapid resolution in infancy. Case report. Neurosurgery 19：465-467, 1986.
(26)日本神経外傷学会 (編)：急性硬膜下血腫 (重症頭部外傷治療・管理のガイドライン), 45 頁, 医学書院, 東京, 2001.
(27)西田憲記, 上田　伸, 行天徹矢, ほか：外傷性大脳縦裂間硬膜下血腫の検討. CT 研究 13：295-303, 1991.
(28) O'Brien PK, Norris JW, Tator CH：Acute subdural hematomas of arterial origin. J Neurosurg 41：435-439, 1974.
(29)岡本順二, 伴　昌幸, 阪本　学, ほか：外傷性急性大脳半球間裂血腫の 1 例. 脳外 10：209-213, 1982.
(30)大原宏夫, 高久　晃, 鈴木二郎：急性特発性硬膜下血腫の 2 例. 脳神経 25：1717-1720, 1973.
(31)太田富雄 (監訳)：グリーンバーグ脳神経外科ハンドブック, 886-889 頁, 892 頁, 金芳堂, 京都, 2000.
(32)朴　永鉄, 石川純一郎：急性硬膜下血腫に対する大開頭小硬膜切開および意図的待機的手術による血腫除去. 脳外 25：1081-1089, 1997.
(33)朴　永鉄, 下村隆英, 奥村嘉也, ほか：Pure cortical arterial injury による急性硬膜下血腫：自験例 14 症例からの考察. 脳外 25：899-905, 1997.
(34) Polman CH, Gijsbers CJ, Heimans JJ, et al：Rapid spontaneous resolution of an acute subdural hematoma. Neurosurgery 19：446-448, 1986.
(35) Rapanà A, Lamaida E, Pizza V, et al：Inter-hemispheric scissure, a rare location for a traumatic subdural hematoma, case report and review of the literature. Clin Neurol Neurosurg 99：124-129, 1997.

●参考文献

(36)Scott M：Spontaneous nontraumatic subdural hematomas. JAMA 141：596-602, 1973.
(37)Senel A, Çokluk C, Önder A, et al：Acute interhemispheric subdural hematomas. Report of nine cases. J Neurosurg Sci 45：97-102, 2001.
(38)芹澤　徹，佐藤　章，小林繁樹，ほか：非外傷性急性硬膜下血腫の3例．脳外 19：1061-1065, 1991.
(39)Shenkin HA：Acute subdural hematoma. Review of 39 consecutive cases with high incidence of cortical artery rupture. J Neurosurg 57：254-257, 1982.
(40)鈴木泰篤，川俣　光，松本浩明，ほか：急性硬膜下血腫の自然吸収サイン：2症例の報告より．脳外 26：1025-1029, 1998.
(41)武田直也，栗原英治，松岡英樹，ほか：大脳縦裂部急性硬膜下血腫の3例．脳外 16：87-92, 1988.
(42)坪川孝志：硬膜下血腫［佐野圭司（編集企画）：外科Mook 11 頭部外傷］, 115-125頁, 金原出版, 東京, 1981.
(43)上野一義，小柳　泉，村田純一，ほか：皮質動脈の破綻による急性特発性硬膜下血腫の3例．Neurol Med Chir（Tokyo）27：117-121, 1987.
(44)Urculo E, Martinez L, Gereka L, et al：The spontaneous reabsorbtion of posttraumatic interhemispheric subdural haematoma. Acta Neurochir（Wien）138：776-777, 1996.
(45)Vance BM：Ruptures of surface blood vessels on cerebral hemispheres as a cause of subdural hemorrhage. Arch Surg 61：992-1006, 1950.
(46)渡辺義郎：急性硬膜下血腫［高倉公朋（監修），山浦　晶（編集）：頭部外傷］, 100-106頁, 篠原出版, 東京, 1996.
(47)Wilberger JE Jr, Harris M, Diamond DL：Acute subdural hematoma；morbidity, mortality, and operative timing. J Neurosurg 74：212-218, 1991.
(48)山浦　晶：頭部外傷のCT診断．CT研究 5：385-393, 1983.
(49)吉澤利弘，金澤一郎，中西孝雄，ほか：小脳テント周囲硬膜下血腫．神経内科 28：306-308, 1988.

脳内血腫

(1)林　龍男，関野宏明：頭部外傷と脳内血腫．Clinical Neuroscience 7：279-281, 1989.
(2)牧　豊，小野幸夫，秋本　宏，ほか：外傷性大脳基底核損傷；第2報．神経外傷 4：191-199, 1981.
(3)永関慶重，田村　勝，堀越　悟：外傷性脳内血腫の形成機序．超急性期より追跡しえたCT所見の解析．Neurol Med Chir（Tokyo）24：316-323, 1984.
(4)重森　稔，徳富孝志：外傷性脳内血腫［高倉公朋（監修）：脳・脊髄の外傷］, 47-51頁, 現代医療社, 東京, 1995.
(5)坪川孝志：外傷性脳内血腫［佐野圭司（編集企画）：外科Mook 11 頭部外傷］, 126-135頁, 金原出版, 東京, 1981.
(6)坪川孝志，山田実紘，富沢憲民，ほか：外傷性脳内血腫の血腫形成機序よりみた分類．Neurol Med Chir（Tokyo）19：1127-1137, 1979.
(7)上口　正，山木垂水，久保山哲彦，ほか：外傷性脳内血腫の経時的検索．CT研究 9：309-315, 1987.

脳室内出血

(1)橋本卓雄，関野宏明，中村紀夫，ほか：中心性脳損傷の臨床的検討．神経外傷 3：121-127, 1980.
(2)林　龍男，関野宏明：外傷性脳室内出血．Clinical Neuroscience 6：414-415, 1988.
(3)小林士郎，有賀　徹，大塚敏文，ほか：急性外傷性脳室内出血．脳神経 33：715-724, 1981.
(4)Zuccarello M, Iavicoli R, Pardatscher K, et al：Posttraumatic intraventricular haemorrhages. Acta Neurochir 55：283-293, 1981.

脳梁損傷

(1)橋本卓雄，関野宏明，中村紀夫，ほか：中心性脳損傷の臨床的検討．神経外傷 3：121-127, 1980.
(2)小倉浩一郎，山本勇夫，原　誠，ほか：外傷性脳梁出血のCT．脳外 10：1299-1301, 1982.
(3)Komatsu S, Sato T, Kagawa S, et al：Traumatic lesions of the corpus callosum. Neurosurgery 5：32-35, 1979.

基底核部出血

(1)Adams JH, Di Graham DD, Lawrence AE：Deep intracerebral（basal ganglia）haematomas in fatal non-missile head injury in man. J Neurol Neurosurg Psychiat 49：1039-1043, 1986.
(2)Borovich B, Gellei B, Peyser E：Massive traumatic hematoma of the basal ganglia. Surg Neurol 3：25-26, 1975.
(3)橋本卓雄，関野宏明，中村紀夫，ほか：中心性脳損傷の臨床的検討．神経外傷 3：121-127, 1980.
(4)木村正英，蕎麦田英治，鈴木重晴，ほか：転帰良好な外傷性基底核部（尾状核）出血2例．脳外 22：155-158, 1994.
(5)小林士郎，中沢省三，有賀　徹，ほか：外傷性脳幹部損傷．CT scan上 high densityを呈した症例より．脳外 8：1165-1174, 1980.
(6)Lee J-P, Wang AD-H：Post-traumatic basal ganglia hemorrhage：Analysis of 52 patients with emphasis on the final outcome. J Trauma 31：376-380, 1991.
(7)Macpherson P, Teasdale E, Dhaker S, et al：The significance of traumatic haematoma in the region of the basal ganglia. J Neurol Neurosurg Psychiat 49：29-34, 1986.
(8)牧　豊，小野幸夫，秋本　宏，ほか：外傷性大脳基底核損傷；第2報．神経外傷 4：191-199, 1981.
(9)益澤秀明，久保俊朗，金沢　至，ほか：傍矢状部白質―基底核損傷；びまん性軸索損傷に伴う痙性片麻痺の画像所見．脳外 25：689-694, 1997.

(10)Mosberg WH Jr, Lindenberg R : Traumatic hemorrhage from the anterior choroidal artery. J Neurosurg 16 : 209-221, 1959.
(11)宗本　滋，駒井杜詩夫，四十住伸一，ほか：小児外傷性大脳基底核部出血の5例．脳外 13：1027-1033, 1985.
(12)山本文人，江口議八郎，吉村恭幸，ほか：外傷性大脳基底核部出血の1例；CT誘導定位脳手術による治療例．脳外 18：563-565, 1990.

遅発性頭蓋内血腫

(1)青柳訓夫，早川　勲，竹村信彦：外傷性遅発脳内血腫の臨床像．脳外 13：17-25, 1985.
(2)Bucci MN, Phillips TW, McGillicuddy JE : Delayed epidural hemorrhage in hypotensive multiple trauma patients. Neurosurgery 19 : 65-68, 1986.
(3)Cervantes LA : Concurrent delayed temporal and posterior fossa epidural hamatomas. Case report. J Neurosurg 59 : 351-353, 1983.
(4)DiRocco A, Ellis SJ, Landes C : Delayed epidural hematoma. Neuroradiology 33 : 253-254, 1991.
(5)Evans JP, Scheinker IM : Histologic studies of the brain following head trauma. J Neurosurg 3 : 101-113, 1946.
(6)Gudeman SK, Kishore PRS, Miller JD, et al : The genesis and significance of delayed traumatic intracerebral hematoma. Neurosurgery 5 : 309-313, 1979.
(7)林　龍男，小林博雄，吉田康成，ほか：外傷性脳内血腫の発現様式．特に遅発性脳内血腫の再検討．Neurol Med Chir(Tokyo) 27 : 97-104, 1987.
(8)片山容一，坪川孝志：外傷性脳内血腫の三型：臨床的特徴と治療方針における相異．日本災害医学学会誌 33：483-495, 1985.
(9)小林士郎，諫山和男，矢埜正実，ほか：老年者頭部外傷の病態像．神経外傷 9：10-15, 1986.
(10)Lobato RD, Rivas JJ, Gomez PA, et al : Head-injured patients who talk and deteriorate into coma. J Neurosurg 75 : 256-261, 1991.
(11)Marshall LF, Toole BM, Bowers SA : The national traumatic coma data bank. Part 2 : Patients who talk and deteriorate : Implications for treatment. J Neurosurg 59 : 285-288, 1983.
(12)松元幹郎，三瓶建二，西川秀人，ほか：小児外傷性脳内血腫の臨床的検討．Neurol Med Chir(Tokyo) 28 : 1081-1088, 1988.
(13)Milo R, Razon N, Schiffer J : Delayed epidural hematoma. A review. Acta Neurochir(Wien) 84 : 13-23, 1987.
(14)宮崎雄二，千葉豊昭，末松克美，ほか：遅発性硬膜外血腫について；自家経験10例より．外科診療 6：587-596, 1964.
(15)水野　誠，山内康雄，染田邦幸：CT時代における頭部外傷直後の治療の再考察．Neurol Med Chir(Tokyo) 24：110-116, 1984.
(16)Nagata K, Ishikawa T, Ishikawa T, et al : Delayed traumatic intracerebellar hamatoma : Correlation between the location of the hematoma and the pre-existing cerebellar contusion—Case report—. Neurol Med Chir(Tokyo) 31 : 792-796, 1991.
(17)中島裕典，重森　稔，菊池直美，ほか：高齢者の急性硬膜下血腫；特に軽微な頭部外傷で発症した症例の検討．脳外 20：391-397, 1992.
(18)太田富雄（監訳）：硬膜外血腫（グリーンバーグ脳神経外科ハンドブック），883-886頁，金芳堂，京都，2000.
(19)Riesgo P, Piquer J, Botella C, et al : Delayed extradural hematoma after mild head injury : Report of three cases. Surg Neurol 48 : 226-231, 1997.
(20)Rockswold GL, Leonard PR, Nagib MG : Analysis of management in thirty-three closed head injury patients who "talked and deteriorated". Neurosurgery 21 : 51-55, 1987.
(21)柴田尚武，森　和夫：老年者外傷性脳内血腫と talk and deteriorate. 脳外 17：177-180, 1989.
(22)渡辺義郎：高齢者頭部外傷［高倉公朋（監修），山浦　晶（編）：頭部外傷］，142-151頁，篠原出版，東京，1996.
(23)横田裕行，水成隆之，葛原正昭，ほか：外傷性遅発性小脳内血腫の検討．Neurol Med Chir(Tokyo) 28 : 886-890, 1988.

後頭蓋窩血腫

(1)Ammirati M, Tomita T : Posterior fossa epidural hematoma during childhood. Neurosurgery 14 : 541-544, 1984.
(2)姉川繁敬，吉村恭幸，河井宏一，ほか：外傷性小脳内血腫．自験例および文献的考察．脳外 7：911-915, 1979.
(3)Bozbuǧa M, Izgi N, Polat G, et al : Posterior fossa epidural hematomas : observations on a series of 73 cases. Neurosurg Rev 22 : 34-40, 1999.
(4)江口恒良，佐野圭司：診断の困難であった亜急性後頭蓋窩硬膜外血腫．脳外 6：525-532, 1978.
(5)渕之上徳郎：外傷性後頭蓋窩血腫．Clinical Neuroscience 6：408-411, 1988.
(6)Gelabert M, Prieto A, Allut AG : Acute bilateral extradural haematoma of the posterior cranial fossa. Br J Neurosurg 11 : 573-575, 1997.
(7)Holzschuh M, Schuknecht B : Traumatic epidural haematomas of the posterior fossa : 20 new cases and a review of the literature since 1961. Br J Neurosurg 3 : 171-180, 1989.
(8)池田幸穂，中沢省三，山川和臣，ほか：外傷性後頭蓋窩硬膜外血腫；特にCT scanの有用性について．脳外 9：401-406, 1981.
(9)今永浩寿，清水　隆，河野　宏，ほか：外傷性急性後頭蓋窩血腫の8例．神経外科 16：405-410, 1976.
(10)Khwaja HA, Hormbrey PJ : Posterior cranial fossa venous extradural haematoma : an uncommon form of intracranial injury. Emerg Med J 18 : 496-497, 2001.
(11)中川摂子，友情　誠，古川義彦，ほか：外傷性小脳内血腫の5例．脳外誌 10：343-347, 2001.
(12)中村紀夫：後頭蓋窩血腫，テント下血腫［天児民和（監修）：外傷外科全書第3巻頭部］，138-173頁，南江堂，東京，1972.

●参考文献

(13) Neubauer UJ : Extradural haematoma of the posterior fossa. Twelve years experiences with CT-scan. Acta Neurochir (Wien) 87 : 105-111, 1987.
(14) 小鹿山博之, 後藤恒夫, 佐々木順孝, ほか : 小児の外傷性後頭蓋窩硬膜外血腫 10 例の臨床的検討. 小児の脳神経 17 : 33-38, 1992.
(15) 岡田芳和, 島　健, 西田正博, ほか : 後頭蓋窩外傷の 29 例の臨床的検討. 神経外傷 13 : 71-77, 1990.
(16) 太田富雄 (監訳) : 硬膜外血腫 (グリーンバーグ脳神経外科ハンドブック), 883-886 頁, 金芳堂, 京都, 2000.
(17) Otsuka S, Nakatsu S, Matsumoto S, et al : Study on cases with posterior fossa epidural hematoma—Clinical features and indications for operation—. Neurol Med Chir (Tokyo) 30 : 24-28, 1990.
(18) Pozzati E, Tognetti F, Cavallo M, et al : Extradural hematomas of the posterior cranial fossa. Surg Neurol 32 : 300-303, 1989.
(19) Roda JM, Giménez D, Pérez-Higueras A : Posterior fossa epidural hematomas : A review and synthesis. Surg Neurol 19 : 419-424, 1983.
(20) 桜井　勝, 山本祐司, 浅利正二 : 外傷性急性後頭蓋窩硬膜外血腫の CT 所見；特に脳槽の変化を中心として. 臨放 26 : 1055-1058, 1981.
(21) 作田善雄, 作田由美子 : 外傷性急性小脳内血腫の 1 治験例. 脳外 8 : 1087-1092, 1980.
(22) 三瓶建二, 松元幹郎, 小林　豊, ほか : 外傷性後頭蓋窩硬膜外血腫；小児と成人の比較検討. 小児の脳神経 14 : 245-249, 1989.
(23) 佐藤　修, 桑原武夫, 中村紀夫 : 外傷性後頭蓋窩血腫. 脳神経 17 : 437-448, 1965.
(24) 重森　稔, 徳富孝志 : 後頭蓋窩血腫 [高倉公朋 (監修) : 脳・脊髄の外傷], 51-53 頁, 現代医療社, 東京, 1995.
(25) Tsai FY, Teal JS, Itabashi HH, et al : Computed tomography of posterior fossa trauma. J Comput Assist Tomogr 4 : 291-305, 1980.
(26) Vielvoye GJ, Peters ACB, van Dulken H : Acute infratentorial traumatic subdural hematoma associated with a torn tentorium cerebelli in a one-year-old boy. Neuroradiology 22 : 259-261, 1982.
(27) 渡辺義郎 : 後頭蓋窩血腫 [高倉公朋 (監修), 山浦　晶 (編) : 頭部外傷], 110-114 頁, 篠原出版, 東京, 1996.
(28) 山田実紘, 馬島宝郷, 村上哲夫, ほか : 外傷性後頭蓋窩硬膜外血腫；自験例と本邦報告例をめぐって. 外傷 6 : 455-462, 1975.
(29) 横田裕行, 小林士郎, 矢嶋浩三, ほか : 外傷性小脳内出血 11 例の検討. Neurol Med Chir (Tokyo) 25 : 844-849, 1985.
(30) 横田裕行, 中沢省三, 水成隆之, ほか : 外傷性小脳内血腫の検討. 神経外傷 13 : 79-86, 1990.

脳挫傷・滑走性脳挫傷

(1) Adams JH, Doyle D, Ford I, et al : Brain damage in fatal non-missile head injury in relation to age and type of injury. Scot Me J 34 : 399-401, 1989.
(2) Adams JH, Doyle D, Graham DI, et al : Gliding contusions in nonmissile head injury in humans. Arch Pathol Lab Med 110 : 485-488, 1986.
(3) Lindenberg R, Freytag E : The mechanism of cerebral contusions. A Pathologic-anatomic study. Arch Pathol 69 : 440-469, 1960.
(4) 中塚雅雄, 福岡秀和, 嶋津直樹 : SPECT 所見から傍矢状部白質剪断損傷が疑われた 2 症例. 神経外傷 18 : 210-213, 1995.
(5) 高橋　弘, 中澤省三 : 脳挫傷. Clinical Neuroscience 13 : 49-52, 1995.

慢性硬膜下血腫

(1) 姉川繁敬, 重森　稔, 吉田昌史, ほか : 術後緊張性気脳症の 3 例. 脳外 14 : 1017-1022, 1986.
(2) 姉川繁敬, 鳥越隆一郎, 古川保浤, ほか : 石灰化慢性硬膜下血腫の 1 例. 脳外 15 : 1249-1254, 1987.
(3) 浅野良夫, 蓮尾道明, 高橋郁夫, ほか : 当院における慢性硬膜下血腫再発例の検討. 脳神経 44 : 827-831, 1992.
(4) Bremer AM, Nguyen TQ : Tension pneumocephalus after surgical treatment of chronic subdural hematoma : Report of three cases. Neurosurgery 11 : 284-287, 1982.
(5) D'Avella D, Blasi FD, Rotilio A, et al : Intracerebral hematoma following evacuation of chronic subdural hematomas. Report of two cases. J Neurosurg 65 : 710-712, 1986.
(6) Debois V, Lombaert A : Calcified chronic subdural hematoma. Surg Neurol 14 : 455-458, 1980.
(7) Fogelholm R, Heiskanen O, Waltimo O : Chronic subdural hematoma in adults. Influence of patient's age on symptoms, signs, and thickness of hematoma. J Neurosurg 42 : 43-46, 1975.
(8) Fogelholm R, Waltimo O : Epidemiology of chronic subdural haematoma. Acta Neurochir 32 : 247-250, 1975.
(9) 林　龍男, 小林博雄, 関野宏明 : 血腫 (水腫) 除去術後脳内血腫が発現した慢性硬膜下血腫および水腫の 3 例. Neurol Med Chir (Tokyo) 27 : 1087-1092, 1987.
(10) 平井　収, 山川弘保, 西川方夫, ほか : 慢性硬膜下血腫の機能予後に関する因子. 脳外 17 : 827-833, 1989.
(11) 池田清延, 加納昭彦, 早瀬秀男, ほか : 慢性硬膜下血腫における臨床症状と血腫量および局所脳血流量の関係. Neurol Med Chir (Tokyo) 24 : 869-875, 1984.
(12) Imaizumi S, Onuma T, Kameyama M, et al : Organized chronic subdural hematoma requiring craniotomy—Five case reports—. Neurol Med Chir (Tokyo) 41 : 19-24, 2001.
(13) 石渡祐介, 藤野英世, 窪倉孝道, ほか : 慢性硬膜下血腫術後の subdural tension pneumocephalus. Asymptomatic pneumocephalus と比較して. 脳外 15 : 419-424, 1987.

(14)Ishiwata Y, Fujitsu K, Sekino T, et al：Subdural tension penumocephalus following surgery for chronic subdural hematoma. J Neurosurg 68：58-61, 1988.

(15)北見公一, 高村春雄, 後藤　聡：Twist-drill craniostomy による慢性硬膜下血腫の治療経験. Neurol Med Chir (Tokyo) 23：873-879, 1983.

(16)Kudo H, Kuwamura K, Izawa I, et al：Chronic subdural hematoma in elderly people：Present status on Awaji island and epidemiological prospect. Neurol Med Chir (Tokyo) 32：207-209, 1992.

(17)国塩勝三, 篠原千恵, 徳永浩司, ほか：器質化した慢性硬膜下血腫の1小児例. 小児の脳神経 17：429-432, 1992.

(18)串田良昌, 寺尾榮夫, 柴田家門, ほか：くも膜嚢胞と慢性硬膜下血腫の合併. その発生機序に関する一考察. 脳外 11：1211-1217, 1983.

(19)桑原武夫, 藤津和彦：図説脳神経外科学, 388-390 頁, 南山堂, 東京, 1984.

(20)Ludwig B, Nix W, Lanksch W：Computed tomography of the "armored brain". Neuroradiology 25：39-43, 1983.

(21)Markwalder T-M, Steinsiepe KF, Rohner M, et al：The course of chronic subdural hematomas after burr-hole craniostomy and closed-system drainage. J Neurosurg 55：390-396, 1981.

(22)益澤秀明：成人の慢性硬膜下血腫. Clinical Neuroscience 6；404-407, 1988.

(23)松森邦昭, 吉岡美知子：慢性硬膜下血腫の prostaglandin 動態とその意義について. Neurol Med Chir (Tokyo) 27：498-504, 1987.

(24)Minami M, Hanakita J, Suwa H, et al：Interhemispheric chronic subdural hematoma—Case report—. Neurol Med Chir (Tokyo) 37：177-180, 1997.

(25)Modesti LM, Hodge CJ, Barnwell ML：Intracerebral hematoma after evacuation of chronic extracerebral fluid collections. Neurosurgery 10：689-693, 1982.

(26)Mori K, Maeda M：Surgical tratment of chronic subdural hematoma in 500 consecutive cases：Clinical characteristics, surgical outcome, complications, and recurrence rate. Neurol Med Chir (Tokyo) 41：371-381, 2001.

(27)森　伸彦, 長尾建樹, 中原　明, ほか：小児の巨大な石灰化慢性硬膜下血腫の1例. 脳外 10：1203-1209, 1982.

(28)長堀　毅, 西嶌美知春, 高久　晃：慢性硬膜下血腫外膜の組織学的検討；発症にいたる血腫腔増大の機序の考察. 脳外 21：697-701, 1993.

(29)長坂光泰, 小俣朋浩, 宮沢伸彦, ほか：器質化した慢性硬膜下血腫の2例. 脳外 19：861-865, 1991.

(30)永田和哉, 浅野孝雄, 馬杉則彦, ほか：慢性硬膜下血腫の術後消退に影響を及ぼす血腫側因子についての検討；脳萎縮の与える影響を中心に. 脳外 16：1347-1353, 1988.

(31)永田和哉, 浅野孝雄, 馬杉則彦, ほか：慢性硬膜下血腫の術後消退に影響を及ぼす手術因子についての検討；特に血腫腔内残存空気の与える影響について. 脳外 17：15-20, 1989.

(32)永田和哉, 馬杉則彦, 橋本敬祐：石灰化慢性硬膜下血腫の1成人例；その手術適応と術式についての検討. 脳外 12：1093-1098, 1984.

(33)Nakaguchi H, Tanishima T, Yoshimasu N：Factors in the natural history of chronic subdural hematomas that influence their postoperative recurrence. J Neurosurg 95：256-262, 2001.

(34)中島真人, 阿部俊昭：脳硬膜下血腫. 日本臨床（別冊）領域別症候群シリーズ 26（神経症候群 I）：400-403, 1999.

(35)並木　淳, ほか：高齢者の慢性硬膜下血腫. Geriatric Neurosurg 1：141-144, 1989（小野ら[43]より引用）.

(36)中村紀夫：慢性硬膜下血腫. Clinical Neuroscience 5：8-9, 1987.

(37)西嶌美知春, 堀江幸男, 中田潤一, ほか：慢性硬膜下血腫の術後血腫腔の消退速度についての検討；経時的 CT 所見の観察を中心に. 脳外 11：813-819, 1983.

(38)Nomura S, Kashiwagi S, Fujisawa H, et al：Characterization of local hyperfibrinolysis in chronic subdural hematomas by SDS-PAGE and immunoblot. J Neurosurg 81：910-913, 1994.

(39)Oishi M, Toyama M, Tamatani S, et al：Clinical factors of recurrent chronic subdural hematoma. Neurol Med Chir (Tokyo) 41：382-386, 2001.

(40)Oka Y, Kumon Y, Ohta S, et al：Chronic subdural hematoma associated with middle fossa arachnoid cysts. Neurol Med Chir (Tokyo) 34：95-99, 1994.

(41)大熊洋揮, 真鍋　宏, 鈴木重晴：器質化慢性硬膜下血腫の1例；CT 所見. 画像診断 15：176-179, 1995.

(42)小名木敦雄, 柴田家門, 清木義勝, ほか：高齢者の再発慢性硬膜下血腫. 神経外傷 9：62-68, 1986.

(43)小野純一, 山浦　晶：高齢者の頭部外傷 [高倉公朋（監修）：脳・脊髄の外傷], 91-108 頁, 現代医療社, 東京, 1995.

(44)大倉章生, 野口眞志, 弓削龍雄, ほか：嚢胞内出血と慢性硬膜下血腫を伴った大脳穹隆部クモ膜嚢胞の1手術例. 脳外 22：273-277, 1994.

(45)Ramamurthi B, Ganapathi K, Ramamurthi R, et al：Intracerebral hematoma following evacuation of chronic subdural hematoma. Neurosurg Rev 12 (Suppl 1)：225-227, 1989.

(46)Rodziewicz GS, Chuang WC：Endoscopic removal of organized chronic subdural hematoma. Surg Neurol 43：569-573, 1995.

(47)坂本辰夫, 干川芳弘, 林　龍男, ほか：器質化あるいは石灰化慢性硬膜下血腫に対する内膜温存手術. 脳外誌 9：541-546, 2000.

●参考文献

(48) Shields CB, Stites TB, Garretson HD：Isodense subdural hematoma presenting with paraparesis. Case report. J Neurosurg 52：712-714, 1980.
(49) 清水　聡, 福田充宏, 佐藤雅春, ほか：鏡面形成を呈した硬膜下血腫の2例；その成因に関する考察. CT研究 6：222-225, 1984.
(50) 城山雄二郎, 池山幸英, 青木秀夫, ほか：慢性硬膜下血腫術後に合併した脳内出血の2例. 脳外 17：759-762, 1989.
(51) 須田金弥, 佐藤　学, 松田昌之, ほか：慢性硬膜下血腫術後の subdural tension pneumocephalus. 脳神経 36：127-130, 1981.
(52) 鈴木晋介, 新妻　博, 桜井芳明, ほか：近時, 宮城県における慢性硬膜下血腫 716 例の発症傾向. 神経外傷 11：24-27, 1988.
(53) Tabaddor K, Shulman K：Definitive treatment of chronic subdural hematoma by twist-drill craniostomy and closed-system drainage. J Neurosurg 46：220-226, 1977.
(54) 高橋義男, 三上淳一, 上田幹也, ほか：慢性硬膜下血腫の CT 的検討（第3報）；CT による慢性硬膜下血腫の病期分類. Neurol Med Chir (Tokyo) 24：607-614, 1984.
(55) 高津成美, 山之内博, 東儀英夫, ほか：老年者における硬膜下血腫の特徴. 神経内科 9：254-263, 1978.
(56) 竹下幹彦, 高倉公朋：慢性硬膜下血腫 [高倉公朋（監修）：脳・脊髄の外傷], 73-89頁, 現代医療社, 東京, 1995.
(57) 田中輝彦, 藤本俊一, 斉藤和子, ほか：成人慢性硬膜下血腫に対する超選択的中硬膜動脈撮影：経時的観察例. 脳外 26：339-347, 1998.
(58) 富永二郎, 下田雅美, 竹内昌孝, ほか：開頭術後に良好な brain expansion が得られた armoured brain の1例. 脳外誌 9：569-574, 2000.
(59) Tsutsumi K, Maeda K, Iijima A, et al：The relationship of preoperaive magnetic resonance imaging findings and closed system drainage in the recurrence of chronic subdural hematoma. J Neurosurg 87：870-875, 1997.
(60) 上田行彦, 松本　隆, 永井　肇, ほか：慢性硬膜下血腫の被膜に関しての考察；好酸球浸潤について. Neurol Med Chir (Tokyo) 28：236-240, 1988.
(61) 渡辺　学, 石井昌三：慢性硬膜下血腫の成因. 脳外 2：275-281, 1974.
(62) 渡辺義郎：慢性硬膜下血腫 [高倉公朋（監修）, 山浦　晶（編）：頭部外傷], 114-119頁, 篠原出版, 東京, 1996.
(63) 山田洋司, 藤田稠清, 妹尾栄治, ほか：慢性硬膜下血腫治療における重篤合併症の経験；その対策としての穿頭閉鎖式緩徐減圧ドレナージ術. 脳外 17：713-716, 1989.
(64) 山本信二郎：慢性硬膜下血腫. Neurol Med Chir (Tokyo) 19：401-409, 1979.

脳損傷

(1) Ahmed S, Bierley R, Sheikh JI, et al：Post-traumatic amnesia after closed head injury：a review of the literature and some suggestions for further research. Brain Injury 14：765-780, 2000.
(2) Adams JH, Graham DI, Murray LS, et al：Diffuse axonal injury due to nonmissile head injury in humans：An analysis of 45 cases. Ann Neurol 12：557-563, 1982.
(3) Aldrich EF, Eisenberg HM, Saydjari C, et al：Diffuse brain swelling in severely head-injured children. J Neurosurg 76：450-454, 1992.
(4) Bruce DA, Alavi A, Bilaniuk L, et al：Diffuse cerebral swelling following head injuries in children：the syndrome of "malignant brain edema". J Neurosurg 54：170-178, 1981.
(5) Clark JM：Distribution of microglial clusters in the brain after head injury. J Neurol Neurosurg Psychiat 37：463-474, 1974.
(6) Gennarelli TA：Emergency department management of head injuries. Emerg Med Clin North Amer 2：749-760, 1984.
(7) Gennarelli TA：Cerebral concussion and diffuse brain injuries (Cooper PR：Head injury), pp 89-107, Williams & Wilkins, Baltimore, 1987（富田より[24]引用）.
(8) Gennarelli TA, Thibault LE, Adams JH, et al：Diffuse axonal injury and traumatic coma in the primate. Ann Neurol 12：564-574, 1982.
(9) 平川公義：外傷性健忘症 [戸谷重雄（編）：脳神経外科学], 265頁, 南山堂, 東京, 1996.
(10) 本田英一郎, 林　隆士, 小笠原哲三, ほか：小児の頭部外傷(X)；重症頭部外傷の画像診断と急性期治療および予後. Medical Postgraduates 28：49-57, 1990.
(11) 本田英一郎, 徳永孝行, 大島勇紀, ほか：小児の閉鎖性頭部外傷の MR 所見；特に中心性 shearing force について. 脳外 20：235-242, 1992.
(12) 池田　公, 井口郁三, 権田隆実, ほか：Pure shearing injury. 23 例の症状, 診断, 予後および文献的考察. 脳外 13：1313-1320, 1985.
(13) 岩立康男, 小野純一, 奥村義孝, ほか：Diffuse axonal injury の CT 診断. 脳外 18：915-920, 1990.
(14) 片山容一, 木下浩作, 平山晃康, ほか：小児の外傷性瀰漫性脳損傷の特徴. 小児の脳神経 17：153-157, 1992.
(15) Marshall LF, Marshall SB, Klauber MR, et al：A new classification of head injury based on computerized tomography. J Neurosurg 75：S 14-S 20, 1991.
(16) Marshall LF, Marshall SB, Klauber MR, et al：The diagnosis of head injury requires a classification based on computed axial tomography. J Neurotrauma 9 (Suppl 1)：S 287-S 292, 1992.
(17) 中川善雄, 山本垂水, 村上陳訓, ほか：小児重症頭部外傷における diffuse axonal injury. 小児の脳神経 17：27-31, 1992.
(18) 中村　弘, 渡辺義郎, 福田和正, ほか：Diffuse axonal injury 小児例の特徴. 小児の脳神経 17：359-365, 1992.

(19)中村　弘，山浦　晶：Diffuse axonal injury. Clinical Neuroscience 13：53-55，1995.
(20)女屋光基，冨永　格，加藤雄司，ほか：びまん性軸索損傷(DAI)を認めた慢性期頭部外傷の一剖検例．脳神経 43：283-287，1991.
(21)関野宏明：Diffuse axonal injury；発生機序，診断，予後［高倉公朋(監修)：脳・脊髄の外傷］，55-71頁，現代医療社，東京，1995.
(22)Sganzerla EP, Tomei G, Rampini P, et al：A peculiar intracerebral hemorrhage：The gliding contusion, its relationship to diffuse brain damage. Neurosurg Rev 12(Suppl 1)：215-218, 1989.
(23)重森　稔：びまん性脳損傷；その臨床病理学的概念と分類．脳外 21：973-980，1993.
(24)富田博樹：diffuse injury［重森　稔，片山容一，小林士郎(編)：小児頭部外傷］，118-136頁，医学書院，東京，1996.
(25)坪川孝志：脳振盪の病態；その形態上の変化と脳循環代謝．脳外 11：563-573，1983.
(26)渡辺義郎：びまん性脳腫脹［高倉公朋(監修)，山浦　晶(編)：頭部外傷］，127-128頁，篠原出版，東京，1996.
(27)Zimmerman RA, Bilaniuk LT, Genneralli T：Computed tomography of shearing injuries of the cerebral white matter. Radiology 127：393-396, 1978.
(28)山浦　晶：Diffuse cerebral swelling. Clinical Neuroscience 6：388-390，1988.
(29)吉野英二，平川公義：Diffuse axonal injury. Clinical Neuorscinece 6：47-49，1988.

小児
(1) Aoki N, Masuzawa H：Infantile acute subdural hematoma. Clinical analysis of 26 cases. J Neurosurg 61：273-280, 1984.
(2) Choux M, Grisoli F, Peragut J-C：Extradural hematomas in children. Child's Brain 1：337-347, 1975.
(3) Guthkelch AN：Infantile subdural haematoma and its relationship to whiplash injuries. Br Med J 2：430-431, 1971.
(4)林　隆士：小児頭部外傷［高倉公朋(監修)：小児脳神経外科］，159-177頁，現代医療社，東京，1992.
(5)林　隆士，原田克彦：小児脳外傷の特徴．Clinical Neuroscience 13：56-58，1995.
(6)平川公義：小児頭部外傷［戸谷重雄(編)：脳神経外科学］，292-294頁，南山堂，東京，1996.
(7)景山直樹：脳神経外科学，279-290頁，金原出版，東京，1988.
(8)郭　隆璨：視て学ぶ脳神経外科学，478-484頁，診断と治療社，1990.
(9)片山容一：閉鎖性脳損傷［重森　稔，片山容一，小林士郎(編)：小児頭部外傷］，101-117頁，医学書院，東京，1996.
(10)Kleinman PK, Spevak MR：Soft tissue swelling and acute skull fractures. J Pediatr 121：737-739, 1992.
(11)桑原武夫，藤津和彦：図説脳神経外科学，392頁，南山堂，東京，1984.
(12)増子昭彦，大井静雄：battered child syndrome 被虐待児症候群［重森　稔，片山容一，小林士郎(編)：小児頭部外傷］，143-149頁，医学書院，東京，1996.
(13)Matsui T, Tsutsumi K, Kaizu H, et al：Reduction cranioplasty for craniocerebral disproportion due to chronic subdural hematoma in infants. A technical report. Neurol Res 23：67-71, 2001.
(14)松元幹郎，三瓶建二，西川秀人，ほか：小児外傷性脳内血腫の臨床的検討．Neurol Med Chir(Tokyo) 28：1081-1088，1988.
(15)宮田昭宏，中村　弘，佐藤　章，ほか：急性硬膜下血腫．症例呈示．小児の脳神経 25：101-104，2000.
(16)宮田伊知郎，正岡哲也，西浦　司，ほか：CT上大脳半球に広汎な低吸収域を呈した小児大脳縦裂部急性硬膜下血腫の1例．Neurol Med Chir(Tokyo) 30：832-837，1990.
(17)宗本　滋，駒井詩夫，四十住伸一，ほか：小児外傷性大脳基底核部出血の5例．脳外 13：1027-1033，1985.
(18)中村紀夫：頭部外傷，660-685頁，文光堂，東京，1986.
(19)中村紀夫，入倉哲郎：乳幼児急性硬膜下血腫の遠隔成績．神経外傷 8：28-34，1985.
(20)中村紀夫，神田龍一，神尾正己，ほか：幼小児頭部外傷の臨床．小児の脳神経 4：1-14，1978.
(21)中村紀夫，菊地邦夫，田口芳雄：乳幼児急性硬膜下血腫の問題点．小児の脳神経 1：195-202，1976.
(22)中村紀夫，小林　茂，平川公義，ほか：小児の頭部外傷と頭蓋内血腫の特徴．第1報頭部外傷全般．脳神経 17：667-676，1965.
(23)西本　博，賀川幸英，坪川孝志：急性増悪型乳幼児硬膜下血腫の本態．神経外傷 8：35-41，1985.
(24)大神正一郎，米増祐吉：硬膜外血腫．Clinical Neuroscience 6：8-9，1988.
(25)大井静雄，庄瀬祥晃，奥田裕啓，ほか：小児の頭部外傷の病態とその特殊性；小児総合病院における403例のprospective study．神経外傷 8：207-215，1985.
(26)小野純一：診断と検査法［重森　稔，片山容一，小林士郎(編)：小児頭部外傷］，45-51頁，医学書院，東京，1996.
(27)小沼武英：合併症・後遺症［重森　稔，片山容一，小林士郎(編)：小児頭部外傷］，193-212頁，医学書院，東京，1996.
(28)Onuma T, Shimosegawa Y, Kameyama M, et al：Clinicopathological investigation of gyral high density on computerized tomography following severe head injury in children. J Neurosurg 82：995-1001, 1995.
(29)Piatt JH Jr, Arguelles JH：Reduction cranioplasty for craniocerebral disproportion in infancy：Indications and technique. Pediatr Neurosurg 16：265-270, 1990-91.
(30)関野宏明：小児の頭部外傷［佐野圭司(編集企画)：外科Mook 11．頭部外傷］，220-237頁，金原出版，東京，1981.
(31)関貫聖二，大井静雄：CT上 diffuse hemispheric gyral high density を呈した幼児急性硬膜下血腫の1例．小児の脳神経 11：85-89，1986.

●参考文献

(32)銭場明男, 牧野博安：小児の頭部外傷. Brain Nursing 1：153-159, 1985.
(33)芹澤 徹, 渡辺義郎, 佐藤 章, ほか：乳幼児急性硬膜下血腫の予後不良症例の検討. 小児の脳神経 15：45-52, 1990.
(34)多田 豊, 立山 尚, 栄本忠昭：小児頭部外傷の病理［重森 稔, 片山容一, 小林士郎（編）：小児頭部外傷］, 4-13頁, 医学書院, 東京, 1996.
(35)高橋義男：急性硬膜下血腫. ミニレクチャー. 小児の脳神経 25：104-109, 2000.
(36)高橋義男：硬膜下液貯留. ミニレクチャー；硬膜下液貯留, いそぐかゆっくりか. 小児の脳神経 25：114-118, 2000.
(37)高橋義男, 堤 博, 端 和夫：外傷の明らかでない乳幼児硬膜下液貯留の治療方針；3種の発生病態と治療方針. 小児の脳神経 16：179-186, 1991.
(38)坪川孝志：現代の脳神経外科学, 304-305頁, 381-83頁, 金原出版, 東京, 1994.
(39)渡辺義郎：小児頭部外傷［高倉公朋（監修）, 山浦 晶（編）：頭部外傷］, 120-141頁, 篠原出版, 東京, 1996.
(40)山田博是：硬膜下水腫［松本 悟, 大井静雄（編）：臨床小児脳神経外科学］, 449-460頁, 医学書院, 東京, 1992.
(41)米澤泰司, 下村隆英, 前川基継：小児急性硬膜外血腫. 小児の脳神経 17：165-171, 1992.

拡大性頭蓋骨骨折

(1)平川公義：拡大性骨折［戸谷重雄（編集）：脳神経外科学］, 277頁, 南山堂, 東京, 1996.
(2)石橋秀昭, 松野治雄, 山下康博, ほか：Growing skull fracture の1例. 脳外 23：741-744, 1995.
(3)伊東 洋：Growing skull fracture；その病態からみた臨床上の諸問題. 外科 40：1068-1078, 1978.
(4)桑田俊和, 亀井一郎, 上松右二, ほか：急速な進行を呈した growing skull fracture の1例. 脳外 16：677-691, 1988.
(5)松本 悟, 玉木紀孝, 苧坂邦彦：幼小児の頭部外傷. 外科診療 16：1189-1197, 1974.
(6)森安信雄, 坪川孝志, 中村三郎, ほか：拡大性頭蓋骨骨折. 自験例よりみた硬膜破損を伴わない本症の発生機序への一考察. 脳外 2：153-159, 1974.
(7)太田富雄：脳神経外科学, 1123-1129頁, 金芳堂, 東京, 1997.
(8)太田富雄監訳：小児患者の頭蓋骨骨折（グリーンバーグ脳神経外科ハンドブック）, 882-883頁, 金芳堂, 京都, 2000.
(9) Ramamurthi B, Kalyanaraman S：Rationale for surgery in growing fractures of the skull. J Neurosurg 32：427-430, 1970.
(10) Sekhar LN, Scarff TB：Pseudogrowth in skull fractures of childhood. Neurosurgery 6：285-289, 1980.
(11)関野宏明：小児の頭部外傷［佐野圭司（編集企画）：外科 Mook 11. 頭部外傷］, 220-237頁, 金原出版, 東京, 1981.
(12) Taveras JM, Ransohoff J：Leptomeningeal cysts of the brain following trauma with erosion of the skull. A study of seven cases treated by surgery. J Neurosurg 10：233-241, 1953.
(13) Thompson JB, Mason TH, Haines GL, et al：Surgical management of diastatic linear skull fractures in infants. J Neurosurg 39：493-497, 1973.
(14)都築伸介, 鈴木一成, 松野 彰, ほか：進行性頭蓋骨骨折の1例. 脳外 21：641-644, 1993.
(15)山本良裕, 国塩勝三, 角南典生, ほか：受傷後早期に手術した脳脱出型拡大性頭蓋骨骨折の1例. Neurol Med Chir (Tokyo) 29：137-141, 1989.

分娩時および新生児期頭部外傷

(1) Alexander E Jr, Davis CH Jr：Intra-uterine fracture of the infant's skull. J Neurosurg 30：446-454, 1969.
(2)安藤陽児, 若井 晋, 伊能 睿, ほか：新生児硬膜外血腫の2例. 小児の脳神経 13：173-176, 1988.
(3) Aoki N：Epidural haematoma in the newborn infants：Therapeutic consequences from the correlation between haematoma content and computed tomography features. Acta Neurochir (Wien) 106：65-67, 1990.
(4) Burstein J, Papile L, Burstein R：Intraventricular hemorrhage and hydrocephalus in premature newborns：A prospective study with CT. AJR 132：631-635, 1979.
(5) Craig WS：Intracranial haemorrhage in the new-born. A study of diagnosis and differential diagnosis based upon pathological and clinical findings in 126 cases. Arch Dis Child 13：89-124, 1938.
(6) Dolfin T, Skidmore MB, Fong K, et al：Incidence, severity, and timing of subependymal and intraventricular hemorrhages in preterm infants born in a perinatal unit as detected by serial real-time ultrasound. Pediatrics 71：541-546, 1983.
(7) Fedrick J, Butler NR：Certain causes of neonatal death. Biol Neonate 15：257-290, 1970.
(8)藤野英世, 藤津彦男, 山下俊紀, ほか：Vitamin K deficiency による乳幼児頭蓋内出血. 小児の脳神経 4：25-32, 1979.
(9) Gröntoft O：Intracerebral and meningeal haemorrhages in perinatally deceased infants. I. Intracerebral haemorrhages. A pathologico-anatomical and obstetric study. Acta Obst Gyn Scand 32：308-334, 1953.
(10) Gröntoft O：Intracerebral and meningeal haemorrhages in perinatally deceased infants. II. Meningeal haemorrhages. A pathologico-anatomical and obstetric study. Acta Obst Gyn Scand 32：458-498, 1953.
(11) Grunnet ML, Shields WD：Cerebellar hemorrhage in the premature infant. J Pediatr 88：605-608, 1976.
(12) Hambleton G, Wigglesworth JS：Origin of intraventricular haemorrhage in the preterm infant. Arch Dis Child 51：651-659, 1976.
(13)林 隆士：出産に伴う新生児の頭部外傷［高倉公朋（監修）：小児脳神経外科］, 172-177頁, 現代医療社, 東京, 1992.
(14)林 隆士, 橋本武夫, 本田英一郎, ほか：天幕裂傷に伴う新生児硬膜下血腫；生存48例に関する臨床的分析. 脳神経 38：

669-676, 1986.
(15)林　隆士, 本田英一郎：分娩に伴う頭部外傷. Clinical Neuroscience 6：394-397, 1988.
(16)林　隆士, 倉本進賢, 大島勇紀, ほか：出産外傷に伴う新生児硬膜下血腫の臨床的分析；手術例と非手術例の検討. 小児の脳神経 7：73-82, 1982.
(17)平川公義, 藤本正人, 上口　正, ほか：テント裂傷による新生児の側頭後頭葉底面硬膜下血腫. 脳外 7：735-742, 1979.
(18)樋渡章二, 山崎俊樹, 石川純一郎, ほか：出産時障害による新生児脳内血腫の1例；そのまれな出血成因について. 小児の脳神経 4：21-24, 1979.
(19)工藤弘志：ビタミンK欠乏症による頭蓋内出血［高倉公朋(監修)：小児脳神経外科］, 197-201頁, 現代医療社, 東京, 1992.
(20)桑原武夫, 藤津和彦：図説脳神経外科学, 393-395頁, 南山堂, 東京 1984.
(21)Leech RW, Kohnen P：Subependymal and intraventricular hemorrhages. Am J Pathol 77：465-476, 1974.
(22)Lefkowitz LL：Extradural hemorrhage as a result of birth trauma. Arch Pediat 53：404-407, 1936.
(23)松坂哲應, 片山和弘, 辻　芳郎, ほか：乳児ビタミンK欠乏症による頭蓋内出血；乳児頭蓋内出血に占めるその重要性について. 脳神経 33：989-997, 1981.
(24)森川篤憲, 和賀志郎, 清水健夫：新生児の頭蓋内出血. 小児の脳神経 7：37-45, 1982.
(25)森本一良, 若山　暁, 早川　徹：分娩頭部外傷. NICU 4：375-381, 1991.
(26)中川義信, 大井静雄：周産期頭部外傷［重森　稔, 片山容一, 小林士郎(編)：小児頭部外傷］, 137-142頁, 医学書院, 東京, 1996.
(27)奥寺利男, 中村康寛, 谷村　晃：新生児疾患［佐野圭司(監修)：中枢神経系のCT診断］, 451-466頁, 医学書院, 東京, 1983.
(28)奥野　孝, 宮本昌彦, 板倉　徹, ほか：吸引分娩による頭血腫に頭蓋骨骨折を伴わない硬膜外血腫を合併した1例. 脳外 21：1137-1141, 1993.
(29)太田富雄監訳：頭血腫（グリーンバーグ脳神経外科ハンドブック）, 905頁, 金芳堂, 京都, 2000.
(30)Papile L, Burstein J, Burstein R, et al：Incidence and evolution of subependymal and intraventricular hemorrhage：A study of infants with birth wights less than 1500 gm. J Pediatr 92：529-534, 1978.
(31)Plauché WC：Fetal cranial injuries related to delivery with the Malmström vacuum extractor. Obstet Gynecol 53：750-757, 1979.
(32)Reeder JD, Kaude JV, Setzer：Choroid plexus hemorrhage in premature neonates：Recognition by sonography. AJNR 3：619-622, 1982.
(33)幸　成男, 井上佑一：周産期疾患［中村紀夫, 久留　裕(編)：救急のための頭部・脳疾患の放射線診断］, 185-197頁, 朝倉書店, 東京, 1986.
(34)Scher MS, Wright FS, Lockman LA, et al：Intraventricular hemorrhage in the full-term neonate. Arch Neurol 39：769-772, 1982.
(35)関野宏明：小児の頭部外傷［佐野圭司(編集企画)：外科Mook 11. 頭部外傷］, 220-237頁, 金原出版, 東京, 1981.
(36)園部　真, 桜井芳明, 堀　重昭, ほか：出産時障害による新生児脳室内出血の1手術例. 脳と発達 9：220-224, 1977.
(37)高木卓爾：新生児頭蓋内出血［高倉公朋(監修)：小児脳神経外科］, 181-194頁, 現代医療社, 東京, 1992.
(38)高木卓爾, 松本　隆, 春日洋一郎, ほか：新生児の基底核部血腫：非観血的治療. 脳と発達 17：369-373, 1985.
(39)高木卓爾, 永井　肇, 林　浩次：分娩外傷による後頭蓋窩硬膜下血腫；出血部位と出血源の関連性についての考察. 小児の脳神経 4：73-78, 1979.
(40)高木卓爾, 永井良治, 福岡秀和, ほか：新生児・後頭蓋窩硬膜下血腫の臨床的並びに病理学的研究. 神経外科 16：237-245, 1976.
(41)高木卓爾, 永井良治, 若林繁夫, ほか：分娩外傷後の硬膜下血腫. 小児の脳神経 1：187-194, 1976.
(42)高嶋幸男, 田中健蔵：周生期頭蓋内出血の臨床病理. 小児の精神と神経 8：51-57, 1968.
(43)高嶋幸男, 田中健蔵：未熟脳の脳室上衣下層の微小血管構築と組織線溶活性. 脳と発達 4：222-227, 1972.
(44)Visudhiphan P, Bhanchet P, Lakanapichanchat C, et al：Intracranial hemorrhage in infants due to acquired prothrombin complex deficiency. J Neurosurg 4：14-19, 1974.
(45)Volpe JJ：Neonatal intracranial hemorrhage. Pathophysiology, neuropathology, and clinical features. Clins Perinatol 4：77-102, 1977.
(46)Volpe JJ：Current concepts in neonatal medicine. Neonatal intraventricular hemorrhage. N Engl J Med 304：886-891, 1981.
(47)若山　暁, 森本一良, 古賀亮一, ほか：新生児急性硬膜外血腫に対する外科的治療法の検討. 日救急医誌 2：723-727, 1991.
(48)Wigglesworth JS, Pape KE：Pathophysiology of intracranial haemorrhage in the newborn. J Perinat Med 8：119-133, 1980.
(49)Yamamoto T, Enomoto T, Nose T：Epidural hematoma associated with cephalohematoma in a neonate—Case report—. Neurol Med Chir(Tokyo) 35：749-752, 1995.

高齢者
(1)諫山和男, 中沢省三, 小林士郎, ほか：軽度意識障害から急激に悪化する頭部外傷例のCT像；Talk and deteriorate を中心として. CT研究 9：449-455, 1987.
(2)郭　隆璨：視て学ぶ脳神経外科学, 485頁, 診断と治療社, 東京, 1990.
(3)小林士郎, 諫山和男, 矢埜正実, ほか：老年者頭部外傷の病態像. 神経外傷 9：10-15, 1986.
(4)宮城知也, 竹内靖治, 刈茅　崇, ほか：高齢者例の特徴. Clinical Neuroscience 19：1017-1019, 2001.

(5) 宮崎雄二：老人頭部外傷．外傷 5：371-379，1974．
(6) 中島裕典，重森　稔，菊池直美，ほか：高齢者の急性硬膜下血腫；特に軽微な頭部外傷で発症した症例の検討．脳外 20：391-397，1992．
(7) 西嶌美知春，高久　晃：老人脳外傷の特徴．Clinical Neuroscience 13：60-61，1995．
(8) 小野純一，磯部勝見，渡辺義郎，ほか：高齢者重症頭部外傷例の問題点；神経症状，CT 所見による分析．脳外 21：717-721，1993．
(9) 小野純一，山浦　晶：高齢者の頭部外傷［高倉公朋(監修)：脳・脊髄の外傷］，91-108 頁，現代医療社，東京，1995．
(10) 小野純一，山浦　晶，磯部勝見：高齢者重症頭部外傷の臨床的および疫学的検討．神経外傷 22：85-89，1999．
(11) 大内尉義，長野宏一朗：長寿社会における老年医学の役割と課題．現代医療 34：396-406，2002．
(12) Rose J, Valtonen S, Jennett B：Avoidable factors contributing to death after head injury. Br Med J 2：615-618, 1977.
(13) 竹内一夫：老人の頭部外傷［佐野圭司(編集企画)：外科 Mook 11．頭部外傷］，238-251 頁，金原出版，東京，1981．
(14) 渡辺義郎：高齢者頭部外傷［高倉公朋(監修)，山浦　晶(編)：頭部外傷］，142-151 頁，篠原出版，東京，1996．
(15) 渡辺義郎，篠原義賢，佐藤　章，ほか：高齢者頭部外傷の予後に関する検討；生と死を分けるもの．神経外傷 9：38-43，1986．
(16) 山田和雄：高齢者脳の特徴；外科的観点から．Clinical Neuroscience 19：980-982，2001．

外傷性てんかん
(1) 福島　裕，河合逸雄，武田明夫，ほか：てんかんと自動車運転に関する法的問題並びにてんかんをもつ人々の自動車運転に関する日本てんかん学会法的問題委員会の見解．てんかん研究 10：88-89，1992．
(2) 外傷性てんかん調査会：外傷性てんかんのリスクファクター；多施設共同研究．脳外 19：1151-1159，1991．
(3) 兼子　直：てんかん教室，1頁，新興医学出版，東京，2000．
(4) 小林正人，大平貴之，石原雅行，ほか：外傷性てんかんの危険因子と抗痙攣剤の効果に関する臨床的調査；多施設共同研究．脳神経 49：723-727，1997．
(5) 間中信也：外傷とてんかん．Clinical Neuroscience 5：430-431，1987．
(6) 間中信也：外傷性てんかんに対する予防的投薬の効果とリスクファクター；多施設共同研究．神経外傷 16：267-271，1993．
(7) 間中信也：外傷性てんかん［松谷雅生，田村　晃(編)：脳神経外科周術期管理のすべて］，286-294 頁，メジカルビュー社，東京，2000．
(8) 日本神経外傷学会編：抗てんかん薬(重症頭部外傷治療・管理のガイドライン)，36-40 頁，医学書院，東京，2001．
(9) Pagni, CA：Posttraumatic epilepsy. Incidence and prophylaxis. Acta Neurochir(Suppl) 50：38-47, 1990.
(10) 武田明夫，河合逸雄，福島　裕，八木和一：てんかんと自動車運転．神経内科 37：526-527，1992．
(11) 渡辺一功：薬物療法．Clinical Neuroscience 5：444-447，1987．

血管閉塞
(1) Arabi B, McQueen D：Traumatic internal carotid occlusion at the base of the skull. Surg Neurol 10：233-236, 1978.
(2) Batzdorf U, Bentson JR, Machleder HI：Blunt trauma to the high cervical carotid artery. Neurosurgery 5：195-201, 1979.
(3) D'Alise MD, Fichtel F, Horowitz M：Sagittal sinus thrombosis following minor head injury treated with continuous urokinase infusion. Surg Neurol 49：430-435, 1998.
(4) Fleming JFR, Petrie D：Traumatic thrombosis of the internal carotid artery with delayed hemiplegia. Canad J Surg 11：166-172, 1968.
(5) 半田　肇，松田昌之：外傷性脳血管障害［天児民和(監修)：外傷外科全書第 3 巻頭部］，277-296 頁，南江堂，東京，1972．
(6) 橋爪敬三，松本正久，三浦のり子：外傷性頭蓋内静脈洞閉塞；症例報告と文献的考察．脳・神経外科 4：35-43，1972．
(7) Hesselbrock R, Sawaya R, Tomsick T, et al：Superior sagittal sinus thrombosis after closed head injury. Neurosurgery 16：825-828, 1985.
(8) Hollin SA, Sukoff MH, Silverstein A, et al：Post-traumatic middle cerebral artery occlusion. J Neurosurg 25：526-533, 1966.
(9) Ishibashi A, Kubota Y, Yokokura Y, et al：Traumatic occlusion of the anterior cerebral artery—Case report—. Neurol Med Chir(Tokyo) 35：882-885, 1995.
(10) 景山直樹(編著)：脳神経外科学，261-265 頁，金原出版，東京，1988．
(11) 宮田　賢，山崎　駿，平山昭彦，ほか：外傷性中大脳動脈閉塞．脳外 22：253-257，1994．
(12) 中尾　哲，佐藤慎一，伴　貞彦，ほか：非開放性頸部外傷による総頸動脈および椎骨動脈閉塞症の1例．脳外 5：627-632，1977．
(13) 根来　真：外傷性脳血管障害．Clinical Neuroscience 6：419-421，1988．
(14) 岡田芳和，島　健，松村茂次郎，ほか：非穿通性外傷性総頸動脈閉塞に対する血行再建術の経験．日災医誌 34：329-333，1986．
(15) 小沼武英：合併症・後遺症［重森　稔，片山容一，小林士郎(編)：小児頭部外傷］，193-212 頁，医学書院，東京，1996．
(16) 小野靖樹，作田善雄：外傷性前・中大脳動脈閉塞の1例．脳神経 50：171-175，1998．
(17) Satoh H, Kumano K, Ogami R, et al：Sigmoid sinus thrombosis after mild closed head injury in an infant：Diagnosis by magnetic resonance imaging in the acte phase—Case report—. Neurol Med Chir(Tokyo) 40：361-365, 2000.
(18) 佐藤秀樹，魚住　徹，木矢克造，ほか：軽微な頭部外傷後に頭蓋内圧亢進症状を呈した静脈洞血栓症の2小児例．脳外 21：953-957，1993．
(19) 白井鎮夫，伴野悠士，大和田哲夫，ほか：外傷性内頸動脈閉塞症の3例．脳外 4：605-610，1976．

(20) Schoeggl A, Reddy M, Bavinzsky G : A lateral mass fracture of C 1 associated with left vertebral artery and mid-basilar artery occlusion. J Neurotrauma 18 : 737-741, 2001.
(21) 上山健彦, 玉木紀彦, 石原洋右, ほか : Proximal ligation と STA-MCA bypass で治癒し得た外傷性頭蓋外内頸動脈解離性動脈瘤の 1 例. 脳外 25 : 253-258, 1997.
(22) van den Brink WA, Pieterman H, Avezaat CJJ : Sagittal sinus occlusion, caused by an overlying depressed cranial fracutre, presenting with late signs and symptoms of intracranial hypertension : Case report. Neurosurgery 38 : 1044-1046, 1996.
(23) 渡辺義郎 : 外傷性血管閉塞 [高倉公朋(監修), 山浦 晶(編) : 頭部外傷], 157-160 頁, 篠原出版, 東京, 1996.
(24) 谷中清之, 目黒琴生, 塚田篤郎, ほか : 外傷性脳血管障害に対するバルビタール療法の経験. 脳外 17 : 1153-1157, 1989.

頭蓋内動脈瘤

(1) Aoki N, Sakai T, Kaneko M : Traumatic aneurysm of the middle meningeal artery presenting as delayed onset of acute subdural hematoma. Surg Neurol 37 : 59-62, 1992.
(2) Buckingham MJ, Crone KR, Ball WS, et al : Traumatic intracranial aneurysms in childhood : Two cases and a reveiw of the literature. Neurosurgery 22 : 398-408, 1988.
(3) du Trevou MD, van Dellen JR : Penetrating stab wounds to the brain : The timing of angiography in patients presenting with the weapon already removed. Neurosurgery 31 : 905-912, 1992.
(4) Flores JS, Vaquero J, Sola RG, et al : Traumatic false aneurysms of the middle meningeal artery. Neurosurgery 18 : 200-203, 1986.
(5) Friedman WA, Day AL, Quisling RG, et al : Cervical carotid dissecting aneurysms. Neurosurgery 7 : 207-214, 1980.
(6) 半田 肇 : 外傷性脳動脈瘤. 脳・神経外傷 4 : 5-16, 1972.
(7) Hassler O : Medial defects in the meningeal arteries. J Neurosurg 19 : 337-340, 1962.
(8) 木村輝雄, 佐古和廣, 佐藤正夫, ほか : 外傷性中硬膜動脈偽性動脈瘤の 1 例. 脳外 23 : 1021-1025, 1995.
(9) Komiyama M, Morikawa Y, Nakajima H, et al : "Early" apoplexy due to traumatic intracranial aneurysm—Case report—. Neurol Med Chir (Tokyo) 41 : 264-270, 2001.
(10) 窪田 惺 : 脳血管障害を究める, 90-96 頁, 永井書店, 大阪, 2001.
(11) Lalak NJ, Farmer E : Traumatic pseudoaneurysm of the superficial temporal artery associated with facial nerve palsy. J Cardiovasc Surg 37 : 119-123, 1996.
(12) 松田文孝, 杉江 亮, 梶川 博, ほか : 外傷性浅側頭動脈瘤の 1 例. 脳外誌 10 : 339-342, 2001.
(13) Maurer JJ, Mills M, German WJ : Triad of unilateral blindness, orbital fractures and massive epistaxis after head injury. J Neurosurg 18 : 837-840, 1961.
(14) 西村英祥, 上村喜彦, 森脇拓也 : 頭蓋外椎骨動脈解離に合併した脳底動脈閉塞症に対し血栓溶解療法を施行した 1 例. 脳外誌 11 : 31-36, 2002.
(15) Ohta M, Matsuno H : Proximal M 2 false aneurysm after head trauma—Case report—. Neurol Med Chir (Tokyo) 41 : 131-134, 2001.
(16) 奥村裕之, 天神博志, 上田 聖 : 血管内手術により消失させ得た外傷性中硬膜動脈偽性動脈瘤の 1 例. 脳外 26 : 929-933, 1998.
(17) 小沼武英 : 合併症・後遺症 [重森 稔, 片山容一, 小林士郎(編) : 小児頭部外傷], 193-212 頁, 医学書院, 東京, 1996.
(18) Quint DJ, Spickler EM : Magnetic resonance demonstration of vertebral artery dissecion. Report of two cases. J Neurosurg 72 : 964-967, 1990.
(19) 笹岡保典, 鎌田喜太郎, 金本幸秀, ほか : 前大脳動脈領域における末梢型外傷性破裂脳動脈瘤 : 閉鎖性頭部外傷に伴う遅発性頭蓋内出血例の検討. 脳外 25 : 337-344, 1997.
(20) Sicat LC, Brinker RA, Abad RM, et al : Traumatic pseudoaneurysm and arteriovenous fistula involving the middle meningeal artery. Surg Neurol 3 : 97-103, 1975.
(21) 末松克美, 田辺純嘉, 佐藤 修 : 外傷性脳血管障害 [佐野圭司(編集企画) : 外科 Mook 11. 頭部外傷], 151-163 頁, 金原出版, 東京, 1981.
(22) 坪川孝志, 小谷昭夫, 菅原武仁, ほか : 末梢型外傷性脳動脈瘤の増悪型と自然治癒型 ; とくにそれらの特徴と診断, 治療上の問題. 脳外 3 : 663-672, 1975.
(23) Ventureyra ECG, Higgins MJ : Traumatic intracranial aneurysms in childhood and adolescence. Child's Nerv Syst 10 : 361-379, 1994.
(24) Watridge CB, Muhlbauer MS, Lowery RD : Traumatic carotid artery dissection : diagnosis and treatment. J Neurosurg 71 : 854-857, 1989.
(25) Webber CM, Wind GG, Burton RG : Pseudoaneurysm of the superficial temporal artery : Report of a case. J Oral Maxillofac Surg 55 : 166-169, 1997.

動・静脈瘻

(1) Freckmann N, Sartor K, Hermann H-D : Traumatic arteriovenous fistulae of the middle meningeal artery and neighbouring veins or dural sinuses. Act Neurochir 55 : 273-281, 1981.
(2) 半田 肇 : 外傷性脳動脈瘤. 脳・神経外傷 4 : 5-16, 1972.
(3) 原田 淳, 美野善紀, 長谷川真作, ほか : ガラス片の穿通によって発生した頸部椎骨動静脈瘻の 1 例. 脳外 30 : 205-208, 2002.

(4) 平井秀幸，石田吉亨：外傷性中硬膜動静脈瘻．脳・神経外傷 4：17-21，1972．
(5) 木村道生，古森正興，河野淳二，ほか：10年を経過した外傷性浅側頭動静脈瘻の1治験例．脳外 2：249-252，1974．
(6) 黒川博之，菊池顕次，三浦俊一，ほか：外傷性浅側頭動静脈瘻の1例．臨放 33：325-328，1988．
(7) 森山隆志，田中輝彦：外傷性中硬膜動脈偽動脈瘤，硬膜動静脈瘻，同側慢性硬膜下血腫，対側硬膜下水腫，および非外傷性椎骨後頭動脈吻合の1合併例．脳外 8：1113-1118，1978．
(8) 忍頂寺紀彰，植村研一，山浦 晶，ほか：外傷性中硬膜動静脈瘻の2例．脳外 2：705-709，1974．
(9) 太田富雄，西村周郎，菊池晴彦，ほか：外傷性硬膜動静脈瘻（頸動脈・海綿静脈洞瘻）—7治験例とわれわれの開発した新しい手術々式．脳・神経外傷 4：23-34，1972．
(10) 末松克美，田辺純嘉，佐藤 修：外傷性脳血管障害［佐野圭司（編集企画）：外科Mook 11. 頭部外傷］，151-163頁，金原出版，東京，1981．
(11) 徳田 元，児玉万典，中山俊郎，ほか：外傷性浅側頭動静脈瘻の1例．脳・神経外傷 6：255-258，1972．
(12) Touho H, Furuoka N, Ohnishi H, et al：Traumatic arteriovenous fistula treated by superselective embolisation with microcoils：case report. Neuroradiology 37：65-67, 1995.
(13) Tsumoto T, Nakata K, Hayashi S, et al：Bone defect associated with middle meningeal arteriovenous fistula treated by embolazation -Case report-. Neurol Med Chir (Tokyo) 41：42-47, 2001.
(14) 渡辺義郎：外傷性頸動脈海綿静脈洞瘻［高倉公朋（監修），山浦 晶（編）：頭部外傷］，160-163頁，篠原出版，東京，1996．

外傷性くも膜下出血

(1) 福田忠治，御子柴雅彦，福島 力，ほか：外傷性くも膜下出血が diffuse brain injury の病態に与える影響：破裂脳動脈瘤による SAH との比較検討．脳外 24：723-731，1996．
(2) 笠毛静也，朝倉哲彦，山本征夫，ほか：外傷性クモ膜下出血 21例の臨床的検討．CT研究 5：399-406，1983．
(3) Kibayashi K, Ng'walali PM, Hamada K, et al：Traumatic basal subarachnoid hemorrhage due to rupture of the posterior inferior cerebellar artery. Neurol Med Chir (Tokyo) 40：156-159, 2000.
(4) 小林士郎，中沢省三，横田裕行，ほか：急性期重症頭部外傷における外傷性クモ膜下出血の検討．脳神経 40：1131-1135，1988．
(5) Leadbeatter S：Extracranial vertebral artery injury-evolution of a pathological illusion?-. Forensic Sci Int 67：33-40, 1994.
(6) 宮本伸哉，安田宗義，角田 孝，ほか：外因性か内因性か鑑別に苦慮した小児くも膜下出血の1例．脳外 29：735-739，2001．
(7) 中村紀夫：外傷性単独脳幹部くも膜下出血とは？．脳外 30：333，2002．
(8) 岡田保誠，向田政博，森 啓，ほか：単独性外傷性くも膜下出血．日本災害医学会会誌 37：279-285，1989．
(9) 小野純一，山浦 晶，堀江 武，ほか：Glasgow coma scale と outcomae scale からみた重症頭部外傷例の CT スキャンの検討．脳外 11：379-387，1983．
(10) 滝沢貴昭，松本 皓，佐藤昇樹，ほか：外傷性クモ膜下出血の臨床的検討．Neurol Med Chir (Tokyo) 24：390-395，1984．
(11) 安川浩司，重田裕明，百瀬玄機，ほか：外傷性くも膜下出血．16自験例とその臨床的検討．脳外 16：482-486，1988．

外傷性脳血管攣縮

(1) 伊東山洋一，福村昭信，伊藤義広，ほか：遅発性外傷性脳血管攣縮．2症例の報告と文献的考察．Neurol Med Chir (Tokyo) 27：302-307，1987．
(2) Martin NA, Doberstein C, Zane C, et al：Posttraumatic cerebral arterial spasm：transcranial doppler ultrasound, cerebral blood flow, and angiographic findings. J Neurosrug 77：575-583, 1992.
(3) 大須賀浩二，山本直人，中原紀元，ほか：外傷性クモ膜下出血における急性期頭部 CT による脳血管攣縮発生の評価．神経外傷 16：275-279，1993．
(4) Pasqualin A, Vivenza C, Rosta L, et al：Cerebral vasospasm after head injury. Neurosurgery 15：855-858, 1984.
(5) Simonsen J：Fatal subarachnoid haemorrhages in relation to minor injuries in Denmark from 1967 to 1981. Forensic Sci Int 24：57-63, 1984.
(6) Suwanwela C, Suwanwela N：Intracranial arterial narrowing and spasm in acute head injury. J Neurosurg 32：626-633, 1970.
(7) 高橋 功，野村三起夫，鐙谷武雄，ほか：外傷性遅発性脳血管攣縮の1例；症例報告と発生機序に関する考察．脳外 20：161-164，1992．
(8) 渡辺義郎：頭部外傷後の脳血管攣縮［高倉公朋（監修），山浦 晶（編）：頭部外傷］，154-157頁，篠原出版，東京，1996．
(9) Wilkins R, Odom GL：Intracranial arterial spasm associated with craniocerebral trauma. J Neurosurg 32：626-633, 1970.
(10) Zubkov AY, Lewis AI, Raila FA, et al：Risk factors for the development of post-traumatic cerebral vasospasm. Surg Neurol 53：126-130, 2000.

スポーツによる外傷

(1) 平川公義：実地臨床におけるスポーツ外傷とスポーツ障害．治療 62：2129-2134，1980．
(2) 平川公義，橋爪敬三，淵之上徳郎，ほか：スポーツによる脳外傷のパターン．脳・神経外傷 3：579-586，1971．
(3) 平川公義，服部光男，石山直巳，ほか：スノーボードによる頭部外傷の実態；脳神経外科訓練施設のアンケートから．臨床スポーツ医学 15：1403-1407，1998．

(4) 池田俊一郎, 佐藤智彦, 小松伸郎, ほか：ボクシング中パンチをうけ死亡した1症例の検討. 脳外 8：99-103, 1980.
(5) 正岡博幸, 大野喜八郎, 鈴木龍太, ほか：ラグビーおよびアメリカンフットボール練習中に生じた急性硬膜下血腫の4症例. 臨床スポーツ医学 4：429-432, 1987.
(6) 森安信雄, 佐藤公典, 宮上光祐, ほか：ボクシング外傷による急性硬膜下血腫の2手術治験例について. 脳神経 21：877-880, 1969.
(7) 中口 博, 藤巻高光, 保谷克巳, ほか：スノーボードによる頭部外傷. 脳外誌 6：256-260, 1997.
(8) Nishimura K, Fujii K, Maeyama R, et al：Acute subdural hematoma in Judo practitioners―Report of four cases―. Neurol Med Chir (Tokyo) 28：991-993, 1988.
(9) 太田富雄(監訳)：慢性外傷性脳症(グリーンバーグ脳神経外科ハンドブック), 844-846頁, 金芳堂, 京都, 2000.
(10) 矢田賢三：スケートによる頭部外傷. 脳・神経外傷 3：595-600, 1971.
(11) 吉田幸雄, 高野佳晃, 宮本俊雄, ほか：ボクシングによる脳外傷. 脳・神経外傷 3：601-607, 1971.

下垂体損傷
(1) Altman R, Pruzanski W：Post-traumatic hypopituitarism. Ann Intern Med 55：149-154, 1961.
(2) Ceballos R：Pituitary changes in head trauma (Analysis of 102 consecutive cases of head injury). Alabam J Med Sci 3：185-198, 1966.
(3) Holness RO, Ogundimu FA, Langille RA：Pituitary apoplexy following closed head trauma. J Neurosurg 59：677-679, 1983.
(4) Tomlinson BE：Damage to the pituitary gland in head injury (Rowbotham GF：Acute injuries of the head), pp 152-155, Livingstone, Edinburgh and London, 1964.
(5) Winternitz WW, Dzur JA：Pituitary failure secondary to head trauma. Case report. J Neurosurg 44：504-505, 1976.

頭蓋内異物
(1) Bursick DM, Selker RG：Intracranial pencil injuries. Surg Neurol 16：427-431, 1981.
(2) 藤本俊一, 小沼武英, 天笠雅春, ほか：脳内木片異物の3例. そのCT診断と治療方針について. 脳外 15：751-756, 1987.
(3) Hansen JE, Gudeman SK, Holgate RC, et al：Penetrating intracranial wood wounds：clinical limitations of computerized tomography. J Neurosurg 68：752-756, 1988.
(4) Ishikawa E, Meguro K, Yanaka K, et al：Intracerebellar penetrating injury and abscess due to wooden foreign body―Case report―. Neurol Med Chir (Tokyo) 40：458-462, 2000.
(5) 門田紘輝, 朝倉哲彦, 田村正年, ほか：経眼窩的に刺入された頭蓋内異物(箸)の1例. Neurol Med Chir (Tokyo) 28：1128-1132, 1988.
(6) 川西昌浩, 梶川 博, 山村邦夫, ほか：自動釘打機による後頭正中部穿通性脳損傷の1治験例. 脳外誌 9：81-85, 2000.
(7) Miller CF II, Brodkey JS, Colombi BJ：The danger of intracranial wood. Surg Neurol 7：95-103, 1977.
(8) 森 美雅, 柴田孝行, 梶田泰一：穿通外傷による頭蓋内異物の4症例. 日本救急医学会雑誌 7：191-196, 1996.
(9) 永広信治, 賀来素之, 松角康彦, ほか：頭蓋穿通. 特異な2症例の報告と文献的考察. 脳外 9：1313-1318, 1981.
(10) 永田和哉：Gun shotによる頭部外傷. Clinical Neuroscience 6：427-429, 1988.
(11) 太田富雄(監訳)：頭部銃創, 飛び道具でない穿通性外傷(グリーンバーグ脳神経外科ハンドブック), 899-904頁, 金芳堂, 京都, 2000.
(12) Yamamoto I, Yamada S, Sato O：Unusual craniocerebral penetrating injury by a chopstick. Surg Neurol 23：396-398, 1985.

感染症
(1) Babu RP, Todor R, Kasoff SS：Pott's puffy tumor：the forgotten entity. Case report. J Neurosurg 84：110-112, 1996.
(2) Bağadatoğlu C, Güleryüz A, Ersöz G, et al：A rare clinical entity：Pott's puffy tumor. A case report. Pediatr Neurosurg 34：156-158, 2001.
(3) Dee KE, Newell DW, Cohen WA：Subdural empyema after depressed frontal sinus fracture. AJR 170：790, 1998.
(4) 藤津和彦, 桑原武夫：頭部外傷に伴う感染症 [佐野圭司(編集企画)：外科 Mook 11. 頭部外傷], 164-172頁, 金原出版, 東京, 1981.
(5) 早川 勲：開放性頭部外傷 [佐野圭司(編集企画)：外科 Mook 11. 頭部外傷], 64-80頁, 金原出版, 東京, 1981.
(6) 肥田候一郎, 津田永明, 佐藤日出男, ほか：外傷後38年を経過した遅発性脳膿瘍. 脳外 6：811-813, 1978.
(7) Ishikawa E, Meguro K, Yanaka K, et al：Intracerebellar penetrating injury and abscess due to wooden foreign body―Case report―. Neurol Med Chir (Tokyo) 40：458-462, 2000.
(8) Lee J-H, Kim DG：Brain abscess related to metal fragments 47 years after head injury. Case report. J Neurosurg 93：477-479, 2000.
(9) Matsuyama T, Okuchi K, Nogami K, et al：Transorbital penetrating injury by a chopstick―Case report―. Neurol Med Chir (Tokyo) 41：345-348, 2001.
(10) Nathoo N, Nadvi SS, van Dellen JR：Traumatic cranial empyemas：a review of 55 patients. Br J Neurosurg 14：326-330, 2000.
(11) 西村周郎：感染症 [天児民和(監修)：外傷外科全書第3巻頭部], 327-338頁, 南江堂, 東京, 1972.
(12) 尾上信二, 松原一郎, 西崎 純, ほか：頭部外傷後約30年にわたり消長を繰り返した頭蓋骨 osteomyelitis の1例. 脳外 25：543-547, 1997.

(13) Taha JM, Haddad FS, Brown JA：Intracranial infection after missile injuries to the brain：Report of 30 cases from the Lebanese conflict. Neurosurgery 29：864-868, 1991.

その他(便利編)
(1) 長谷川恒雄：脳梗塞患者のリハビリテーション；機能評価とリハビリテーションの進め方．日本臨床 51(上巻)：505-515, 1993.
(2) 國本雅之, 田中達也：てんかんの最新薬物療法．Brain Nursing 13：384-389, 1997.
(3) 鎌倉矩子：いろいろな評価の方式［伊藤利之, 鎌倉矩子(編)：ADL とその周辺．評価・指導・介護の実際］, 13-30 頁, 医学書院, 東京, 1998.
(4) Mahoney FI, Barthel DW：Functional evaluation：The Barthel index. Maryland St Med J 14：61-65, 1965.
(5) 渡辺一功：薬物療法．Clinical Neuroscience 5：444-447, 1987.

和文索引

あ

亜急性　99
亜急性硬膜下血腫　153
圧波　11
圧迫損傷　64

い

意識障害の評価法　57
意識清明期　101,166
意識潜在期　101
一過性全健忘　35

う

ウォータース撮影　71
打ち抜き型骨折　63,81
渦　101

え

円蓋部骨折　82
延髄外側症候群　50

お

殴打酩酊症候群　39
横骨折　87,96
横紋筋融解症　51

か

カーノハン圧痕　20
下垂体損傷　242
加速度損傷　64
仮性動脈瘤　221
架橋静脈　186
過換気　75
回転加速度　62,64
海綿静脈洞症候群　36
開放性陥没　86

開放性脳外傷　60
解離性動脈瘤　221,222
外眼角外耳孔線　73
外傷後健忘　38,124,239
外傷後拡延性抑制症候群　48
外傷性くも膜下出血　134
外傷性てんかん　136
──の危険因子　136
外傷性と特発性CCFとの比較　237
外傷性脳血管攣縮　238
外転神経損傷　94
拡大性頭蓋骨骨折　178
学童期慢性硬膜下血腫　190
滑車神経損傷　94
滑走性脳挫傷　167
合併血腫　99,106
陥没骨折　63,81,85,176,196
間質性浮腫　15
間脳性健忘症　39
環状骨折　87
眼窩外耳孔線　73
眼窩周囲の溢血斑　88
眼窩底骨折　98
眼窩内側壁骨折　98
眼窩吹抜け骨折　97
顔面神経損傷　95

き

気頭症　89,91
基底核　170
基底核部出血　205
基底核部上衣下胚芽層　208
機能的重症度評価法　79,254
偽性拡大性頭蓋骨骨折　181
偽性髄膜瘤　180
逆向性健忘　38,124
急性　99
急性硬膜外血腫の急速自然消失例　145
急性硬膜下血腫　151
──の急速自然消失例　151

──の予後に影響を及ぼす因子　106
──非手術例の自然経過　107
急性頭蓋内圧亢進症状　13
急性びまん性脳腫脹　133
嗅神経損傷　93
局所性脳損傷　124

く

くも膜下出血　203
くも膜嚢胞型　179
クー　65
グラスゴー昏睡尺度　58
グラスゴー転帰尺度　78
グリセオール　76
空洞現象説　66
群発性呼吸　56

け

軽症脳振盪　125
軽症びまん性軸索損傷　128
頸静脈球酸素飽和度　75
頸静脈孔　7
頸動脈・海綿静脈洞瘻　235
頸動脈閉塞症　215
頸部の動脈瘤　222
血液脳関門　15
血管原性浮腫　14
血管閉塞　215
健忘　124
健忘症　38
減圧開頭症候群　29

こ

こぶ　80
コルサコフ症候群　37
コントル・クー　65
ゴルフ　239
古典的脳振盪　125

孤束核　44
後前撮影　68
交感神経の遠心路　33
抗てんかん薬　260
抗利尿ホルモン分泌異常症候群　37
後頭蓋窩　7
——血腫　110
後頭蓋底骨折の症状　90
後頭骨離開　199
高齢者　212
硬膜外血腫　100,111,141,182,197,213
——のCT分類　103
——の石灰化　145
——，斜台部　144
——，上矢状静脈洞部　143
——，頭頂部　143
——，傍矢状洞部　143
——，両側性　141
硬膜外膿瘍　246
硬膜下緊張性気頭症　158
硬膜下血腫　104,113,148,184,199,213
——，亜急性　153
——，小脳テント周囲　151
——，特発性　153
——，半球間裂　148
硬膜下膿瘍　246
鉤ヘルニア　17,19
骨膜下血腫　80,176
混合性動脈瘤　221

さ

挫滅症候群　51
細胞毒性浮腫　15
三叉神経損傷　95
産瘤　194

し

シート状の高吸収域　151
シュワルツ・バーター症候群　37
子宮内頭蓋骨骨折　194
脂肪塞栓症候群　41
視神経管撮影　72
視神経損傷　93
自動調節　12
自分の手徴候　47
持続性吸息呼吸　56
軸位撮影　71
軸索退縮球　131
軸索の断裂　128
失外套症候群　45
失調性呼吸　56
斜台部硬膜外血腫　144
若年性頭部外傷症候群　34,48
出産時外傷　193
周産期　193
柔道　239
重症頭部外傷のCT分類　61
重症びまん性軸索損傷　128
縦骨折　87,96
小泉門　9
小児一般的特徴　174
小児急性硬膜下血腫　184
小児後頭蓋窩硬膜外血腫の特徴　113
小児昏睡尺度　58
小児の外傷性頭蓋内動脈瘤　232
小脳出血　205
小脳テント周囲硬膜下血腫　151
小脳テント裂傷　199
小脳内血腫　114
小脳扁桃ヘルニア　18,19
消火用ホース　154
衝撃　62
衝撃的荷重　62
上衣下出血　207
上眼窩外耳孔線　73
上眼窩裂　7
上行性テント切痕ヘルニア　18,19
上矢状静脈洞部硬膜外血腫　143
静脈洞閉塞症　219
植物状態　22
身体的虐待　29
神経原性肺水腫　43

神経頭蓋　5
真性動脈瘤　221
新生児頭蓋内出血　210
人類学的基準線　73

す

スケート　239
スノーボード　240
スポーツ外傷　239
頭血腫　195
水頭症性浮腫　15
垂直骨折　96
錐体骨骨折　96
髄液耳漏　89
髄液鼻漏　88
髄液漏　88

せ

生命徴候　14,55
静力学的荷重　62
泉門　9
浅側頭動静脈瘻　233
浅側頭動脈瘤　225
穿通性脳外傷　60
剪断力による脳損傷　65
線状骨折　63,81,82,177,196
——の消失時期　84
前後撮影　67
前向性健忘　38,124
前大脳動脈閉塞症　219
前頭蓋窩　6
前頭蓋底骨折の症状　90
前脳基底部病変による健忘症　39

そ

早期てんかん　136
早朝頭痛　13
創傷　80
側面撮影　69

た

タウン撮影　70

ダービーハット陥没骨折　177
他人の手徴候　46,47
対側損傷　65,66
大孔ヘルニア　18,19
大泉門　9
大脳基底核部出血　170
大脳出血　204
大脳皮質下出血　205
大脳皮質出血　205
単純骨折　81
単独性外傷性くも膜下出血　135

ち

チェーン・ストークス呼吸　56
遅発性　99,161
　──硬膜外血腫　162
　──小脳内血腫　164
　──大脳内血腫　163
　──頭蓋内血腫　161
　──びまん性脳腫脹　133
中硬膜動静脈瘻　234
中硬膜動脈瘤　226
中心性経テント切痕ヘルニア　17
中枢性過呼吸　56
中大脳動脈閉塞症　218
中等症びまん性軸索損傷　128
中頭蓋窩　6
中頭蓋底骨折の症状　90
直撃損傷　65,66
直後てんかん　136
聴神経障害　95

つ

椎骨動静脈瘻　237
椎骨動脈解離性動脈瘤　224
椎骨動脈閉塞症　217
通過症候群　49

て

てんかん　136
　──と自動車の運転　241
テリオン　6
デュレー出血　20

と

ドイツ水平線　73
徒手筋力テスト　257
登山　240
頭蓋冠と頭蓋底　6
頭蓋骨骨髄炎　245
頭蓋骨骨折　81,176
頭蓋縮小術　189
頭蓋底　6
　──骨折　86,181
　──撮影　71
頭蓋内圧　10
　──亢進　11
頭蓋内異物　243
頭蓋内血腫　99
頭蓋内出血　193
頭蓋・脳不均衡　189
頭頂部硬膜外血腫　143
頭皮　3
頭部エックス線単純撮影　67
頭部外傷の重症度　55
動眼神経損傷　94
動静脈酸素含有量較差　75
動静脈瘻　233
動脈瘤　220
導出静脈　3,6
特発性　154
　──硬膜外血腫　147
　──硬膜下血腫　154

な

内頸動脈解離性動脈瘤　222
内頸動脈閉塞症　218
内膜弁　223
軟部組織の損傷　80

に

2語音同時聴取テスト　41
日本式昏睡尺度　57
肉芽組織型　179
日常生活動作　79
乳児振動症候群　28
乳幼児急性増悪型硬膜下血腫　191
乳幼児硬膜下液貯留　190
乳幼児の日本式昏睡尺度　60
乳幼児慢性硬膜下血腫　188

の

脳圧下降薬　76
脳回高吸収域　187
脳灌流圧　12
脳血液量　11
脳血流量　11
脳溝消失徴候　120
脳挫傷　24,115
　──後けいれん症候群　48
脳死　20
脳室周囲器官群　16
脳室上衣下出血　205
脳室内圧　10
脳室内出血　168,192,206
脳神経損傷　89,93
脳振盪　24,127
脳損傷　64,124,214
脳脱出型　179
脳低温療法　76,77
脳動脈瘤　227
脳内血腫　108,182
脳内出血　204
脳膿瘍　247
脳浮腫　14
脳ヘルニア　16
脳梁損傷　169

は

ハンカチ・テスト　88
バイタルサイン　14
バトル徴候　88

パンダ眼　88
播種性血管内凝固症候群　29
胚芽層　208
白質出血　205
白質部上衣下胚芽層　208
剝皮創　3, 80
剝離骨折　196
反衝損傷　65
反跳現象　77
半球間離断症候群　40
半球間裂硬膜下血腫　27, 148
半球内離断症候群　40
板間層　6
晩期てんかん　136

ひ

びまん性軸索損傷　125, 127, 173
───，非びまん性軸索損傷との比較　173
びまん性脳腫脹　131
びまん性脳損傷　124, 125
───の重症度分類　126
びまん性半球低吸収域　187
ビタミンK欠乏症　210
ピンポン球骨折　81
ピンポン・ボール型陥没骨折　177
皮下血腫　80, 176
非外傷性　154
非ケトン性高浸透圧性糖尿病性昏睡　31
非穿通性脳外傷　60
被虐待児症候群　26

ふ

フォア症候群　36
フットボール　240
フランクフルト水平線　73
プラトー波　11
富士山型　159
複合血腫　99
複雑骨折　81
粉砕骨折　81, 82, 86
噴射性嘔吐　13

分娩外傷による硬膜下血腫の特徴　202
分娩時外傷　199
分娩時頭部外傷　193

へ

ペイプスの回路　38
並進加速度　62, 64
並進減速度　64
閉鎖性脳外傷　60
閉鎖帯　15
壁内血腫　223
片側性硬膜外血腫と両側性硬膜外血腫　142

ほ

ホルネル症候群　33
ボクシング　240
縫合　8
縫合離開骨折　81, 85, 177
傍矢状洞部硬膜外血腫　143
帽状腱膜　3, 5
───下血腫　80, 176, 195

ま

マンニトール　76
慢性　99
慢性硬膜外血腫　146
慢性硬膜下血腫　116
───，学童期　190
───，器質化　156
───，くも膜囊胞との合併　158
───，石灰化　156
───，乳幼児　188
───，脳内血腫　160
───外膜の組織学的分類とCT所見　122
慢性頭蓋内圧亢進症状　13

み

未熟児の脳室内出血　207
密着帯　15

脈絡叢出血　209

む

無動性無言症　46

も

木片のCTおよびMRI所見　244

や

ヤコブレフの回路　38
野球　239
野兎の耳徴候　120
山高帽型陥没骨折　177

ゆ

有尾上衣細胞　16

よ

幼小児の頭蓋内血腫の分類　182
鎧をきた脳　157

ら

ラザロ徴候　22
落馬　240

り

離断症候群　40
良性くも膜下腔拡大症　191

ろ

老人頭部外傷　212

わ

ワニの涙症候群　51
ワレンベルグ症候群　50
綿毛状陰影　42

英文索引

A

A1領域　44
A波　11
acceleration injury　64
activities of daily living　79
acute　99
ADL　79
air in epidural hematoma　101
akinetic mutism　46
alien hand sign　47
amnesia　38
anterior cranial fossa　6
anterograde amnesia　38, 124
apallic syndorme　45
apneustic breathing　56
area A1　44
area A2　44
armored brain　157
arterial-jugular venous oxygen content difference　75
arterio-venous fistula　233
ataxic breathing　56
autoregulation　12
AVDO$_2$　75
AVPU　57
axonal retraction ball　24, 131
axotomy　128

B

B波　11
barbiturate 療法　259
barthel index　79, 254
barthel 指数　79, 254
basal ganglia　170
basal skull fracture　86
base of the skull　6
batterd child syndrome　26

battle 徴候　88
BBB　15
benign enlargement of subarachnoid space　191
black eye　88
blood-brain barrier　15
blow-out fracture　97
boxer's syndrome　39
brain abscess　247
brain death　20
brain edema　14
brain injury　124
bridging vein　186

C

C波　11
calcified chronic subdural hematoma　156
calcified epidural hematoma　145
callosal injury　169
cantho-meatal line　73
caput succedaneum　194
carotid-cavernous fistula　235
cavernous sinus syndrome　36
CBF　11
CBV　11
CCF　235
central neurogenic hyperventilation　56
central transtentorial herniation　17
cephalohematoma　195
cerebral aneurysm　227
cerebral blood flow　11
cerebral blood volume　11
cerebral concussion　24, 127
cerebral contusion　24, 115
Cerebral cortical hemorrhage　205

cerebral herniation　16
cerebral herniation type　179
cerebral perfusion pressure　12
cerebral vasospasm　238
cerebral white matter hemorrhage　205
cerebrospinal fluid leak　88
cerebrospinal fluid otorrhea　89
cerebrospinal fluid rhinorrhea　88
Cheyne-Stokes 呼吸　56
Children's Coma Score　60
choroid plexus hemorrhage　209
chronic　99
chronic epidural hematoma　146
chronic subdural hematoma　116, 188
circumventricular organ　16
classical cerebral concussion　125
clival epidural hematoma　144
cluster breathing　56
comminuted fracture　82
comminuted skull fracture　81
compound skull fracture　81
compression injury　64
contrecoup injury　65
convexity skull fracture　82
coup injury　65
CPP　12
craniocerebral disproportion　189
crescent sign　223
crocodile tears syndrome

51
crush syndorme 51
cushing 反応 13
cytotoxic edema 15

D

DAI 125, 127, 173
———, non-DAI との比較 173
DBI 125
delayed 99
delayed epidural hematoma 162
delayed intracerebellar hematoma 164
delayed intracerebral hematoma 163
delayed intracranial hematoma 161
depressed fracture 85, 176, 196
depressed skull fracture 81
derby hat 陥没骨折 177
diastatic fracture 81
DIC 29
dichotic listening 41
DIC の診断基準 30
diffuse axonal injury 125, 127
diffuse brain injury 124, 125
diffuse cerebral swelling 133
diffuse hemispheric low density 187
diploe 6
disconnection syndrome 40
dissecting aneurysm 221, 222
disseminated intravascular coagulation 29
double lumen 223
durêt 出血 20

E

early epilepsy 136
effacement sign 120
emissary vein 3, 6
epidural abscess 246
epidural hematoma 100, 111, 141, 182, 197
epidural hematoma on superior sagittal sinus 143
epilepsy 136
extracranial carotid artery occlusion 215
extracranial vertebral artery occlusion 217

F

false aneurysm 221
fat embolism syndrome 41
fire hose 154
flat-convex lenticular shape 149
focal injury 124
Foix 症候群 36
fontanel 9
foraminal herniation 18
foreign body 243

G

galea aponeurotica 3, 5
GCS 58
gennarelli の分類 61
germinal matrix 208
germinal matrix hemorrhage 207
Glasgow Coma Scale 58
Glasgow Outcome Scale 78
gliding contusion 167
glyceol 76
GOS 78
granulation type 179
great fontanel 9
Gross's cavitation theory

66
growing skull fracture 178
gyral high density 187

H

hare's ear sign 120
hemispheric swelling 107
Horner 症候群 33
hydrocephalic edema 15
hyperventilation 75

I

ICP 10
IICP 11
immidiate epilepsy 136
impact 62
impulsive load 62
inbending injury 64
increased intracranial pressure 11
infantile acute subdural hematoma 184
infantile subdural fluid collection 190
interhemispheric subdural hematoma 27, 148
interstitial edema 15
intimal flap 223
intracerebellar hematoma 114, 205
intracerebral hematoma 108, 192, 204
intracranial hematoma 99
intracranial internal carotid artery occlusion 218
intracranial pressure 10
intramural hematoma 223
intra-uterine skull fracture 194
intraventricular hemorrhage 168, 192, 206
isolated traumatic subarachnoid hemorrhage 135

J

Japan Coma Scale　57
JCS　57
jugular foramen　7
jugular venous oxygen saturation　75
juvenile head trauma syndrome　34,48

K

Kernohan 圧痕　20
Korsakoff 症候群　37

L

late epilepsy　136
latent interval　101
lateral medullary syndrome　50
Lazarus 徴候　22
leptomeningeal cyst type　179
linear acceleration　62
linear acceleration-deceleration　64
linear fracture　82,177,196
linear skull fracture　81
liquorrhea　88
longitudinal fracture　87
lucent swirl　103
lucid interval　101,166

M

mannitol　76
middle cranial fossa　6
middle meningeal artery aneurysm　226
mild concussion　125
mild DAI　128,129
mittenzweig vene　186
mixed aneurysm　221
moderate DAI　128,129
morning headache　13

Mt. Fuji sign　159
my hand sign　47

N

neurogenic pulmonary edema　43
nonketotic hyperosmolar diabetic coma　31
non-penetrating brain injury　60
nontraumatic　154
nuclei of the solitary tract　44

O

occipital osteodiastasis　199
occlusion of dural sinus　219
OM line　73
orbito-meatal line　73
organized chronic subdural hematoma　156
osteomyelitis of skull　245
otorrhea　89

P

Paediatric Coma Scale　58
Papez の回路　38
parasagittal epidural hematoma　143
parenchymal hemorrhage　204
peaking sign　159
peel-off fracture　196
penetrating brain injury　60
perinatal period　193
peritentorial subdural hematoma　151
physical abuse　29
ping-pong ball fracture　81
ping-pong ball 陥没骨折　177
pituitary injury　242

plateau 波　11
pneumocephalus　89,91
postcontusion seizure syndrome　48
posterior cranial fossa　7
posterior fossa hematoma　110
posttraumatic amnesia　38,124,239
posttraumatic epilepsy　136
Pott's puffy tumor　245
pressure wave　11
projectile vomiting　13
pseudogrowing skull fracture　181
pseudomeningocele　180
PTA　124,239
pterion　6
punch-drunk syndrome　39

R

rail road track appearance　234
RB line　73
rebound phenomenon　77
reduction cranioplasty　189
reid base line　73
retrograde amnesia　38,124
revised trauma score　56
rhinorrhea　88
rotational acceleration　62,64
RTS　56

S

salt and pepper appearance　116
scalp　3
scalping　3,80
Schwartz-Bartter 症候群　37
severe DAI　128,129
shaken baby syndrome　28
shearing injury　127
sheet-like collection　151

SIADH 37
signe de la main étrangère 46
simple skull fracture 81
sinking skin flap syndorme 29
SjO$_2$ 75
skull fracture 81,176
small fontanel 9
SM line 73
snow storm shadow 42
spontaneous 154
spontaneous epidural hematoma 147
spontaneous subdural hematoma 154
static load 62
string sign 223
subacute 99
subacute subdural hematoma 153
subarachnoid hemorrhage 203
subcutaneous hematoma 80
subdural abscess 246
subdural effusion 190
subdural hematoma 104,113,148,184,199
subdural hygroma 190
subdural tension pneumocephalus 158
subependymal hemorrhage 207
subgaleal hematoma 80,195
subperiosteal hematoma 80
superficial temporal artery aneurysm 225
superior orbital fissure 7
superior orbito-meatal line 73
suppression & burst 259
sutural diastatic fracture 85,177
suture 8
swirl 101
syndrome of inappropriate secretion of antidiuretic hormone 37

T

talk and died or deteriorated 165
tanycyte 16
TCDB 61
TGA 35
tight junction 15
tin ear syndrome 47
tonsillar herniation 18
Towne 撮影 70,83
tram track appearance 234
transient global amnesia 35
transit syndrome 49
traumatic aneurysm 220
Traumatic Coma Data Bank 61
traumatic spreading depression syndrome 48
traumatic subarachnoid hemorrhage 134
trigone sign 151
true aneurysm 221

U

uncal herniation 17
upward tentorial herniation 18

V

vascular occlusion 215
vasogenic edema 14
vegetative state 22
vertex epidural hematoma 143
vital sign 14,55

W

Wallenberg 症候群 50
Waters 撮影 71
whiplash shaken infant syndrome 28
wound 80
WSIS 28

Y

Yakovlev の回路 38

Z

zona occluda 15

脳神経外科バイブルⅢ

頭部外傷を究める

ISBN978-4-8159-1645-9 C3047

平成14年9月30日　第1版発行
平成17年5月15日　第1版第2刷
平成19年5月15日　第1版第3刷

著　者	窪　田　　　惺
発行者	松　浦　三　男
印刷所	三　報　社　印　刷 株式会社
発行所	株式会社　永　井　書　店

〒553-0003　大阪市福島区福島8丁目21番15号
　　　　　　電話(06)6452-1881(代表)/Fax(06)6452-1882
東京店
〒101-0062　東京都千代田区神田駿河台2-4
　　　　　　電話(03)3291-9717(代表)/Fax(03)3291-9710

Printed in Japan　　　　　　　　　　© KUBOTA Satoru, 2002

・本書の複製権・翻訳権・上映権・譲渡権・公衆送信権（送信可能化権を含む）は株式会社永井書店が保有します．
・**JCLS** <㈳日本著作出版権管理システム委託出版物>
本書の無断複写は著作権法上での例外を除き禁じられています．複写される場合には，その都度事前に㈳日本著作出版権管理システム(電話03-3817-5670, FAX 03-3815-8199)の許諾を得て下さい．